W0056337

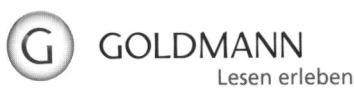
GOLDMANN
Lesen erleben

Buch

Lange Jahrzehnte haben wir gegen den Körper Krieg geführt, ihn mit entwerteten Lebensmitteln belastet, ihn mit sinnlosen Essensregeln gequält, ihn mit schädlichen Körperpflegemitteln betäubt. Jetzt können wir endlich Frieden schließen und leben, wie unser Körper es sich wünscht und braucht! Der Weg dorthin führt über das sanfte und mühelose Vertrautwerden mit den zeitlosen und einfachen Regeln gesunder Ernährung und weiser Körperpflege – in Harmonie mit Natur- und Mondrhythmen.

Autoren

Johanna Paungger wuchs in engster Vertrautheit mit den Mond- und Naturrhythmen auf. Ihr Großvater ließ sie teilhaben an seinem immensen Wissen um eine gesunde Lebensführung und Vitalität bis ins hohe Alter.
Thomas Poppe, Autor und Übersetzer, beschäftigt sich seit vielen Jahren mit den Einflüssen der Mondrhythmen auf den Alltag. Gemeinsam schrieben sie die Longseller *Vom richtigen Zeitpunkt, Aus eigener Kraft* und *Alles erlaubt!*, die eine Renaissance des Gesundheitsbewusstseins einläuteten und unzählige praktische Tipps für den Lebensalltag bereitstellen. Darüber hinaus haben sie ein umfangreiches Kalenderprogramm entwickelt, das Tag für Tag die Erkenntnisse des Mondwissens praktisch umsetzt. Neben ausgedehnter Vortragstätigkeit im gesamten deutschsprachigen Raum betreiben die Autoren auch einen kleinen Versand mit selbst entwickelten und zum richtigen Zeitpunkt hergestellten Produkten.

Von Johanna Paungger und Thomas Poppe
außerdem bei Goldmann:

Moon Power (39253, auch als eBook erhältlich)
Fragen an den Mond (17349)
Das Tiroler Zahlenrad (17583)
Lebenschance Tiroler Zahlenrad (17398)
Aus eigener Kraft (13972)
Die Mondgymnastik (16570)
Der lebendige Garten (17581)
Der Mond im Haus (16278)
Das Mondlexikon (17172)
Jahresübersichten 2017–2027 (31859)

Außerdem das umfassende Kalenderprogramm
für »Das Mondjahr«:

Abreißkalender, Taschenkalender (zweifarbig und vierfarbig),
Foto-Wandkalender, Spiral-Wandkalender, Wochenkalender,
NEU: Garten-Wandkalender und »Zeit für mich«,
Familienkalender, Gartenkalender

Johanna Paungger
Thomas Poppe

Alles erlaubt!

Zum richtigen Zeitpunkt

Ernährung und Körperpflege
in Harmonie mit
Mond- und Naturrhythmen

GOLDMANN

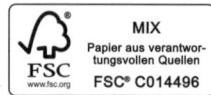

Verlagsgruppe Random House FSC© N001967

8. Auflage
Aktualisierte Taschenbuchausgabe August 2014
Dieses Buch ist unter der Titelnummer 16909 bereits im
Goldmann Verlag erschienen
© 2014/2004 Wilhelm Goldmann Verlag, München,
in der Verlagsgruppe Random House GmbH,
Neumarkter Str. 28, 81673 München
Umschlaggestaltung: Uno Werbeagentur, München
Umschlagfoto: Fine Pic®, München
Fotos: Gerhard Eisenschink
Satz: Barbara Rabus und Buch-Werkstatt GmbH, Bad Aibling
Druck und Bindung: GGP Media GmbH, Pößneck
CH · Herstellung: IH
Printed in Germany
ISBN 978-3-442-17461-4
www.goldmann-verlag.de

Besuchen Sie den Goldmann Verlag im Netz

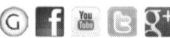

Inhalt

Vorwort zur Neuausgabe

Ein Buch schreiben, das fühlt sich manchmal an wie ein Kind großziehen, damit es eines Tages in die Welt hinauszieht – begleitet von der Hoffnung der Eltern, dass es sich bewährt »da draußen«, aus eigener Kraft. »Alles erlaubt!« ist tatsächlich groß geworden, hat viele LeserInnen gefunden und seine Eltern stolz gemacht, steht auf eigenen Füßen und hat nichts von seiner Kraft und zeitlosen Gültigkeit verloren.

Natürlich hat es so manche negative Entwicklung nur abbremsen können. Lassen Sie uns also die schlechten Nachrichten schnell abhandeln: Mehr Umweltzerstörung durch die Industrie-Landwirtschaft. Bienensterben wegen der Pestizide und Strahlungen, Regulations-Exzesse naturfremder Politiker. Die Produktion von genetisch verändertem Saatgut und von Medikamenten gegen die Symptome der Fehl- und Mangelernährung inzwischen in ein und derselben Hand. Stopfblähabfüllmittel statt echter Lebensmittel. Und immer noch verscherbelt die Schulmedizin umsatzbringende Symptombekämpfung statt echte Heilung und aufrichtige, verständliche Information anzubieten (wie es der Hippokrates-Eid verspräche). Genug davon, lassen Sie uns diese Rückschritte nicht fördern, indem wir ihnen allzu viel Aufmerksamkeit schenken.

Denn die guten Nachrichten machen Mut! Immer mehr Menschen erkennen, dass der Einzelne sehr viel mehr Einflussmöglichkeiten hat, als er sich selbst erlaubt hatte. Mit der Folge, dass sich so manche Einsicht immer weiter verbreitet und zu fruchtbarem Handeln führt. Die besten Beispiele:

* *Allmählich erkennt man: Fast alle Krankheiten sind ernährungsbedingt. Viele Symptome wie Orangenhaut bei Frauen, Haarausfall bei Männern, rheumatische Störungen, Sehschwäche, Neurodermitis, Osteoporose, Arthritis usw. sind Resultat falscher Ernährung. Nichts ist da »erblich bedingt«, denn was vererbt wird, sind Ernährungs-, Verhaltens- und Denkgewohnheiten. Und die lassen sich positiv verändern.*

* *Menschenwürdige, körpergerechte Ernährung enthält kein tierisches Eiweiß und kaum Zucker. Ihre Bestandteile sind biologisch und naturnah erzeugt und stammen vorwiegend aus Ihrer Nähe. Mit einer solchen Ernährung lassen sich nicht nur fast alle Krankheiten verhindern, sondern vielfach sogar heilen.*

* *Menschenwürdige Ernährung ohne tierisches Eiweiß zu erzeugen wäre die Antwort auf fast alle Umweltprobleme. Über 70 Prozent allen Getreides wird heute für Tierfutter verwendet, und um 1 kg Rindfleisch zu erzeugen benötigt man 10 kg Getreide und 10000 Liter Trinkwasser. Würde der Fleischkonsum in der Welt nur um 10 Prozent gesenkt –man könnte auf den frei werdenden Flächen Getreide und Gemüse anbauen, um die gesamte Weltbevölkerung zu ernähren, auf viele Jahrhunderte hinaus. Genetisch konstruierte »Frankenstein«-Pflanzen wären völlig überflüssig. Sie*

11

sollen ohnehin nicht uns KundInnen nützen, sondern den Biologie-Zauberlehrlingen Nobelpreise bringen und ihren Händlern volle Taschen und Betäubungsmittel fürs Gewissen.

Bei all den positiven Entwicklungen ist es nicht verwunderlich, dass vegetarische[1] oder »vegane« Ernährungsweisen immer mehr Freunde und Befürworter finden. Dass eine Ernährung, die fast ausschließlich auf Früchten, Gemüsen, Hülsenfrüchten und Nüssen basiert, unvergleichlich viel gesünder ist als all die »zivilisierten« Alternativen der modernen Zeiten, das weiß die Wissenschaft schon lange. Sie hat nur nicht die Milliarden, die die Fleisch-, Fisch- und Zuckerhändler in die Werbung stecken können (übrigens nicht von diesen Firmen bezahlt, sondern von den KundInnen).

Die vegane Bewegung weist jedoch eine entscheidende Lücke in ihren Ernährungsregeln auf – und das ist das Fehlen der Rücksichtnahme auf die zwei verschiedenen Ernährungstypen Alpha und Omega, die wir hier in »Alles erlaubt!« vorstellen. Viele Unterschiede kennzeichnen diese beiden Typen, aber entscheidend ist, dass der Alpha-Typ pflanzliche Fette und Öle auf Dauer nicht gut verträgt, sondern stattdessen tierisches Fett (Butterschmalz, Ghee) für sein gesundheitliches Wohlergehen braucht! Tierisches Fett aber ist für den Veganismus als Lebensmittel nicht erlaubt – aus welcher Quelle auch immer.

---

1 Weil Vegetarier im Durchschnitt sogar mehr Eiweiß tierischer Herkunft (Eier, Käse usw.) zu sich nehmen als Fleischesser, nützt diese Ernährungsweise nicht viel, sie bringt auf Dauer eher gesundheitliche Nachteile.

Damit beraubt sich die vegane Lebensweise der Chance, der Welt eine echte Hilfe zu sein.

Wie kann es geschehen, dass das Wissen um die Ernährungstypen noch kaum bekannt ist? Wahrscheinlich weil die Folgen seiner Missachtung von Mensch zu Mensch völlig verschieden sind. Der eine reagiert früher mit Krankheit, der andere später. Der eine bekommt eine Allergie und später Asthma, der andere verschleißt seine Gelenke, der dritte belastet seine Nieren bis zum Zusammenbruch, der vierte reagiert mit erhöhtem Cholesterinspiegel, mit Blähungen und so fort. Und oftmals tritt die Schädigung erst nach Jahrzehnten ein. »Nein, der Käse kann nicht schuld an meiner Krankheit sein, den esse ich schon seit 20 Jahren täglich« – diesen Satz bekommen wir oft zu hören, wenn wir den Ernährungstyp für LeserInnen bestimmen helfen.

Im Wissen um den Ernährungstyp ist die Erklärung verborgen, warum manche Menschen von Torten nicht dick werden, während andere buchstäblich schon »beim Hinschauen« Pfunde zulegen. Oder warum viele Menschen das ach so gesunde Glas Orangensaft am Morgen nicht vertragen und mit Sodbrennen reagieren. Oder warum der »gesunde Apfel« von vielen Kindern in der Schulpause schnellstens gegen etwas »Besseres« eingetauscht wird. Oder warum manche Menschen sich so richtig satt essen und dann lange nichts mehr brauchen, während andere ständig Kleinigkeiten essen.

Wir freuen uns deshalb sehr, dass die Reaktionen und Leserzuschriften deutlich bewiesen haben, wie erfolgreich und wohltuend sich dieses Wissen in den Alltag vieler LeserInnen integrieren ließ.[2] Wenn sie Ihren Ernährungstyp kennen, haben Sie mehr noch als bisher die freie Wahl, ob Sie Ihren 85. Geburtstag fit wie ein Turnschuh erleben – mit Optimismus in die Zukunft blickend und mit der Frage beschäftigt, mit welchen besonderen Abenteuern Sie die nächsten 20 Jahre füllen wollen. Oder ob Sie Ihren 60. Geburtstag müde, mutlos und von Zipperlein geplagt am liebsten ignorieren wollen und der Zukunft eher resigniert entgegensehen. Die Entscheidung liegt dann bei Ihnen.

Dieses Buch ist eine große Hilfe, um endlich wieder die Zügel in die Hand zu nehmen, ein Leben in Unabhängigkeit und Selbstverantwortung zu führen. Essen Sie, was Ihnen gut tut und nicht, was Ihnen vorgeschrieben wird. Einfach ausprobieren und spätestens nach ein paar Tagen atmet Ihr Körper wieder auf und fasst Vertrauen zu Ihnen. Es ist unser Versprechen: Was Sie dadurch an Lebensqualität und Lebensfreude gewinnen, möchten Sie nicht mehr hergeben!

---

2 Geholfen haben hier sicherlich auch die Gesundheitswochen, die Johanna regelmäßig leitet. Viele LeserInnen konnten dort am eigenen Leib erfahren, was es heißt, sich wirklich gesund und im Einklang mit den echten Notwendigkeiten des Körpers zu ernähren. Genaueres dazu auf Anfrage per Email: paungger.poppe@aon.at

In eigener Sache – Teil 1

Im Laufe der Jahre hat man mich oftmals erstaunt gefragt: »Wie kann man eigentlich so viel wissen wie Sie, über den Mond, über Gesundheit, über Kindererziehung und all diese Dinge? Eigentlich müssten Sie ja schon hundert Jahre alt sein!« Voller Erstaunen stellen dann viele fest, dass ich erst 36 Jahre alt war, als unser erstes Buch erschien.

Also bei dem Gedanken, dass ich »viel wissen« soll, schäme ich mich fast und würde rot werden, hätte ich die Veranlagung dazu. Wenn ich nämlich jemals in meinem Leben in echte Panik geriet, dann meist, wenn mir wieder einmal bewusst wurde, wie *wenig* wir Menschen wissen. Ich bin mit einer unstillbaren Neugier auf die Welt gekommen, vom ersten Tag an. Diese Neugier richtete sich nicht auf die einzelnen Teile der Dinge (»Woraus besteht …?«), sondern auf ihr Zusammenspiel mit allem anderen – auf die *Zusammenhänge*.

Ich fand erst viel später heraus, dass ich damit gegen den Strom schwamm. Jeder forschte an den Einzelteilen, während mich ihr Miteinander interessierte. Mich interessierte beispielsweise, warum Menschen mit ein und derselben Krankheit noch vieles andere gemeinsam haben, auch äußerlich. Oftmals findet man die gleichen Lebensumstände, den gleichen Blick, den gleichen Kleidungs- und Farbengeschmack, ähnliche Berufe, sogar dem Typ und Charakter nach ähnliche

Partner bis hin zu den gleich formulierten Klagen und dem Gejammer über das Leben an sich. Besonders aber konnte ich immer wieder die gleichen *Ess- und Ernährungsgewohnheiten* beobachten. Und natürlich auch deren Übereinstimmung mit dem jeweiligen Mondstand.

Es ist schon so lange her, dass ich es jetzt mit ein wenig Schamgefühl gestehen kann: Die Freude am Beobachten ging so weit, dass ich manchmal etwas Taschengeld verdiente, indem ich mit anderen Kindern wettete, was ein bestimmter Gast im Restaurant heute aus der Speisekarte wählen würde. Ich lag fast immer richtig.

Mein großes Glück war, dass ich mit zahlreichen Geschwistern, Eltern und Großeltern unter einem (sehr großen) Dach aufwuchs. Naturgemäß erhielt ich dabei tagtäglich mehr Denk- und Lernanstöße als so manches Großstadt-Einzelkind in einem Monat. Pausenlos konnte ich Vergleiche ziehen und Mensch und Natur studieren. Lähmende Gewohnheit konnte sich da kaum einschleichen, die Lieblingsgeschwister konnte man sich nicht einfach aussuchen, und dabei blieb es. Oder man ist das Lieblingskind von Vater oder Mutter. Nichts da!

Jeder Tag war voll von neuen Gefühlen, neuen Freuden und Ängsten, neuen Hoffnungen und Enttäuschungen, neuen Ideen und den verrücktesten Gedanken, was ich denn einmal »werden möchte«.

Kurzum, während andere Menschen Heimweh kennen, kannte ich schon von ganz klein auf *Fernweh*, getrieben von meiner unstillbaren Neugier auf kleine und große Zusammenhänge.

Als Kind konnte ich damit natürlich nicht so viel anfangen, denn Fernweh stillen bedeutet automatisch auch »fort von der Familie«. Obwohl ich immer so ungeheuer *viel* vorhatte im Leben, war das kein schöner Gedanke.

Aber trotzdem, mit 15 Jahren hielt ich es nicht mehr aus, und die kleine Bauerntochter zog in die Großstadt München. Endlich, endlich, so erhoffte ich mir, konnte ich dort lernen, was mir meine heimatliche Umgebung nicht beibringen konnte.

Bis heute habe ich dieses Abenteuer niemals bereut, aber welch fürchterliche Enttäuschung, als ich erlebte, was Stadtleben bedeutet: Oberflächlichkeit, Weltfremdheit, Orientierungslosigkeit, die völlige Abwesenheit von Menschenkenntnis, die völlige Abwesenheit von Körperkenntnis, nirgends beachtete man Zusammenhänge, alles lief nach Schema, nach Uhr, nach Gewohnheit – und möglichst ohne echte Gefühle und aufrichtige Worte. Innerlich durchlebte ich eine schreckliche Zeit, aber die große Lust, alles zu lernen, was Stadtmenschen zu wissen glauben, war stärker als alles andere. Ich fühlte mich wie ein Goldsucher in einer Mine, die kein Gold enthielt (was ich aber lange Zeit nicht wusste).

Jahrelang dachte ich nicht mehr in natürlichen Zusammenhängen – mit ebenso natürlichen Folgen, katastrophalen Folgen. Doch dann war Schluss.

Heute erlaube ich es mir wieder, nach meinen innersten Gefühlen zu leben, nach meinem Gespür. Für mich die einzige Möglichkeit, in Harmonie mit mir und meiner Familie zu leben. Tägliche Unklarheiten und Reibungspunkte werden besprochen, und gemeinsam suchen wir einen Ausweg. Was nicht heißt, dass wir immer jeden Tag zufrieden sind.

Heute erinnere ich mich wieder viel an meine Jugend, besonders wenn Geschwister und ihre Kinder länger zu Besuch sind. Dann erlebe ich wieder die Selbstverständlichkeit der Zusammenhänge in der Natur und bei uns Menschen. Sämtliche in unserer Familie von Mutter und Großvater erlernten Ernährungsgewohnheiten ergeben einen klaren Sinn, und alle Geschwister, die sich später nicht an ihr Gefühl hielten, sind vorübergehend krank geworden oder übergewichtig. Dabei ist es so einfach, in sich hineinzuhorchen und sich zu erinnern.

Alles, was Sie als Kind zu essen verabscheut haben, brauchen Sie auch als Erwachsener nicht. Alles, was Sie als Kind geliebt *und* gut vertragen haben, vertragen Sie – mit Ausnahmen natürlich – auch als Erwachsener. Sich auf diese Weisheit zu besinnen und ihr zu vertrauen, dabei wollen wir Ihnen helfen – ganz besonders mit diesem Buch, das vieles von dem auf den Kopf stellen wird, was Sie bisher über gesunde Ernährung und weise Körperpflege wussten.

Besonders am Herzen liegt mir, dass Sie den Mut haben, sich selbst immer so vorzustellen und zu wünschen, wie Sie sein möchten. Niemals krank und schwach, sondern gesund und glücklich. Essen und leben Sie sich glücklich!

Johanna Paungger-Poppe

In eigener Sache – Teil 2

Als ich zum ersten Mal von meiner Frau zu hören bekam: »Versuch's doch mal mit grünem Tee«, da wusste ich noch nicht, was auf mich zukam.

Zeit meines Lebens hatte ich nicht sonderlich auf meine Ernährung geachtet. Worauf ich gerade Lust hatte, das ließ ich mir munden, auch wenn mein Gespür sagte: Das ist nicht gut für dich. Um Mitternacht ein Berg Spaghetti oder um zwei Uhr früh drei Sahnejogurt oder, wenn ich es mir leisten konnte, gab's Krabben aufs Brot um vier Uhr früh – und alle diese »normalen« Eskapaden kurz vorm Schlafengehen. Mit viel Sport hatte ich immer ausgeglichen, was mein Gewicht in die Höhe getrieben hätte.

Kaffee war mein Lebenselixier. Und wenn es um ein Uhr nachts zwei Tassen sein mussten. Kein Problem. Schlafen konnte ich trotzdem. Dass ich zwar immer lange brauchte, um morgens auf Touren zu kommen, seit ich mit 16 mit dem Kaffeetrinken begonnen hatte, das war mir nicht aufgefallen. So selbstverständlich hatte ich diese Tatsache akzeptiert. So selbstverständlich, wie man eben auch einfach klaglos akzeptiert, dass man nach einem Schulfest und vier Stunden Schlaf gerädert aufsteht.

Aber man wird älter, und der Körper verträgt viel, aber nicht alles und zu allen Zeiten. Als Johanna mir grünen Tee empfahl, hatte ich ihr gerade gesagt, dass ich merkwürdigerweise nach einer Tasse Kaffee oft erst so richtig todmüde werde.

Sie sagte: »Versuch's mal mit grünem Tee. Eine Woche lang. Du kannst ja dann immer noch zu Kaffee zurückkehren. Vielleicht ist es Zeit, unsere Ernährung so umzustellen, wie ich es von früher kenne.«

Meine Erfahrungen mit dieser Woche Grüntee (nach der ich nie wieder eine Tasse Kaffee angerührt habe, nach dreißig Jahren Kaffeetrinken) und mit der sanften Ernährungsumstellung, die dann folgte, führten zum Entschluss, dieses Buch zu schreiben. Ein wenig nachhelfen musste ich schon, weil meine Frau der Meinung war, dass doch »jeder weiß, dass es zwei verschiedene Menschentypen gibt, die ganz unterschiedliche Ernährung brauchen«. Durch meine Herkunft als weit gereister Durchschnittsstädter konnte ich ihr aber versichern, dass dieses Wissen so wenig verbreitet ist, dass es noch nicht einmal Bezeichnungen für die beiden Ernährungstypen gibt. »Arbeiter« und »Gelehrte«, »Handwerker« und »Organisierer«, »Macher« und »Denker«, »Morgen-Typ« und »Abend-Typ« – solche und ähnliche Begriffspaare, wie sie in der Vergangenheit verwendet worden sind, sind aus wohl verständlichen Gründen nicht mehr brauchbar oder missverständlich. Ich habe deshalb zwei neue Begriffe vorgeschlagen: *Alpha-Typ* und *Omega-Typ*. Johanna gab dann zu, dass ihr natürlich aufgefallen war, wie wenige Menschen sich richtig ernähren. Sie hatte aber gedacht, dass sie es »freiwillig« tun …

Durch die Beschäftigung mit den zwei grundlegenden Ernährungstypen sah ich plötzlich so manche vorher unverständlichen Dinge in einem anderen Licht. Haben Sie sich auch schon mal Gedanken darüber gemacht, warum die Menschen nicht dem Flehen der Wissenschaftler und Ärzte gehorchen, den Verzehr üppiger Torten und fetttriefender Bratenstücke doch einzuschränken oder gar bleiben zu lassen? Weil's einfach so gut schmeckt? Mangelnde Selbstdisziplin? Sicherlich auch, aber heute kenne ich den Hauptgrund. Wie lautet das Sprichwort? *»Eines schickt sich nicht für alle.«*

Weißer Zucker und Weizen-Auszugsmehl schaden jedem Menschen ohne Ausnahme, aber sie schaden nicht jedem Menschen in demselben Maß. Hat das Wissen um die Schädlichkeit von Zucker bis zum heutigen Tage eine einzige Schokoladenfabrik geschlossen, eine einzige Konditorei aufgeben lassen? Hat das Wissen um die Schädlichkeit von Cholesterin einen einzigen Metzger, eine einzige Hamburger-Bude dichtmachen lassen?

Nein.

Wenn Umsätze nachlassen, dann deshalb, weil man allmählich erfährt, was die landwirtschaftlichen Großfabriken unter »Tierhaltung« verstehen, und weil wir Hormone und Medikamente in Hamburger und Sonntagsbraten finden. Und weil allmählich wieder Einsicht zurückkehrt in die Zusammenhänge und Notwendigkeiten des Körpers. Gott sei Dank haben die Menschen dieses Gefühl noch nicht ganz verloren!

Butter ist vielleicht Ihr Lebenselixier bis ins hohe Alter, während sie andere langsam und schleichend schwächt und ermüdet. Kaffee kann Ihnen den letzten Elan rauben und Sie ermatten lassen, während das Getränk andere zum gesund und ausgelassen gefeierten 90. Geburtstag begleitet. Weizenmehl kann Sie schleichend in den körperlichen Ruin treiben, während es für andere undenkbar ist, den Tag anders als mit einem knusprigen Baguette zu beginnen. Dieses Buch klärt Sie erstmals darüber auf, warum es diese Unterschiede gibt.

Jeder Mensch ist so sehr verschieden, dass es an Überheblichkeit grenzt, irgendwelche Dinge pauschal zu sagen. Es gibt letztlich nur Einzelfälle. Das gilt in fast allen Lebensbereichen – auch bei Ernährung und Körperpflege. Statistik hat im Bereich des Menschlichen und seiner Gesundheit nichts verloren. Es ist stets besser, etwas »Ungesundes« mit Lust und Liebe zu essen als etwas »Gesundes« aus Angst vor Übergewicht.

Es ist mir eine große Freude, dieses alte Wissen heute mit Ihnen teilen zu dürfen, besonders weil ich seine segensreichen Wirkungen am eigenen Leib spüren – und genießen durfte. Es hat natürlich Jahre gedauert, bis ich alles voll und ganz erfasst hatte, wie schon damals beim ersten Buch *Vom richtigen Zeitpunkt*, aber es ist geschafft.

Dieses Buch bringt eine kleine Revolution. Möge Ihnen das Wissen ebensolchen Nutzen und Freude bringen wie mir.

> *Alles ist erlaubt –*
> *wenn Liebe und Gefühl dabei ist.*
> *Und der richtige Zeitpunkt.*

Thomas Poppe

TEIL I

Vom Stand der Dinge

> *O Gott,*
> *gib uns die Gelassenheit anzunehmen,*
> *was man nicht ändern kann,*
> *gib uns den Mut zu ändern,*
> *was zu ändern ist,*
> *und gib uns die Weisheit,*
> *das eine vom anderen zu unterscheiden.*
>
> Anonym

Der Weg, den wir gemeinsam mit Ihnen in diesem Buch gehen wollen, teilt sich in verschiedene Stationen. Zuerst möchten wir Sie mit dem *richtigen Zeitpunkt* vertraut machen. Gesunde Ernährung und weise Körperpflege – beides kann vom Wissen um die Mondrhythmen sehr profitieren. Ja, in gewisser Hinsicht ist beides ohne die Mondrhythmen nicht denkbar. Vielleicht haben Sie dieses Buch gekauft, weil Sie schon von ihren segensreichen Wirkungen in vielen Lebensbereichen gehört haben oder gar weil Sie in Kenntnis unserer bisherigen Werke[*] schon Erfahrungen gesammelt haben. Dann könnten Sie eigentlich das nächste Kapitel auslassen oder nur zur Auffrischung Ihrer Kenntnisse lesen.

Wir wollen aber keinen Leser dazu zwingen, zuerst alle unsere früheren Werke zu lesen, bevor sich das Buch erschließt, das Sie hier in Händen halten. Und deshalb finden Sie noch einmal auf einigen Seiten zusammengefasst, welch bedeutsame

---

[*] *Aus eigener Kraft* (Goldmann Verlag, München). *Vom richtigen Zeitpunkt* (Irisiana Verlag, München). *Renovieren, Hausbau, Holzverarbeitung – zum richtigen Zeitpunkt* (Goldmann Verlag, München).

Rolle Mondphasen und Mondstand im Tierkreis spielen bei der Wahl des richtigen Zeitpunkts so vieler Vorhaben im Alltag. Und welchen großen Gewinn es bedeutet, dieses Wissen anzuwenden – in jedem Lebensbereich.

Gesunde Ernährung und weise Körperpflege – um dieses Ziel erreichen zu können, ist im nächsten Schritt ein wenig Information über den *Stand der Dinge* nötig. Was bedeutet »gesunde Ernährung«, und wie ist es um die Qualität unserer Nahrungsmittel generell bestellt? Wer keinen Sinn darin sieht, Mühen auf sich zu nehmen oder mehr Geld zu bezahlen für vollwertige, naturbelassene Produkte, wer die Zusammenhänge nicht kennt, für den sind Ratschläge zum gesunden Kochen und zu Körperpflege mit Naturstoffen im besten Fall langweilig. Information über die Zusammenhänge jedoch kann Ihnen genug Inspiration und Ausdauer geben, um ein Stück weiterzugehen.

Im nächsten Schritt möchten wir Ihnen nämlich dann helfen, Ihre Sinne aufzuwecken. Wer sich zeit seines Lebens mit »normalen« Dingen ernährt hat – mit Gasthaus- und Kantinenessen, mit Fertigprodukten und »Frisch«-Produkten aus Fleisch- und Agrarindustrien –, dessen Gespür ist oftmals wie benommen oder gar lahmgelegt. Die Unterscheidungskraft zwischen gesunder und »üblicher« Ernährung fehlt.

Erst wenn Sie Ihren Sinnen wieder vertrauen können und Ihr Körper wieder klar den Unterschied fühlt zwischen einer künstlich aufgepäppelten Glashaustomate und einer natürlich gezogenen Tomate, dann können wir die letzte und beste Station anpeilen: die Entdeckung der *für Sie persönlich* gesunden

Ernährung. Dieses Kapitel mit seinen Empfehlungen und Hinweisen kann für Sie eine Offenbarung bringen.

Wir möchten Ihnen nahelegen, dieses Buch langsam durchzukauen – im wahrsten Sinne des Wortes. Nichts spricht dagegen, schnell mal hierhin und dorthin zu blättern, um Ihre Neugier noch mehr zu wecken. Wir tun es genauso, wenn wir mal ein neues Buch in die Hand nehmen. Aber Sie wollen ja den größtmöglichen Gewinn ziehen aus diesem Buch. Und das geht am leichtesten, wenn Sie der Reihe nach lesen. Und der Reihe nach nachdenken, ausprobieren, nachschmecken, nachfühlen und aufwecken.

Vorspeise vor Hauptspeise vor Nachspeise. Die richtige Reihenfolge zum richtigen Zeitpunkt.

Noch eines, bevor es richtig losgeht: Manchmal ist ein besonderer Rohkostsalat vor der tollen Hauptspeise das Gesündeste und Beste. Und manchmal ist ein Salat, der etwas bitter schmeckt, das Allerbeste. Im übernächsten Kapitel stehen Dinge, die vielleicht etwas bitter schmecken, die Ihnen aufstoßen. Bitte vertrauen Sie uns: Umso bekömmlicher und besser werden Ihnen die späteren Kapitel munden. So manche Wahrheit darf nicht unter den Teppich gekehrt werden, wenn das Endergebnis ein brauchbares sein soll. Die Unterseite von Teppichen ist kein guter Platz für Wahrheit, wenn es ohne sie keine gangbaren Wege gibt.

Wir wünschen Ihnen nun guten Appetit!

1. Vom richtigen Zeitpunkt –
Mond- und Naturrhythmen

Das Mondwissen in der Vergangenheit

Es ist schon merkwürdig. Da übt der Mensch eine Kunst aus – jahrtausendelang, so selbstverständlich, wie die Fische mit dem Wasser leben, und so wertvoll, wirksam und erfolgreich wie nur irgendeine Fähigkeit, die der Mensch beherrscht, um sein Überleben zu sichern und sein Leben zu gestalten.

Und da – fast über Nacht, im Laufe weniger Jahre gerät diese Kunst in Vergessenheit!

Es ist, als ob die Vögel über Nacht das Fliegen verlernt und sich obendrein entschieden hätten, die Kunst des Fliegens für altväterlichen Aberglauben zu erklären. Wie wenn der Adler zum Habicht sagt: »Fliegen? Ja, das wäre schön. Aber zu Fuß ist es sicherer …«

Die Rede ist von der Kunst, die Dinge zum *richtigen Zeitpunkt* zu tun. Vom alten Wissen um den Einfluss der Natur- und Mondrhythmen, auf das wir seit wenigen Jahrzehnten verzichten, mit schlimmen Folgen für Mensch und Natur.

Und nicht von einem exotischen Wissen irgendwo in einem tibetischen Hochtal ist die Rede – nein, weltweit, von Alaska bis Feuerland, von den Philippinen bis nach Neuseeland. Bauern, Gärtner, Heilkundige, Handwerker, Holzhändler – überall lebten sie »nach dem Mond« wie der moderne Mensch mit dem Fernsehen. Nicht im Traum wären sie auf die Idee gekommen, *nicht* zuerst nach dem Mondstand zu schauen, bevor sie ernteten, heilten, bauten.

Wenn Sie das ganze Ausmaß des Verzichts auf dieses Wissen in wenigen Sätzen erfassen wollen, dann müssen Sie sich den Menschen unserer Zeit nur als einen jungen Mann vorstellen, der, obwohl kerngesund und ohne jede Behinderung, tagein, tagaus auf *Krücken* geht. Bis die Muskeln seiner Beine so schwach geworden sind, dass er sich nur allzu gerne einen Rollstuhl verkaufen lässt, weil er »bequemer« ist.

Und warum tut er das? Weil ein Krückenhersteller eine schlaue Werbeagentur gefunden hat, die dem jungen Mann erfolgreich dieses törichte Verhalten eingeredet hat. Sie würden es nicht glauben, wie viele Krückenhersteller es heute gibt, die wiederum ganz eng mit Rollstuhlherstellern zusammenarbeiten …

Ebenso gedankenlos wirkte auf unsere Vorfahren und Zeitgenossen, die mit der »Kunst des richtigen Zeitpunkts« aufgewachsen sind, das Verhalten der Menschen unserer Zeit, die zu willkürlich gewählten Zeitpunkten die Felder bearbeiten und ernten, die Wäsche waschen, die Zähne behandeln lassen – und natürlich ihre Haare schneiden und Körperpflege betreiben.

Die genaue Beobachtung der Natur, der Tier- und Pflanzenwelt und das Leben in Harmonie mit ihr hatten viele unserer Vorfahren zu Meistern des richtigen Zeitpunkts gemacht.

Weil die heilkundigen Frauen und Männer früherer Zeiten nicht auf chemische Produkte und Haltbarmacher zurückgreifen konnten, waren sie beim Herstellen und Anrühren ihrer Heil- und Pflegemittel auf den richtigen Zeitpunkt angewiesen.

Wenn das Überleben ganzer Völker von guten Ernten abhing und gleichzeitig die Gifte und künstlichen Dünger der modernen Industrie, Gott sei Dank, nicht zur Verfügung standen, dann blieb den Landwirten aller früheren Jahrhunderte nichts anderes übrig, als ihrer Kunst auch die Kunst der Wahl des richtigen Zeitpunkts hinzuzufügen und besonders dem Mondlauf Aufmerksamkeit zu schenken.

Phänomene kann man nicht begründen –
und dass wir sie nicht begründen können,
liegt nicht an den Phänomenen, sondern an uns.

Hippokrates

Direkte persönliche Erfahrung hatte unsere Vorfahren zur Erkenntnis geführt,

- dass zahllose alltägliche und weniger alltägliche Handlungen von Naturrhythmen beeinflusst werden – vom Holzschlagen über Kochen, Essen, Brotbacken, Milchverarbeitung, Haareschneiden, Gartenarbeit, Düngen, Waschen bis zur Anwendung von Heilmitteln, Operationen und vieles mehr;

- dass Pflanzen und ihre Teile von Tag zu Tag unterschiedli-

chen Kräften ausgesetzt sind, deren Kenntnis ausschlagge-
bend für erfolgreichen Anbau, Pflege und Ernte der Früchte
ist, dass Kräuter, zu bestimmten Zeiten gesammelt, ungleich
wirksamer sind als zu anderen, und dass Nahrungsmittel
aus diesen Pflanzen zu unterschiedlichen Zeiten vom Körper unterschiedlich vertragen werden;

- dass Operationen und Medikamentengaben, an bestimmten
  Tagen durchgeführt, hilfreich sind, an anderen Tagen nutzlos oder gar schädlich – oft unabhängig von Dosis und Qualität der Medikamente, von aller Kunst des Arztes;

- dass zahlreiche weitere Geschehnisse in der Natur – Ebbe
  und Flut, Geburten, das Wetter, der Zyklus der Frauen und
  vieles mehr – in Beziehung zur Mondwanderung stehen;

- dass sich wild lebende Tiere in ihrem Tun nach dem Mondstand richten, dass Vögel beispielsweise das Nistmaterial
  immer zu bestimmten Zeiten sammeln, so dass die Nester
  nach einem Regen rasch abtrocknen und nicht brüchig werden.

Zusammengefasst: Unsere Vorfahren lebten nach der Erkenntnis, dass der Erfolg eines Vorhabens nicht nur vom Vorhandensein der nötigen Fähigkeiten und Hilfsmittel abhängt, sondern entscheidend auch vom Zeitpunkt des Handelns. Und
dass dieser günstige Zeitpunkt weitgehend von der Mondphase und vom Stand des Mondes im Tierkreis abhängt. Diese
Erkenntnis war – wie wir heute aus zahlreichen Zuschriften

und Kalendern aus allen Teilen der Welt wissen – verbreitet und lebendig von Alaska bis nach Australien, von Japan bis Feuerland. Trotz der weiten Verbreitung ist das Wissen überall eingeschlafen.

Aber Sie müssen wahrscheinlich nicht weit reisen, um Zeugnisse der segensreichen Wirkkraft der Mondrhythmen kennenzulernen. Wer mit offenen Augen das Land bereist, entdeckt so manche Merkwürdigkeit: Einerseits über 600 Jahre alte Bauernhäuser und Stadel, die Wind und Wetter, Feuer und Eis ohne Holzschutzmittel überdauert haben, während andererseits manche in bester Absicht ohne giftige Mittel errichteten Bio-Holzhäuser aus jüngster Zeit schon nach wenigen Jahren teuer nachimprägniert werden müssen. Man spaziert vorbei an Zäunen aus rohem Holz, die seit vierzig und mehr Jahren bombenfest in der Erde stehen, während auf der anderen Seite des Weges völlig verrottete, mit Dampfdruck giftig imprägnierte Zaunpfosten vom Baumarkt, kaum älter als zehn Jahre, wie zerstörte Zahnstummel aus der Erde ragen. Das Geheimnis, das solche Merkwürdigkeiten erklärt? Die Arbeit wurde entweder zum richtigen oder zum falschen Zeitpunkt verrichtet, das Holz zur rechten oder zur falschen Zeit geschlagen, verarbeitet und verbaut. Peinlich genau hielten sich Waldbauern früher an die günstigsten Zeiten zum Holzschlagen, zum Beispiel an die Zeit zwischen dem 21.12. und dem 6.1. – die besten Holzschlagetage überhaupt. In Zeiten wie heute, wo umweltbewusster Waldbau und biologisches Hausbauen allmählich in den Vordergrund treten, leistet das Wissen um den richtigen Zeitpunkt des Holzschlagens endlich wieder den großen Beitrag, der ihm zukommt. Dies nur ein Beispiel von zahllosen, die zeigen, wie sehr uns die Wiederentdeckung der Mondrhythmen aus der gegenwärtigen Misere unseres Planeten heraushelfen kann.

Natürlich wollten unsere Vorfahren die Erfahrung der Gleichzeitigkeit von Mondlauf und Kräfteverteilung auf der Erde in ein System fassen, um die Anwendung und Weitergabe des Wissens zu ermöglichen und zu erleichtern. Man gab den beobachteten Naturrhythmen griffige, leicht verständliche Bezeichnungen und erfand ein anschauliches Schema, das immer und überall die Beschreibung der Kräfte und vor allem die Vorausschau auf die kommenden Einflüsse ermöglichte.

Sonne, Mond und Sterne stellte die Natur zur Verfügung, um das System allgemeingültig zu entwerfen und einen Kalender zu entwickeln.

Machte man die Erfahrung, dass ein bestimmter Kraftimpuls – etwa zum Ernten von Früchten – monatlich etwa zwei bis drei Tage währt und der Mond gleichzeitig die immer gleichen Sterne durchwandert, dann liegt es nahe, diese Sterne zu einem »Bild« zusammenzufassen und der Sternengruppe einen für die jeweilige Eigenart der Kraft typischen und einleuchtenden Namen zu geben.

Das Sternbild wird zur Ziffer auf dem Zifferblatt des Sternenhimmels – auf dem *Tierkreis*. Es verwandelt sich in ein *Tierkreiszeichen*.

Zwölf Kraftimpulse entdeckten unsere Vorfahren, mit jeweils unterschiedlicher Eigenart und Färbung. Den von der Sonne (im Laufe eines Jahres) und vom Mond (im Laufe eines Monats) während eines dieser Impulse durchwanderten Sternbildern gaben sie zwölf verschiedene Namen. Und so entstanden die zwölf Sternbilder des Tierkreises. Widder, Stier, Zwillinge, Krebs, Löwe, Jungfrau, Waage, Skorpion, Schütze, Steinbock, Wassermann, Fische.

Jetzt war es möglich geworden, eine »Sternenuhr«, einen Mondkalender zu entwickeln. Mit seiner Hilfe konnte man ablesen, welche Einflüsse gerade herrschen, konnte berechnen, was die Zukunft an förderlichen und bremsenden Einflüssen für Vorhaben verschiedenster Art bringen würde.

Viele Kalender der Vergangenheit richteten sich nach dem Lauf des Mondes, weil die vom Mondstand im Tierkreis angezeigten und angekündigten Kräfte von weit größerer Bedeutung für den Alltag der Menschen waren als die des Sonnenstandes. Hätten Sie's gewusst? Heute noch werden alle unsere »beweglichen« Feiertage nach dem Stand des Mondes berechnet: Ostern wird stets am ersten Sonntag gefeiert, der dem ersten Vollmond nach Frühlingsanfang folgt.

Viele unserer Leser wissen es heute aus eigener Erfahrung: Gesunde Ernährung und weise Körperpflege, Gartenbau, Land- und Forstwirtschaft – giftfrei, natur- und menschenfreundlich betrieben, menschengerechtes Bauen, Gesundsein und Gesundwerden aus eigener Kraft –, all das und mehr noch wird durch das Handeln zum richtigen Zeitpunkt und durch das Wissen um die Natur- und Mondrhythmen viel leichter und teilweise sogar erst dann erreichbar. Alles, was Sie dazu brauchen, sind ein paar Gramm Information, ein halbes Pfund Geduld, eine Prise Selbstvertrauen – und einen Mondkalender.

Wie konnte es geschehen, dass zu Anfang des 20. Jahrhunderts dieses unschätzbar wertvolle Wissen fast über Nacht in Vergessenheit geriet? Noch vor dem Ersten Weltkrieg enthielt nämlich noch fast jeder Kalender auch die Mondphasen und den Mondstand im Tierkreis.

Sicherlich einer der Hauptgründe ist in der Tatsache zu suchen, dass dieses Wissen keinen »Cash value« hat – man kann es nicht in Bargeld verwandeln. Im Gegenteil: Wir würden viel gesünder leben, Produkte würden um vieles haltbarer und kämen ganz ohne Gifte zur Konservierung, Imprägnierung usw. aus. Viele Industrien, die jetzt noch gut von der Missachtung der Natur leben, müssten den Gürtel enger schnallen oder sich endlich auf die Herstellung menschen- und umweltfreundlicher Produkte verlegen. Wie schwer der Weg zu gesunden Kräutern und wirklich sinnvoller Kosmetik ist, durften wir in den letzten Jahren selbst erleben.

Nach dem Zweiten Weltkrieg hatte sich nämlich die große Maschinerie der Technik und Industrie darauf verlegt, statt Kriegsmaterial zu produzieren, den Menschen die »schnelleren« Lösungen für alle Probleme des Alltags zu versprechen.

Die Jugend in Aufbruchstimmung lachte über Eltern und Großeltern, sprach von »Mond-Aberglauben« und begann, sich fast völlig auf eine im Wesenskern unmenschliche Wissenschaft und Forschung zu verlassen – in erster Linie, weil sie den Fortschrittsparolen vertraute und natürlich der Aussicht auf eine materielle Besserstellung.

Es kam zum übertriebenen Einsatz von Maschinen und Instrumenten, von Dünger und Pestiziden, von Umweltgiften und Kunststoffen. Die Atomkraft schien der Weisheit letzter Schluss, die Endlösung des »Energieproblems«. Dass es nie ein Energieproblem gegeben hat, davon redet auch heute noch niemand.

Die Jugend wurde dazu verführt, das Wissen ihrer Eltern vom rechten Zeitpunkt zu ignorieren, und die steigenden Erträge, die medizinischen Erfolge schienen ihr lange Zeit recht zu geben. So verlor sie den Kontakt zur Natur und begann, die Zerstörung unserer Umwelt mitzubetreiben, immer unterstützt von einer Industrie, die nur an Umsatz interessiert ist, nicht an Mensch und Natur.

Besonders die rasanten Entwicklungen in Chemie und Pharmazeutik verführten Schulmedizin *und* Patienten zu der Überzeugung, ungestraft die Ganzheit des Lebens missachten zu können. Sie haben eine Erkältung? Nehmen Sie Penicillin. Sie haben eine Verstopfung? Nehmen Sie diese Supertablette. Schnelle Schmerz- und Symptombeseitigung galt schon als »Therapieerfolg«, Ursachenforschung und Vorbeugung, Geduld und Bereitschaft zu einer langfristigen Zusammenarbeit mit dem Patienten traten in den Hintergrund. Echte Heilkundige wurden ins Abseits getrieben, der studierte lebensferne Einserschüler zum »Gott in Weiß«.

Heute kann kaum noch jemand die Augen verschließen vor dem hohen Preis, den wir für die Missachtung der Rhythmen und Naturgesetze bezahlen müssen – die Zivilisationskrankheiten breiten sich aus, Allergien gehören schon fast zum guten Ton.

Die Erträge in der Landwirtschaft sinken, Schädlinge haben leichtes Spiel, weil der Boden ausgebeutet wird, ohne sich schützen und regenerieren zu können, der Einsatz von Pestiziden hat sich in wenigen Jahrzehnten vervielfacht – ohne nennenswerten Erfolg. Qualität und Gesundheitswert der Erntefrüchte gehen gegen Null, lebensnotwendige Mineralstoffe haben den Boden verlassen.

Und statt sich auf die naturgemäßen Methoden unserer Vorfahren zu besinnen, treten die Gentechniker auf den Plan und machen sich daran, die größten Verbrechen aller Zeiten zu begehen – und erhalten dafür auch noch Nobelpreise. Dafür, dass sie den selbst geschaffenen Teufel mit dem selbst geschaffenen Beelzebub austreiben wollen.

Es gibt dennoch auch einen *guten* Grund, warum das Wissen verlorengegangen ist und erst seit wenigen Jahren wiederbelebt wird: *Es war nirgends aufgezeichnet!* So selbstverständlich war der Umgang mit dem richtigen Zeitpunkt, dass seine Regeln nirgends vollständig zusammengefasst sind. Nur in Bruchstücken, als belächelte »Bauernregeln« und unter Eingeweihten hatte das Wissen überlebt. Und dort, wo das Wissen nie ganz verlorengegangen ist, beispielsweise in Tirol.

Also konnten sich auch jene Menschen, die guten Willens gewesen wären und viel lieber mit Hilfe des Mondes gelebt und gearbeitet hätten, nicht darauf stützen. Für diese Menschen haben wir unsere Bücher geschrieben – und auch dieses Buch.

Wir können uns glücklich schätzen, dass alle hier vorgestellten Regeln und Naturgesetze ausschließlich in persönlicher Erfahrung und eigenem Erleben wurzeln, teilweise vom ersten Lebenstag an. Nichts stammt nur vom Hörensagen, nichts beruht auf Vermutungen oder Überzeugungen. Nichts stammt aus zweiter Hand oder ist »wissenschaftlich erforscht«.

Es gibt natürlich noch viele weitere Rhythmen und Einflussfaktoren in der Natur, etwa in Zusammenhang mit dem Biorhythmus, mit der Aktivität der Sonnenflecken, mit Weltraum- und Erdstrahlungen und dergleichen. Einen Teil davon haben wir in unseren Büchern *Vom richtigen Zeitpunkt* und *Aus eigener Kraft* vorgestellt. Hier beschränken wir uns jedoch wieder im Wesentlichen auf die Erfahrung mit fünf verschiedenen »Zuständen« des Mondes, weil sie in Bezug auf Ernährung und Körperpflege am bedeutsamsten sind:

- Neumond

- Zunehmender Mond

- Vollmond

- Abnehmender Mond

- Der jeweilige Stand des Mondes in einem Tierkreiszeichen

Sprechen wir ein wenig über die wesentlichen Impulse, die in diesen Zeiten auf der Erde spürbar sind.

Neumond

Bei seinem etwa 28 Tage währenden Umlauf um die Erde wendet der kleine Mond der Erde stets nur eine Seite zu, die Seite, die wir in ihrer ganzen Pracht bei Vollmond zu sehen bekommen. Steht nun der Mond – von uns aus gesehen – zwischen Erde und Sonne, dann liegt die uns zugewandte Seite völlig im Dunkeln. Der Mond geht dann gemeinsam mit der Sonne auf und unter. Für Stunden ist er jetzt nicht zu erkennen, und auf der Erde herrscht Neumond.

Wenn Sie sich bei Neumond gerade genau in einer Linie mit Sonne und Mond befinden, dann bedeckt der Mond die Sonne. Für kurze Zeit – und nur in bestimmten Regionen der Erde – tritt dann eine »Sonnenfinsternis« ein. In Kalendern ist der Mond bei Neumond meist als schwarze Scheibe eingezeichnet.

Eine besondere Kraft macht sich bei Mensch, Tier und Pflanze in den Stunden und Tagen vor Neumond bemerkbar: Wer jetzt beispielsweise Obsttage einlegt oder fastet, beugt vielen Krankheiten vor, weil die Entgiftungsbereitschaft des Körpers am höchsten ist. Will man schlechte Gewohnheiten über Bord werfen oder eine Unternehmung neu beginnen, dann ist dieser Tag als Startpunkt geeigneter als fast jeder andere Tag. Die Erde beginnt einzuatmen. Für alles, was dem Reinigen und Ausschwemmen dienen soll, ein idealer Tag.

Zunehmender Mond

Schon wenige Stunden nach Neumond wandert der Erdschatten weiter, der Mond kommt zum Vorschein, als feine Sichel anfangs, auf der Mondoberfläche von links nach rechts wandernd. Der zunehmende Mond mit seinen wiederum spezifischen Einflüssen macht sich auf den Weg.

Alles, was dem Körper zugeführt werden soll, was ihn aufbaut und stärkt, wirkt zwei Wochen lang doppelt gut. Das »tägliche Brot« verwandelt sich in dieser Zeit leichter in Übergewicht als bei abnehmendem Mond. Je mehr der Mond zunimmt, desto ungünstiger kann die Heilung von Verletzungen und Operationen verlaufen. Wäsche wird bei gleicher Waschmittelmenge nicht mehr so sauber wie bei abnehmendem Mond.

Vollmond

Schließlich hat der Mond eine Hälfte seiner Reise um die Erde vollendet, er steht als leuchtender Vollmond am Nachthimmel. Von der Sonne aus gesehen befindet sich der Mond jetzt »hinter« der Erde. In Kalendern ist der Vollmond als weiße oder gelbe Scheibe eingezeichnet.

Steht die Erde genau zwischen Sonne und Mond, dann bedeckt der Erdschatten die Mondoberfläche: Bei klarem Wetter kann man von der Nachtseite der Erde aus eine längere »Mondfinsternis« beobachten.

Auch in den wenigen Stunden vor Vollmond macht sich auf der Erde bei Mensch, Tier und Pflanze eine deutlich spürbare Kraft bemerkbar, wobei der Richtungswechsel der Mondimpulse von zunehmend zu abnehmend stärker empfunden wird als der Kraftwechsel bei Neumond. An diesem Tag gesammelte Heilkräuter entfalten größere Kräfte, ein idealer Fasttag herrscht, weil der Körper viel stärker Fett ansetzt als sonst, Wunden bluten stärker als sonst. Und ebenso wie bei Neumond kommt es bei Vollmond leichter zu einem Wetterwechsel.

Abnehmender Mond

Langsam wandert der Mond weiter, seine Schattenseite »beult« ihn scheinbar – von rechts nach links – aus, die etwa dreizehntägige Phase des abnehmenden Mondes beginnt.

Unsere Vorfahren machten sich die besonderen Einflüsse während dieser Zeit zunutze: Operationen gelingen besser als sonst, fast alle Hausarbeiten gehen leichter von der Hand, selbst wer jetzt etwas mehr isst, nimmt nicht so schnell zu. Gesichtspackungen zur intensiven Hautreinigung wirken besser als bei zunehmendem Mond.

Viele Arbeiten in Garten und Natur sind jetzt begünstigt, Näheres darüber in unserem Buch *Vom richtigen Zeitpunkt*.

Der Mond im Tierkreis

Werfen Sie nun einmal einen Blick auf einen unserer Mond-kalender (siehe Hinweis auf unsere Mondkalender am Schluss des Buches). Neben den Angaben zu den Mondphasen, zu den Zeitpunkten von Voll- und Neumond, erkennen Sie auch, dass immer jeweils zwei bis drei Tage lang ein Zeichen des Tier-kreises angegeben ist. Hier ist die Erklärung:

Wenn die Erde um die Sonne wandert, hält sich die Sonne von der Erde aus gesehen im Laufe eines Jahres jeweils etwa einen Monat lang in einem Zwölftel des Tierkreises auf – von Wid-der bis Fische. Die gleichen Tierkreiszeichen durchläuft auch der Mond bei seinem etwa 28tägigen Umlauf um die Erde, wo-bei er sich jedoch in jedem Zeichen nur zirka zweieinhalb Tage lang aufhält.

Jeder der zwölf Mondstände im Tierkreis bringt auf der Erde zwölf besondere Kräfte zum Tragen, die sich am Verhalten von Mensch, Tier und Pflanze zeigen – die auf alles Leben Einfluss haben. Besonders deutlich erkennbar sind die Wirkungen auf Körper und Gesundheit und in Garten und Landwirtschaft.

Die folgende Tabelle ist ein wichtiges Handwerkszeug. Sie gibt einen Überblick über die unterschiedlichen Wirkungs-impulse der einzelnen Tierkreiszeichen – auf Körperzonen, Pflanzenteile, Nahrungsqualität etc. – und zeigt Ihnen die gebräuchlichsten Symbole für die Tierkreiszeichen, um das Auffinden und Identifizieren der Zeichen in den Kalendern im Anhang des Buches zu erleichtern.

Tierkreiszeichen	Symbol	Körperzone	Organsystem
Widder		Kopf, Gehirn, Augen, Nase	Sinnesorgane
Stier		Kehlkopf, Sprach-organe, Zähne, Kiefer, Hals, Mandeln, Ohren	Blutkreislauf
Zwillinge		Schulter, Arme, Hände, Lunge	Drüsensystem
Krebs		Brust, Lunge, Magen, Leber, Galle	Nervensystem
Löwe		Herz, Rücken, Zwerchfell, Blut-kreislauf, Schlag-ader	Sinnesorgane
Jungfrau		Verdauungs-organe, Nerven, Milz, Bauchspei-cheldrüse	Blutkreislauf
Waage		Hüfte, Nieren, Blase	Drüsensystem
Skorpion		Geschlechtsorgane, Harnleiter	Nervensystem
Schütze		Oberschenkel	Sinnesorgane
Steinbock		Knie, Knochen, Gelenke, Haut	Blutkreislauf
Wassermann		Unterschenkel, Venen	Drüsensystem
Fische		Füße, Zehen	Nervensystem

Tabelle 1: Grundlegende Wirkungsimpulse des Mondstandes im Tierkreis

Pflanzenteil	Element	Nahrungsqualität	Tagesqualität
Frucht	Feuer	Eiweiß/Frucht	Wärmetag
Wurzel	Erde	Salz	Kältetag
Blüte	Luft	Fett	Luft-/Lichttag
Blatt	Wasser	Kohlenhydrat	Wassertag
Frucht	Feuer	Eiweiß/Frucht	Wärmetag
Wurzel	Erde	Salz	Kältetag
Blüte	Luft	Fett	Luft-/Lichttag
Blatt	Wasser	Kohlenhydrat	Wassertag
Frucht	Feuer	Eiweiß/Frucht	Wärmetag
Wurzel	Erde	Salz	Kältetag
Blüte	Luft	Fett	Luft-/Lichttag
Blatt	Wasser	Kohlenhydrat	Wassertag

Besonders in der Heilkunde wurde früher das Wissen um die Zusammenhänge zwischen Mondstand und Krankheitsverlauf gewissenhaft befolgt. Hippokrates, Mentor aller Ärzte, wusste um die Kräfte des Mondes und belehrte seine Schüler unmissverständlich. »Wer Medizin betreibt, ohne den Nutzen der Bewegung der Sterne zu berücksichtigen, der ist ein Narr« und: »Operiert nicht an jenem Teil des Körpers, der von dem Zeichen regiert wird, das der Mond gerade durchquert.«

Wie aus der Tabelle ersichtlich, übt der jeweilige Mondstand im Tierkreis bei uns Menschen spezifische Einflüsse auf Körper- und Organbereiche aus. Üblicherweise spricht man davon, dass jede Körperzone von einem bestimmten Tierkreiszeichen »regiert« wird. Unsere heil- und pflegekundigen Vorfahren entdeckten in diesem Zusammenhang das folgende Prinzip:

Alles, was man für das Wohlergehen jener Körperregion tut, die von dem Zeichen regiert wird, das der Mond gerade durchschreitet, ist wirksamer als an anderen Tagen (mit Ausnahme von chirurgischen Eingriffen). Beispiel: eine Massage der Schulterregion, wenn der Mond im Zeichen Zwillinge steht.

Alles, was die Körperregion, die von dem Zeichen regiert wird, das der Mond gerade durchschreitet, besonders belastet oder strapaziert, wirkt schädlicher als an anderen Tagen. Beispiel: eine strapaziöse Bergtour bei schlechtem Trainingszustand, wenn der Mond im Zeichen Löwe steht, das auf Herz und Kreislauf wirkt.

Chirurgische Eingriffe in der jeweiligen Körperregion sollte man an diesen Tagen, wenn möglich, vermeiden. Notoperationen gehorchen einem höheren Gesetz.

Nimmt der Mond gerade zu, wenn er das jeweilige Zeichen durchläuft, sind alle Maßnahmen zur Zuführung aufbauender Stoffe für das von ihm regierte Organ erfolgreicher als bei abnehmendem Mond. Nimmt er gerade ab, sind alle Maßnahmen zum Entgiften und Entlasten des jeweiligen Organs erfolgreicher als bei zunehmendem Mond.

Chirurgische Eingriffe sind nur scheinbar eine Ausnahme von dieser Regel. Sie dienen zwar letztlich dem Wohlergehen des jeweiligen Organs oder des ganzen Körpers, wirken sich aber im *Augenblick* der Operation und in der ersten Zeit danach belastend auf das Organ aus. Eine der wichtigsten Regeln ist, *chirurgische Eingriffe, wenn möglich, bei abnehmendem Mond vorzunehmen.*

Bis vor kurzem noch fand dieses Wissen kaum Anwendung, obwohl die Chirurgie tagtäglich die Erfahrung seiner Gültigkeit machte. Kurz vor Vollmond wurden einfach mehr Blutkonserven bereitgestellt, auch wenn man mit der Operation mühelos noch einige Tage hätte warten können. Seit Erscheinen unserer Bücher hat sich jedoch viel zum Guten gewandelt, und heute gibt es sogar ganze Krankenhäuser, die ihren Betrieb an die Mondphasen angepasst haben.

Was für ein Segen beispielsweise in der kosmetischen Chirurgie: Gerade bei jungen Menschen kommt es nach Unfällen oftmals zu schwierigen Operationen, oft Mehrfachoperationen. Das Wissen vom richtigen Zeitpunkt kann hier viel Gutes bewirken. Heilungsphasen sind verkürzt, unschöne Narbenbildung ist verringert oder bleibt aus.

Die Tabelle 1 auf Seite 40f. gibt alle Bereiche der Mondeinflüsse wieder, vom jeweiligen Organsystem bis zur Tagesqualität. In diesem Buch aber befassen wir uns besonders mit *Körperzonen* und den *Nahrungsqualitäten*. Alle anderen Lebensbereiche, in denen das Wissen um die Mond- und andere Naturrhythmen von Wert ist – von der Heilkunde über Garten, Land- und Forstwirtschaft bis zum Führen eines »mondgerechten« Haushalts –, finden Sie ausführlich in unseren früheren Büchern behandelt.

Eine Frage bekamen wir oft gestellt: Übt der Mond einen direkten Einfluss auf uns aus, oder hat der jeweilige Mondstand nur die Funktion eines Uhrzeigers, der den jeweils beobachteten Einfluss anzeigt oder ankündigt?

Unsere Antwort auf diese Frage ist dieselbe wie auf die Frage, *warum* der Mond diesen Einfluss hat: Wir wissen es nicht. Die Kräfte und ihre Wirkungen auf Mensch, Tier und Pflanze sind allerdings – völlig unabhängig von ihrer Ursache – jederzeit durch *Erfahrung* beweisbar. Und seit langem hat sich eine Sprachregelung durchgesetzt: Etwa: »Das Zeichen Steinbock wirkt auf die Knie«, oder: »Der Vollmond beeinflusst das Seelenleben.« Diese Ausdrucksweise haben wir der Einfachheit halber beibehalten. Es ist handlicher zu sagen: »Der Mond im Stier beeinflusst die Halsregion«, als zu schreiben: »Wenn der Mond im Stier steht, herrscht gleichzeitig auf der Erde eine Kraft, die auf den Halsbereich wirkt.« Wahrscheinlich kommt Letzteres der Wahrheit näher, aber uns geht es nicht um Wortklaubereien, sondern darum, dass Sie, liebe Leserin und lieber Leser, den größtmöglichen Gewinn aus unseren Informationen ziehen.

Der Zeitpunkt der Berührung

Wie kann es sein, dass ein bestimmter richtiger Zeitpunkt für ein Tun – etwa für eine Schönheitsoperation oder eine Zahnsteinentfernung – oftmals durchschlagend positive Wirkung erzielt, wenn schon einen Tag später ein negativer Einfluss herrscht, der dieselbe Handlung langfristig zum Misserfolg verurteilt? Kann denn diese negative Energie nicht die positive aufheben? Wenn man beispielsweise eine Gesichtsoperation kurz vor Neumond durchführt, ist der Erfolg viel größer als nur wenige Tage später bei zunehmendem Mond.

In der Antwort auf diese Frage verbirgt sich ein Grundprinzip der »Kunst des richtigen Zeitpunkts«: *Der Augenblick der Berührung ist der entscheidende Faktor.*

Berühren meint »in Kontakt treten, anfassen, konzentrieren, nachdenken, zugreifen«. Berühre ich einen Gegenstand oder ein Lebewesen zu einem bestimmten Zeitpunkt, sei es mit Händen, Werkzeugen oder gedanklich, durch meinen inneren und äußeren Willen, dann übertrage ich in diesem Augenblick Kraft und feine Energien. In jeder Sekunde meines Lebens. Die Richtung meines Handelns, das letztliche Ziel, das ich mit Händen oder Gedanken verfolge – ob positiv oder negativ –, wird immer in irgendeiner Weise für jedermann sichtbar werden, heute, morgen oder in zehn Jahren. Die Kräfte, die durch den Zeitpunkt – die Mondphasen und den Mondstand im Tierkreis – gekennzeichnet sind, werden durch die menschliche Absicht wie in einem Brennglas gebündelt und verstärkt.

»Berührt« beispielsweise ein Arzt bei einer Operation den Patienten mit dem Skalpell, fließen in Wirkung und Erfolg des Handelns immer zusätzliche, feine Energien mit ein – neben seinen Gedanken, seiner geistigen Einstellung, seiner Liebe zur Arbeit und zum Patienten und vielen anderen Kräften auch die Energien, die der jeweilige Mondstand anzeigt.

Berührt eine Kosmetikerin mit Erfahrung und Liebe zu ihrer Arbeit Ihre Füße, dann fließen auch die förderlichen oder negativen Kräfte des jeweiligen Mondstandes in ihr Handeln.

Berühren geschieht, wenn ein guter Masseur seine Kunden durchknetet, wenn eine Katze schnurrend um Ihr Bein streicht und dabei negative Strahlungen aufnimmt, wenn Sie beim Kochen liebevoll an diejenigen denken, die später das Essen verzehren, wenn eine Sternschnuppe Sie an Ihren Herzenswunsch erinnert …

Entscheidend ist, dass bei jeder Berührung früher oder später immer die *innere* Absicht der Berührung zutage tritt, niemals das äußere, angebliche oder vorgetäuschte Ziel. Wenn ich äußerlich jemandem ein Geschenk mache, innerlich aber einen

Tauschhandel vorhabe, mit der Dankbarkeit des Empfängers als Handelsware, dann wird sich später der Keil manifestieren, den ich mit meiner Berechnung in die Beziehung zum Gegenüber getrieben habe. Wenn man aus Liebe berührt, erzeugt man immer Liebe. Wenn man aus Berechnung berührt, kommt ein Tauschhandel zustande (oder auch nicht).

Zahllose unerklärliche und widersprüchliche Erfahrungen im Alltag, in der Heilkunde, in Garten und Natur und sogar im Haushalt finden in dieser Tatsache und mit ihr auch in den vom Mondstand angezeigten, rhythmischen Einflüssen eine einleuchtende Erklärung – etwa die Tatsache, dass bei Hüftoperationen eine Seite oftmals viel besser gelingt als die andere. Das Prinzip der Berührung lässt sich auf alle Regeln übertragen, die wir Ihnen auf den folgenden Seiten nahebringen wollen.

Bedeutsam ist im Zusammenhang mit gesunder Ernährung und weiser Körperpflege aber auch einer der Grundstoffe des Lebens – die *lebendige Information*. Und ihr Gegenpol, die *zerstörerische Information*. Doch davon später mehr.

Der Mondkalender – das einzige Werkzeug

Vielleicht ist es Ihnen nun schon bewusst: Das Wissen um die Natur- und Mondrhythmen erfordert zu seiner Anwendung als einziges »technisches« Hilfsmittel einen Mondkalender – einen Kalender, der die Mondphasen und den Stand des Mondes im Tierkreis angibt (siehe Hinweis am Schluss des Buches).

Aus zahlreichen Zuschriften aus aller Welt (unsere Bücher wurden bisher in 22 Sprachen übersetzt) wissen wir, was unsere Leser in Zusammenhang mit diesem Kalender besonders interessiert und welche Erfahrungen sie über viele Jahre mit ihm gemacht haben. Diese Erfahrungen können wir nun an Sie weitergeben und damit so manche Frage beantworten, die an uns immer wieder gerichtet wird und vielleicht auch Sie eines Tages bewegt.

Unser Mondkalender ist nach dem Mondstand im Tierkreis berechnet. Alle guten Erfahrungen aus jedem Lebensbereich, die wir in unseren Büchern vermitteln – von der gesunden Ernährung und der weisen Körperpflege über Heil- und Kräuterkunde und biologisches Bauen, Gartenbau, Land- und Forstwirtschaft –, beruhen auf diesem Mondkalender. Er wird seit Jahrtausenden ohne jede Veränderung verwendet. Wie wir heute wissen, ist er überall auf der Welt gültig, was den *Stand des Mondes im Tierkreis* betrifft. Wenn der Mond im Tierkreiszeichen Fische steht, dann macht sich die »Fische«-Energie fühlbar – in Alaska und Australien, in Zaire und Zypern.

Nur die *Mondphasen* (Voll- und Neumond, zu- und abnehmender Mond) unterliegen der Zeitverschiebung, wobei die Zeitangaben in unseren Kalendern an den mitteleuropäischen Raum angepasst sind. Anderswo sollte man die Zeitverschiebung berücksichtigen.

Wer die einzelnen Sternbilder des Tierkreises am Nachthimmel erkennt, wird vielleicht erstaunt feststellen, dass der »tatsäch-

liche« Stand von Sonne und Mond von dem im Kalender an-
gegebenen etwas abweicht. Immerhin so sehr, dass der Mond
etwa in Wirklichkeit schon im *Sternbild* Stier steht, während
der Kalender noch den Einfluss des *Tierkreiszeichens* Widder
angibt. Bestimmte Bahnabweichungen von Sonne, Mond und
Sternen in einem Rhythmus von 28 000 Jahren sind für diese
Differenz verantwortlich. Der Einfluss der Tierkreiszeichen
wird deshalb nicht nach dem wirklichen Stand des Mondes,
sondern nach dem Frühlingspunkt berechnet, nach dem Zeitpunkt der Tagundnachtgleiche etwa um den 21. März. Auch
die Erfahrung zeigt, dass diese Berechnung zur Identifikati-
on der Einflüsse die richtige ist, denn selbst wenn der Mond
tatsächlich schon im Sternbild Stier steht, herrscht noch der
Kraftimpuls, dem unsere Vorfahren den Namen Widder gegeben haben.

Unsere Vorfahren waren ja große Meister in der Berechnung
von Gestirnständen und Umlaufbahnen. Der Unterschied
zwischen tatsächlichem Mondstand und Kalenderangaben
war ihnen wohl bekannt. Aus gutem Grund jedoch hatten sie
keine Veranlassung, die Berechnungsgrundlagen der Mondkalender zu ändern. Ihr Mondkalender gab nicht den Mondstand
im Verhältnis zur Position der Sternbilder wieder, sondern die
Kraftwirkungen, die auf der Erde spürbar werden.

Manche Leser stoßen natürlich erst heute auf solche Unterschiede, die schon seit Jahrhunderten bekannt sind. Sie sollten
sich deshalb aber nicht verunsichern lassen. Vielfach erhielten
wir Anfragen, weil manche regionalen Mondkalender kleinere
Unterschiede zu unserem Kalender aufwiesen. Machen Sie sich

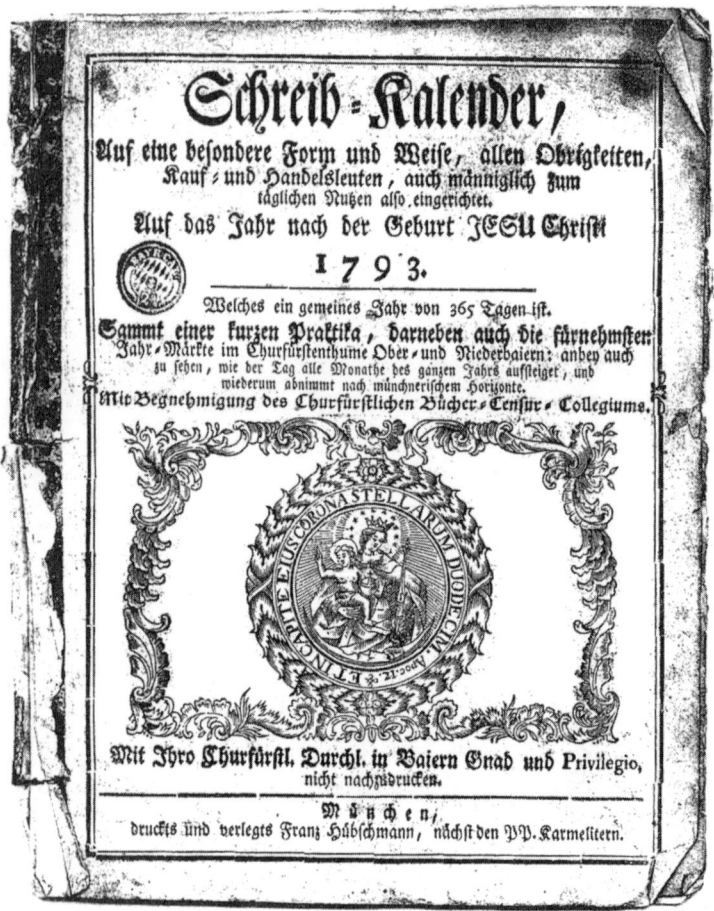

Januarius.		
Als Jesus 12 Jahre alt war. Luk. 2.		Tagsl. 8 St. 33 m.
F 1 Sonntag. Hilar. B. Godefrid. ☾ in der Erdnähe, verspricht	13	
g Mondtag. Engelmar. Malachi. ☉ aufg. 7 U. 42 m. ☌☌, schön	14	
a Dienstag. Maurus. Secundina ☾ ♌, ☌♀, ✳ ☿ st c. mehr Sonnschein	15	
b Mittwoch. Honoratus. Marcell. ♀ unt. 7 U. 49 m. Ab. △ ♃, doch mit	16	
c Donnerstag. Anton Abt. Priscilla ☾ unt. 10 U. ab. ☐ ♀ st. Wolken	17	
d Freytag. Gamelbert. Prisca. ☉ unt. 4 U. 22 m. abwechselnd	18	
e Samstag. Fulgenz. Kanut. K. ☉ in ♒ 12 U. 46 m. ☽ 3 U. 19 m. fr.	19	

Münchner Thorsperr vom 16 bis 31 um halb 6 Uhr.

53

auch deshalb keine Sorgen: Diese Unterschiede beruhen meist auf der Tatsache, dass manche Mondkalender von Astrologen oder Astronomen nach den Prinzipien ihrer Profession berechnet wurden, ohne Rücksicht auf die Mondrhythmen, die ihnen zumeist unbekannt waren. Wenn Sie im Zweifel über die Gültigkeit eines Kalenders sind, experimentieren Sie einfach so lange mit *beiden* Kalendern, bis Sie Gewissheit haben.

Letztlich sind kleinere Kalenderunterschiede aus einem einfachen Grund ohne große Bedeutung: Der Übergang der Wirkkräfte erfolgt nämlich allmählich, niemals von einer Minute zur anderen! Die Einflüsse, die der Mondstand im Tierkreis anzeigt, überlappen und vermischen sich, besonders wenn im Kalender ein Zeichen drei Tage hintereinander angegeben ist. Dann ist meist am ersten oder am dritten Tag die Kraft des benachbarten Zeichens noch oder schon stark zu spüren.

Schon vor Tausenden von Jahren war es möglich, Mondstände auf die Minute genau anzugeben. Alle früheren Kalender gaben jedoch den Mondstand im Tierkreis nur für *ganze* Tage an. Warum? Weil es in der Gesamtheit des Wissens um den Einfluss von Mond- und Naturrhythmen kaum eine Regel gibt, die von einer solchen Genauigkeit profitieren würde. Im Gegenteil: Sie wirkt eher abschreckend auf die meisten Leser. Und das wäre nun wirklich katastrophal! Das Wissen ist viel zu wertvoll, um es komplizierter zu machen, als es ist. Der Umweltschutz und die Heilkunde der Zukunft sind ohne dieses Wissen völlig undenkbar. Warum sollte Gott wie eine Krämerseele arbeiten – nämlich uns zwingen, Haare erfolgreich nur bis 10.47 Uhr vormittags zu schneiden, während er sie uns ab 10.49 gewiss ausfallen lässt? Solche Übergenauigkeit verdirbt einem ja den Spaß! Wenn das Handeln zum richtigen Zeitpunkt keine Freude macht und keinen echten Gewinn bringt, dann schadet es mehr, als es nützt.

Die Natur ist obendrein so eingerichtet, dass für jeden verpassten oder vom Wetter verdorbenen Termin genügend Alternativen zur Verfügung stehen, um fast ebenso gute Ergebnisse zu erzielen. Wenn es etwa um eine Operation geht, deren Termin vom Patienten bestimmt werden kann, dann sollte er einfach auf den abnehmenden Mond achten und dem Tierkreiszeichen, das die betroffene Körperzone regiert, weit aus dem Weg gehen. Dann fallen Kalenderunterschiede nicht mehr ins Gewicht.

Ohnehin müssen Menschen, die mit dem Mondkalender aufgewachsen sind und in ihrem Tun den richtigen Zeitpunkt beachten, oftmals gar nicht mehr den Kalender zu Rate ziehen, weil es in der Natur zahlreiche Signale gibt, die deutlich den Wechsel von einem Zeichen zum anderen anzeigen, wenn man einmal darauf zu achten beginnt: das »stechende« Licht an Lufttagen (Zwillinge, Waage, Wassermann), die Kreislauftätigkeit und schnelle Hautaustrocknung bei Löwe, das unterschiedliche Beschlagen von Fenstern an Wasser- oder Lufttagen, der leichte Kopfschmerz, wenn sich der Widder ankündigt, die Verdaulichkeit einer fettreichen Mahlzeit an Zwillinge, Waage und Wassermann und vieles mehr. Intuitiv Begabte oder Menschen mit »grünem Daumen« richten sich oftmals unbewusst nach diesen vielen Signalen, die uns täglich den sinnvollsten Weg zeigen.

Die Natur lässt sich nicht in ein starres System zwingen und nach handlichen Rezepten »regieren«, auch wenn unsere Bequemlichkeit immer wieder danach verlangt. Wir finden, das ist eine ihrer allerschönsten und lebensspendenden Eigenschaften. Der Mondkalender ist ein wertvolles Hilfsmittel, nicht weniger, aber auch nicht mehr. Er soll Ihre persönliche Wahrnehmung und Erfahrung nicht ersetzen. Im Gegenteil: Er kann als Schlüssel zur Erweiterung Ihrer Wahrnehmung dienen. Aus dieser Erfahrung erwächst eine Kraft, die für Sie in allen Lebensbereichen von Nutzen sein kann.

Eine Anmerkung für unsere zahlreichen Leser auf der Südhalbkugel: Sämtliche Regeln zu den Mond- und Naturrhythmen besitzen dort dieselbe Gültigkeit – von Südamerika über Südafrika bis Australien und Neuseeland. Kleinere Ausnahmen beziehen sich in erster Linie auf die Tatsache, dass die Jahreszeiten bei Ihnen umgekehrt verlaufen. Unser Winter ist Ihr Sommer, und wenn bei Ihnen in gemäßigten Breiten die Blätter fallen, wehen bei uns Frühlingslüfte. Dieser Unterschied ist vor allem in Gartenbau, Land- und Forstwirtschaft von Bedeutung, etwa beim Zeitpunkt des Holzschlagens. Es sollte ja vorwiegend während der Zeit der Saftruhe erfolgen – in gemäßigten oder kalten Regionen also meist in der Winterzeit zwischen 21. Juni und 6. Juli und in tropischen Regionen in der Zeit der größten Hitze und Trockenheit. Mit ein wenig Experimentieren lassen sich alle Richtlinien mühelos auf die Südhalbkugel mit ihrer umgekehrten Reihenfolge der Jahreszeiten übertragen.

Die für Sie vielleicht relevanteste Abweichung jedoch ist die *äußere Form* des abnehmenden und zunehmenden Mondes am Himmel. Auf der Nordhalbkugel nimmt der Mond von rechts nach links zu, auf der Südhalbkugel von links nach rechts. Weil wohl 90 Prozent aller Leser dieses Buches auf der Nordhalbkugel leben, haben wir im Buch und in unseren Kalendern die Symbole für ab- und zunehmenden Mond so gestaltet, wie er in der nördlichen Hemisphäre am Himmel zu beobachten ist – genau umgekehrt wie bei Ihnen. Machen Sie es sich einfach: Wenn die Rede vom »abnehmenden« Mond ist, dann ist die Zeit zwischen Vollmond und Neumond gemeint – gleichgültig, in welcher Gestalt er sich am Himmel präsentiert oder im Kalender eingezeichnet ist. Wenn wir vom »zunehmenden« Mond sprechen, dann geht es immer um die Zeit zwischen Neumond und Vollmond – gleichgültig, in welcher Form er sich am Himmel oder im Kalender zeigt.

Letztlich kommt es auf Ihren gesunden Menschenverstand an: Nehmen Sie die Informationen in unseren Büchern in erster Linie als Anregung für die Reise ins Reich der Natur- und Mondrhythmen. Machen Sie dort Ihre eigenen Erfahrungen, experimentieren Sie, probieren Sie. Welchen Unterschied die »verdrehten« Jahreszeiten auf der Südhalbkugel ausmachen, werden Sie dann schon bald selbst entdecken.

Die Kräfte der Mondrhythmen sind seit Jahrtausenden ein bewährtes Mittel, das heute wieder all denen zur Verfügung steht, die es annehmen wollen. Zahllose Menschen in zahlreichen Berufsgruppen nutzten noch bis vor kurzem das Wissen als unentbehrliches Element ihrer Arbeit – von den Heilkundigen über die Landwirte, Tischler und Architekten bis zu den Waldbauern. Heute erinnern sich viele Menschen wieder dieses unschätzbar wertvollen Erbes unserer Vorfahren – auch wenn mancher Wissenschaftler noch Probleme hat zu akzeptieren, dass auch ohne seinen Segen etwas so schlicht, einfach und erfolgreich funktioniert.

Die Wissenschaft löst die selbst geschaffenen komplizierten Probleme lieber mit komplizierten und teuren Methoden, statt zurückzugreifen auf das, was sich schon immer vor aller Augen sichtbar als einfache Lösung anbietet.

Ein einfacher Mensch, der sich von solcher Wissenschaft nicht beeindrucken oder einschüchtern lässt und friedlich seiner Wege geht, wird als »primitiv« bezeichnet. Sie und wir, wir wissen, wer hier der wahre »Primitive« ist, der das Leben erst noch kennenlernen muss ...

2. Die Geschichte von den drei Tagen

Wir essen uns krank, wir pflegen unsere Haut zu Tode. Die Statistiken der häufigsten Todesursachen – Herzkrankheiten, Krebs usw. – erzählen nicht die Wahrheit, weil sie nur an Symptomen orientiert sind. Wir sterben nicht an einer Vielzahl von statistischen Ursachen. Wir sterben entweder weil alles, was lebt, auch sterben muss. Das ist glücklicherweise immer noch eine der häufigsten Todesursachen. Oder aber wir sterben an einer Schwächung unserer Lebenskraft, wodurch auch immer – Mangel an Liebe und Lebenswillen, an Unfällen, an toten Nahrungsmitteln, an den allgegenwärtigen chemischen Zusätzen in Nahrungsmitteln und Körperpflegemitteln. Wir nehmen tagtäglich Stoffe auf, über Lunge, Haut und Magen, die unser Körper nicht kennt und nicht verarbeiten und verdauen kann.

Die Nahrungsmittelhersteller und ihre Zulieferer, die Intensiv-Landwirtschaft und Viehzucht und die Kosmetika-Großindustrie – weltweit produzieren diese Industrien Waren, die fast jeder Lebenskraft beraubt sind. Industrie und Handel beschäftigen ein Heer von Wissenschaftlern und rennen den Universitäten die Bude ein, auf der Suche nach immer neuen, immer billigeren Konservierungsmethoden und Zusatz- und Geschmacksstoffen. Heute gibt es über 20 000 *zugelassene* künstlich-chemische Stoffe, die Lebensmittel haltbar, schön und wohlschmeckend machen sollen, darunter Vanillin und Erdbeeraroma, beides aus *Sägespänen* hergestellt.

Wir essen uns krank, daran kann kein Zweifel bestehen. Mit sehr wenigen Ausnahmen sind alle Zivilisationskrankheiten auf die Art und Weise der Nahrungsaufnahme und auf die heute üblichen Ernährungsgewohnheiten zurückzuführen – angefangen vom leblosen Weizen im Frühstück über fitgespritztes Fleisch bis zu Salaten, an denen noch das Pestizid klebt. (Wussten Sie, dass der »Weichmacher« in manchen Süßigkeiten derselbe ist wie in Autolack?)

Unsere »normalen« Nahrungsmittel und Ernährungsgewohnheiten, unsere »normalen« Körperpflegemittel – all das vergiftet uns schleichend und langsam, führt zu Stoffwechselstörungen, schwächt unsere Seele, bis Krankheiten und chronische Mangelzustände leichtes Spiel bekommen. Die in der Regel folgende Symptombekämpfung durch die Schulmedizin – Cholesterinsenker Abführmittel usw. – führt dazu dass Haut und innere Organe einschlafen und ihre natürlichen Funktionen immer mehr einschränken.

Ganzheitlich und in Naturkreisläufen denkende Heilpraktiker könnten in dieser Situation helfen, aber sie werden in vielen Ländern unterdrückt oder bekämpft, die Giftmischer dagegen begünstigt – auch politisch.

Zum Doktor marschieren nützt in diesem Fall also nichts. Man wird an unserer Normalnahrung *langsam* krank, man kann nur langsam heilen.

Das ist der Stand der Dinge, und zu beschönigen gibt es da nichts. Wie aber konnte es dazu kommen, dass wir nicht mehr Tomaten, sondern rot gefärbte, nach nichts schmeckende, vergiftete Wasserknödel auf den Tisch bekommen? Dass manche Weinbauern zu den stärksten Grundwasservergiftern zählen? Dass chemische Aromastoffe in fast allen Fertig-Nahrungsmitteln die Tatsache verschleiern helfen, dass das Grundprodukt ohne Geschmacksstoffe nach dem schmecken würde, was es für den Körper an Wert besitzt – nämlich nach nichts?

Zerstören, damit nicht zerstört wird

Erzählen wir zu Beginn die *Geschichte von den drei Tagen*: Während einiger Tage im Monat üben Mondphase und Mondstand im Tierkreis einen Einfluss aus, der zu diesem Zeitpunkt geerntete oder verarbeitete Feldfrüchte, Lebensmittel, Kosmetika, Naturheilmittel usw. schneller verderben lässt als an allen anderen Tagen, besonders aber an zwei bis drei genau bestimmten Tagen.* Früher achtete man genau auf diese Zeit und ging ihr aus dem Weg. Es wurde einfach gar nichts produziert oder nur für den sofortigen Verbrauch bestimmt.

Aus vielen Gründen ging das Wissen um diese besonderen Einflüsse verloren, und die Produzenten sahen sich mit den Ergebnissen konfrontiert, ohne zu begreifen, warum ein Teil ihrer Waren schneller verdarb als der große Rest.

* Unsere Bücher *Aus eigener Kraft* (Goldmann Verlag) und *Vom richtigen Zeitpunkt* (Irisiana Verlag) enthalten alle Mondregeln zu diesem Thema.

61

Wie haben nun die Hersteller verderblicher Waren – von Marmelade über Kräutercreme und unnötige Sonnenschutzmittel bis zu eingelegtem Paprika – auf diese Geschehnisse reagiert?

Genau!

Sie erhöhten den Anteil von Konservierungsmitteln in ihren Produkten – so lange, bis sie durch Prüfung und Beobachtung herausfanden, dass nunmehr die Haltbarkeit *insgesamt* akzeptabel war und vor allem ein rentables Wirtschaften sicherte.

Und so funktioniert die Sache am konkreten Beispiel:

Ein Großbäcker stellt fest, dass ein kleiner Prozentsatz seiner in Plastik verpackten Toastbrotscheiben schon nach viel kürzerer Zeit verschimmelt als der überwiegende Teil seiner Produktion. In weiser Voraussicht, aus Gier, aus Angst vor den Teilhabern, auf Anraten seines Beraters aus der chemischen Zulieferindustrie, auf Druck seiner Bank, aus welchen Gründen auch immer: Der Bäcker erhöht daraufhin den Anteil der Konservierungsstoffe im Toastteig in der Grundrezeptur der gesamten Produktion.

Und damit auch die Häufigkeit von chronischen Krankheiten und Allergien im Durchschnitt seiner Kundschaft. Allerdings langsam und schleichend, so dass später niemand diesen Anstieg auf die Erhöhung des Anteils der Haltbarmacher im Toast des Bäckers zurückführen kann.

Dieses Beispiel lässt sich auf fast jede Berufsgruppe übertragen: Bauern mischen Gifte in den Ackerboden, der uns am Leben erhält, und somit in die Pflanzen, die aus ihm gedeihen – nur weil einige Tage im Monat ein Einfluss herrscht, der Saat und Ernte stärker gefährdet als alle anderen Tage.

Kosmetikhersteller mischen Gifte in das, was unseren Körper frisch und fit, ansehnlich und wohlriechend halten soll, nur weil zwei bis drei Tage im Monat ein Einfluss herrscht, der die Pflegemittel schneller verderben lässt.

Babykosthersteller mischen Konservierungsmittel in das, was unsere Kleinsten »groß und stark« werden lassen soll, nur weil einige Tage im Monat ein Einfluss herrscht, der die Nahrung schneller verderben lässt. Vertrauen Sie der Aufschrift »biologisch« nicht einfach blind, die Sie auf Babykost-Gläschen finden. Das bedeutet oftmals nur, dass *nicht kennzeichnungspflichtige* Konservierungsmittel drinstecken. Und von denen gibt es eine ganze Menge, viele davon langfristig nicht weniger gefährlich als die *kennzeichnungspflichtigen*. Stillen Sie Ihr Kind, und lassen Sie es ganz normal bei Ihnen am Tisch mitessen, wenn sich die ersten Zähnchen zeigen. Ganz einfach Ihr Essen ein wenig auf das Kind einstellen, vorher pürieren. Und genau beobachten, was es mag und was nicht.

Bauholz- und Möbelhersteller verwandeln Holz mit Schutzanstrichen und Imprägnierungsmitteln in giftigen, ausgasenden Sondermüll, nur weil ihnen jene Zeitpunkte im Jahr unbekannt sind, an denen frisch geschlagenes Holz dieser Mittel nicht bedarf und ohne jeden Schutz Jahrhunderte überdauern würde – wie man in jedem Museumsdorf nachprüfen kann.

Lebensmittel und auch Holz werden sogar radioaktiv bestrahlt, um sie haltbarer zu machen. Schon längst steht fest, dass das absolut sinnlos ist, die Nahrungsmittel aber schädlich verändert. Wissen Sie, wer auf die Idee der Lebensmittelbestrahlung gekommen ist? Die Atomindustrie. Sie hatte nämlich nach kostensparenden Wegen gesucht, Atommüll zu entsorgen. Noch heute werden weltweit immer neue kleine Atomfabriken gebaut, kaum bemerkt von der Öffentlichkeit, ausgestattet mit Atommüll, um Lebensmittel in Atommüll zu verwandeln.

Kräuterverarbeiter, Medikamentenhersteller, Lebensmittelfabrikanten, Baufirmen – überall werden Millionen Tonnen Chemiegifte ausgestreut und eingearbeitet, nur um dem negativen Einfluss von wenigen schlechten Tagen im Monat zu begegnen. Man nennt das auch »mit Kanonen auf Spatzen schießen« oder die »Rundschlag-Methode«. Wer könnte ein Interesse an diesem Wahnsinn haben? Wer könnte sich wünschen, dass das Wissen um die Wirkung der Mondrhythmen weiterhin nicht angewendet wird?

Wir sind uns absolut sicher: Neunzig Prozent *aller* chemischen Schutz- und Konservierungsstoffe werden überflüssig, wenn sich die Hersteller von Lebensmitteln und Kosmetika nach dem richtigen Zeitpunkt richten würden. An den wenigen Tagen im Monat, die ihre Produkte schneller verderben lassen, müssten sie nur die Produktion entweder einstellen oder die Produkte dieser Zeit für den »sofortigen Verbrauch bestimmt« kennzeichnen und vermarkten.

Welch ein Segen, jene besonderen Tage im Monat kennenzulernen und durch ihre Kenntnis den richtigen Weg beschreiten zu können! Die Zukunft wird uns auf diesen Weg zwingen. Sie können ihn jetzt schon beschreiten – freiwillig und fröhlich pfeifend. Die Lösung für dieses weltweite Problem ist nämlich denkbar einfach:

Sie müssen nur Ihre Kaufentscheidungen – die zweitstärkste Macht der Welt – ab heute auf der Basis Ihrer Einsicht in die Zusammenhänge treffen.

Lassen Sie sich ab jetzt nicht mehr irremachen vom kindischen Zuckerbrot-und-Peitsche-Geplapper der Werbeabteilungen: »Mit dieser süßen Schnitte ist der Erfolg Ihres Kindes in der Schule garantiert« – und Müll dieser Art. Manchmal haben wir das Gefühl, der erfolglose, aber spektakuläre Kampf gegen harte Drogen soll nur ablenken von anderen, teilweise viel schädlicheren Drogen: weißer Zucker, Weißmehl aus poliertem Getreide, Alkohol usw. Diese Drogen haben uns so erfolgreich in Abhängigkeit gestürzt, dass wir erst dann merken, wie süchtig wir sind, wenn wir sie entzogen bekommen. Oder uns freiwillig entscheiden, eine Entziehungskur zu machen.

Wir wollen unsere Butter frisch und unverfälscht. Dass sie länger als zehn Tage haltbar ist, erwarten Sie doch nicht, oder? Warum lassen wir uns dann kommentarlos gefallen, dass die meisten Hautcremes jahrelang haltbar sind, um den Preis der Haltbarmacher und langfristigen Schädigung? Oder dass Getreide, während es in Silos geblasen wird, mit Pflanzengiften besprüht wird, die wir dann essen? Oder dass die Tiere, die uns Fleisch liefern, so unsagbar unwürdig und brutal behandelt und vergiftet werden?

Brauchen wir Rasiercreme und Tagescreme jahrelang haltbar? Müssen wir Lebensmittel für Monate im Voraus einkaufen? Nein, der gesund denkende und im besten Sinne egoistische Mensch nicht. Wer sich selbst liebt, schädigt sich nicht. Vielleicht manchmal aus Gedankenlosigkeit, aber nie absichtlich.

Wir möchten Ihnen an dieser Stelle ins Bewusstsein rufen und dort verankern: Haltbarmacher *töten* jedes Lebensmittel, jedes Körperpflegemittel. Wer sich *ausschließlich* mit solchen »Sterbensmitteln« versorgt – vom Fertigbrühwürfel über Fertiggerichte und gewachste Äpfel bis zum Fast-Food-Burger –, sollte Sorge tragen, dass er mit sehr viel Liebe kocht, um auszugleichen, was er an schlechten Kräften seinem Körper zumutet.

Die Umwandlungsvorgänge in Lebens- und Körperpflegemitteln zu unterdrücken erfordert die Anwendung von *Zellgiften*. Mit anderen Worten: von *Chemotherapie*. Haltbarmacher sind nichts anderes als eine Form der Chemotherapie, die sich aber dann in unserem Körper fortsetzt. Was das Lebensmittel lebendig macht, soll getötet werden, damit es haltbar bleibt. Das Lebensmittel soll schön bleiben, um den Preis unserer Schönheit. Das Lebensmittel wird kaputtgemacht, damit es nicht kaputtgeht.

Natürlich haben Wissenschaft und Industrie festgestellt, dass die Vergiftung von Tieren und Pflanzen, von Erde und Grundwasser nicht der Weisheit letzter Schluss ist. Statt sich auf jahrtausendelang funktionierende, naturgemäße Methoden zu besinnen, versuchen sie, die selbst geschaffenen Probleme mit genau jenen Methoden zu beseitigen, die zu den Problemen geführt haben. Und berufen sich auf genau jene »wissenschaftliche Einstellung« zur Natur und zum Leben, die zur Missachtung und Schädigung von Natur und Leben geführt hat.

Beispiel ist die Hartnäckigkeit, mit der die Forschung an Tierversuchen festhält, obwohl zahllose Menschen Opfer der Sinnlosigkeit solcher Versuche sind.

Beispiel ist die Gentechnik. Gentechnik, Genmanipulation ist eines der größten Verbrechen an der Menschheit. Sie dient ausschließlich der Geldvermehrung und dem Sammeln von Orden und Ehrenzeichen. Auf dem Gebiet der Nahrungsmitteltechnologie ist sie nichts weiter als der Versuch, wertlose, krankmachende Nahrungs- und »Genuss«-Mittel noch schneller unter eine gedankenlose, abhängige Menschheit zu bringen.

Dabei bedienen sich die Wissenschaftler einer Sprache, die kein Normalsterblicher und auch kein Politiker versteht. Und schon ist wieder ein großer Teil der möglichen Gegner ausgeschaltet. Denn wer stellt sich hin und spricht es aus: »Was ist Gentechnologie wirklich, und wem nützt sie?« Bevor man sich blamiert, ist man lieber still.

Stellen Sie sich diesen Wahnsinn vor: Noch ist kaum eine gentechnisch veränderte Pflanze im Freien ausgepflanzt, noch existieren nicht einmal kurzfristige Beobachtungen über mögliche schädliche Auswirkungen in der Natur und im menschlichen Organismus – da behaupten fast alle beteiligten Wissenschaftler, dass keine Gefahr besteht. Die Situation ist um keinen Deut anders als zu Anfang der fünfziger Jahre, als man »freiwillige« Soldaten der Strahlung von Atomtests aussetzte, um die Wirkung zu prüfen.

Nur dass wir jetzt die »Freiwilligen« sind.

Vergessen Sie nicht: Wer nicht dagegen ist, ist dafür. Eine neutrale Position gibt es hier nicht. Ebenso wenig wie in jedem anderen Lebensbereich.

Fragen Sie immer nach, und geben Sie nicht auf, bis Sie zufrieden sind. Schnell werden Sie feststellen, dass alle Beteiligten nur nachplappern und nicht wirklich Bescheid wissen. Schon gar nicht über die Folgen. Gentechnologie ist ein einziges Experiment, und wir sind die Versuchskaninchen. Vom ersten Augenblick an.

Vom ersten bis zum letzten Tag formen uns Kräfte, für die weder die genetische Information in unseren Zellen noch die Summe der chemischen Veränderungen in den sich entwickelnden Geweben verantwortlich sind. Das Leben jedes Menschen ist ein langer und pausenlos aktiver Prozess. Die genetische Information ist nur ein Startpunkt. Aus ihr können sich Zehntausende von Möglichkeiten ergeben. Größe, Gewicht, Profil, Hautstruktur, Fettspeicher, Muskelmasse, Tonus, Kraft und Ausdauer, Gesichtsausdruck, Sehschärfe, Funktionsfähigkeit innerer Organe, Reaktionsfähigkeit, Intellekt und Intelligenz, Selbstbewusstsein und Menschenliebe – all das kann von Person zu Person schwanken, unabhängig von einer gleichartigen genetischen Information. Und es kann zu verschiedenen Zeiten in derselben Person stark schwanken. Diese Elemente sind für die äußere Erscheinung, die Einstellungen und das Verhalten des Individuums von zentraler Bedeutung. Sie sind das Ergebnis der Gesamtheit der formgebenden Lebensprozesse und des freien Willens und spielen eine ebenso große Rolle im Leben wie jede in den Genen aufgerollte Möglichkeit.

Es kommt hinzu, dass *allein* Gedanke, Gebet, Meditation, Willenskraft und Wunsch so viel im Leben eines Menschen verändern können, dass die formende Kraft von Genen weit dahinter zurückbleibt.

Gene zu manipulieren, ob an Mensch, Tier oder Pflanze, bedeutet letztlich, jegliches Vertrauen in eine höhere Weisheit der Natur und Gottes verloren zu haben.

Dieselbe Wissenschaft, die uns Genmanipulation als »Zukunftshoffnung« eintrichtern will, hat uns auch vieles über Ernährung eingetrichtert. Obwohl Allergien und Neurodermitis »Neuerscheinungen« der letzten Jahrzehnte sind, also eine direkte Folge der Haltbarmacher und der »modernen« wissenschaftlichen Ernährungsweise, machen wir nicht Schluss mit dem Schwachsinn, sondern verstricken uns noch tiefer in krank machende Methoden.

Aber das Schönste ist: *Sie müssen es nicht zulassen!* Sie müssen nicht resigniert daneben stehen und zuschauen. Entscheiden Sie sich, diesem Wahnsinn zu entgehen, und kaufen Sie nur echte Lebensmittel und natürliche Kosmetika.

Vergessen Sie nicht: Was wäre, wenn Krieg ist, und keiner geht hin? Ein solches Sprichwort lebendig werden zu lassen ist nicht so einfach, denn unsere Kriege geschehen nicht wie früher auf dem Schlachtfeld, sondern in nächster Nähe. Wir führen sie zu Hause, mit unserer Einstellung, mit unserem Verhalten, mit unseren Gedanken und mit unserer Entscheidungskraft. Jeder von uns – ohne eine einzige Ausnahme – kann sein Leben selbst in die Hand nehmen. Was wäre, wenn Wissenschaft und Industrie Gen-Mais, gentechnisch hergestellte Emulgatoren und Fast Food preisen über alle Maßen – und keiner kauft's?

Warum betreiben wir nicht Pflanzenschutz und Pflanzenzucht wie früher: Ein Feld Kartoffeln wird von einem Schädling kahl gefressen – mit Ausnahme weniger Pflanzen, die verschont bleiben. Diese Pflanzen sollte man sich genauer anschauen.

Ein später Frost fällt ein und lässt viele Pflänzchen erfrieren. Mit wenigen Ausnahmen. Warum untersuchen wir nicht diese widerstandsfähigen Pflänzchen? Sie bergen ein wertvolles Geheimnis.

Alljährlich wachsen einige Dinkelhalme in einem biologisch gedüngten Feld größer und kräftiger als alle anderen. Warum nicht diese Pflanzen nächstes Jahr als Saatgut verwenden?

Statt leblose Hybriden zu züchten, die nicht keimfähiges Getreide abgeben, sollten wir zurückkehren zu wirklich lebendigem Getreide, das die Kraft zur Fortpflanzung in sich trägt. Und uns dann erinnern an die alte Weisheit in der Natur: *Wer Schönes bekommen will, muss Schönes opfern.* Machen Sie es wie die naturverbundenen Gärtner: Sie lassen die kräftigsten, schönsten Radieschen stehen, statt gerade sie zu ernten, und warten dann, bis die Samen reif sind.

Das ist echte Entwicklung.

Sie glauben, wir könnten mit den althergebrachten Methoden die wachsende Erdbevölkerung nicht ernähren? Beobachten Sie genau, wer solche Lügen in die Welt setzt und welches Interesse dahintersteckt. 1940 verwendete die Landwirtschaft generell nur geringe Mengen Insektenvertilgungsmittel. Schädlinge zerstörten damals durchschnittlich etwa vier Prozent der Ernte. Heute wird die *tausendfache* Menge Insektenvertilgungsmittel versprüht. Hat's genützt? Ja – den Umsätzen der Chemie. Uns allen aber kaum: Die Ernteverluste stiegen seither auf heute zwölf Prozent.

Dass Garten- und Landbau ohne Verwendung von Giften und ohne den Unsinn gentechnischer Manipulationen möglich sind bei höheren, gleichen oder nur wenig geringeren Erträgen, dafür aber *viel höherer Qualität der Erntefrüchte*, das wissen heute viele Menschen – auch die, die es angeht.

Wenn keine Nachfrage besteht nach gentechnisch veränderten Lebensmitteln, nach verstrahlten, gespritzten, geimpften Produkten, werden alle Industrien der Welt keine Macht haben. Denn sie bleiben darauf sitzen. Was glauben Sie, warum sogar »Politiker« die Kennzeichnungspflicht von Nahrungsmitteln und Kosmetika so sehr bekämpfen?

Kein Volksbegehren der Welt, keine demokratische Wahl kann so viel Gutes ausrichten wie Ihre persönliche Kaufentscheidung. Wenn Supermärkte mit ihrem wertlosen Angebot nicht angenommen werden, dann wird im Laufe der Zeit gesundes, wertvolles Gemüse in den Regalen liegen. Warum, glauben Sie, gibt es heute auch schon in Supermärkten Bio-Lebensmittel? Einzig den Kunden ist das zu verdanken. Nicht der Menschenfreundlichkeit ihrer Besitzer.

Sollten Sie jemals in der Öffentlichkeit folgenden Satz hören: »Die lange Haltbarkeit meines Produkts entspricht der Sorge um das Wohl des Kunden. Er verlangt Qualität, und die möchten wir garantieren können« – dann wissen Sie, dass Sie eine Lüge gehört haben. Je länger die Haltbarkeit, desto weniger Reklamationen und Haftungsfälle beim Produzenten. Produzenten konservieren in erster Linie, damit ihrer Kasse klingelt.

Es gibt keine Tomatenallergie, keine Erdbeerallergie, keine Pollenallergie, keine Wollallergie, keine Kosmetikaallergie. Es gibt nur Allergien und Schwächungen durch die Art und Weise, wie Tomaten und Erdbeeren, Wolle und Kosmetika behandelt werden, durch die Inhaltsstoffe von Kosmetika, die der Haut die Arbeit abnehmen, statt sie zu kräftigen. Aber wir können etwas tun. Wir können uns genau *informieren* über die Dinge, die wir verwenden.

Haben Sie immer die guten Wege vor Augen, und unterstützen Sie mit Ihrer Liebe zum Guten diese Richtung. Irgendwann umgeben Sie sich nur mehr mit guter Energie. Sie bringt einen guten Einfluss auf die Menschheit über Tausende von Kilometern. Verlaufen Sie sich dabei nicht, und lassen Sie sich nicht in eine fanatische Richtung verführen, sonst sind Sie nicht besser als jene, die versprechen, uns unsterblich machen zu können.

Leben Sie Ihr Leben lebenswert. Nicht unsterblich um jeden Preis. Es funktioniert sowieso nicht – Gott sei Dank.

So hat's also angefangen. Aber es gibt noch andere Gründe, warum der Stand der Dinge auf dem Gebiet der Nahrungs- und Körperpflegemittelproduktion nicht gerade appetitlich und gesund ist.

Hygienisch und sauber – aber um jeden Preis?

Neben dem reinen Nutzen großer Haltbarkeit im Sinne einer möglichst langen Verfüg- und Verwendbarkeit bringen Industrie und Wissenschaft als Rechtfertigung für das Übermaß an Konservierungsstoffen in Nahrungsmitteln und Kosmetika ein weiteres wichtiges Argument vor: die Sorge um die *Hygiene* – um den Schutz der Konsumenten vor Bakterien, Pilzen und Schimmel im Sinne einer *Gesundheitsvorsorge*.

Dass das eine sinnvolle Sache ist, eine berechtigte Sorge, daran kann kein Zweifel bestehen. Nicht umsonst gibt es zahllose gesetzliche Reinhaltungsvorschriften, nicht umsonst ist ein Heer von Medizinern und Fleischbeschauern pausenlos unterwegs, um für Frische, Parasiten- und Keimfreiheit zu garantieren. Und wie sinnvoll dieser Aufwand ist, davon zeugt eine lange Kette von Skandalen, was die grundlegende Sauberkeit und Hygiene im Bereich der Nahrungsmittelproduktion und Nutztierhaltung betrifft.

Aber im Bestreben um Sauberkeit und Hygiene wird allzu oft das Kind mit dem Bade ausgeschüttet. Nehmen wir die Situation in unseren modernen Krankenhäusern. Krankenhäuser beherbergen in ihren sterilen Hallen einige der aggressivsten Krankheitserreger und Pilze. Manche der schwersten, kaum heilbaren Krankheiten holt man sich heute schon in Krankenhäusern. Durch jahrzehntelanges Denken in Richtung »Ausrotten und Bekämpfen« haben sich gerade in Krankenhäusern Keime und Pilze entwickelt, die bisher allen Ausrottungsversuchen widerstanden haben.

Warum? Weil die Wissenschaft Opfer ihrer eigenen Denkweise geworden ist. »Ein Bakterium ist verantwortlich für diese Krankheit? Also müssen wir es ausrotten. Dann kommt die Krankheit nicht wieder.« Diese Denkweise hat dazu geführt,

- dass Mütter lange Zeit ihre Neugeborenen nur mit sterilisierten Händen anfassen durften; am liebsten hätten die Ärzte auch noch die Brustwarzen sterilisieren lassen vor dem Stillen;

- dass Kinder und Verwandte und liebevolle Menschen oftmals Kranke nicht besuchen dürfen, auch heute noch (dabei sind Liebe, Gebet und die Hand eines Kranken halten oftmals die einzigen noch wirksamen Heilmittel!);

- dass (stellen Sie sich das einmal vor!) Wissenschaftler empfohlen haben, das Küssen einzustellen, weil der menschliche Speichel so ziemlich jede nur denkbare Form von Keimen enthalte. Gott sei Dank haben wiederum Wissenschaftler mit menschlichen Zügen kürzlich nachgewiesen, dass Menschen, die viel küssen, durchschnittlich fünf Jahre länger leben als Menschen, die eine Abneigung dagegen haben ...

Die Wissenschaft hat nichts gelernt aus der Tatsache, dass Ärzte in Seuchengebieten so gut wie nie an der Seuche erkranken, die sie tagtäglich behandeln. Oder aus der Tatsache, dass richtige Straßenkinder viel seltener ernsthaft krank werden als beschützte Kinder, die nur selten rauskommen.

Was ist Penicillin – eine der segensreichsten Entdeckungen unserer Zeit? Penicillin ist ein Zellgift, das von bestimmten *Schimmel*pilzen erzeugt wird. Das heißt nicht, dass Sie jetzt mit der Bekämpfung von Schimmel aufhören sollen, wo auch immer er sich zeigt, sondern es soll nur als Beispiel dafür dienen, dass übertriebene Hygiene ins Gegenteil umschlagen kann. Viel sinnvoller ist es, statt direkt zu bekämpfen, Abwehrkräfte zu stärken.

Es ist wie bei der Ernährungswissenschaft der Jahrhundertwende. Man hatte beobachtet, dass bestimmte Stoffe in der Nahrung den Körper betreten und unverändert wieder ausgeschieden werden. Also sind die Ballaststoffe überflüssig, lautete das Urteil, und man begann, Lebensmittel von ihnen zu befreien und Fertignahrung herzustellen. Die Folgen sind bekannt.

Ein Übermaß an Angst vor Bakterien sorgt für das Übermaß an Desinfektion und Haltbarmachern. Schädliches entsteht aber oftmals erst durch die Angst vor Schmutz. Wir sollten diesen Reinlichkeitswahn mit chemischen Stoffen nicht mitmachen und eine gesunde Mitte finden zwischen den Extremen. Sauberkeit ist überall notwendig, nicht aber lebensfeindliche Sterilität.

Wenn der Körper den Umgang mit »feindlichen« Bakterien, Keimen, Viren und Pilzen nicht lernen darf, dann ist er jedem größeren Angriff später schutzlos ausgeliefert. Wie man weiß, beherbergt der Körper zu jedem Zeitpunkt ohnehin fast jede Form von Krankheitserregern in sich, meist jedoch ohne krank zu werden. Erst wenn die natürliche Verteidigungslinie gegen die »unfreundlichen« Gäste – das Immunsystem – geschwächt ist oder sogar zusammenbricht, haben ihre Vermehrung und die Krankheit eine Chance. Wie immer ist es besser, die Betonung auf die Kräftigung des Körpers zu legen statt auf die Schwächung des »Gegners«. Und das geschieht am sinnvollsten mit dem Achten auf gesunde Ernährung und weise Körperpflege.

Der Kunde ist der Herrscher

Mit Recht könnten Industrie und Wissenschaft nun den Vorwurf von sich weisen, sie wären allein schuld daran, dass entwertete Nahrungsmittel und Kosmetika den Markt beherrschen, dass sich künstliche Aroma-, Farb- und Veredelungsstoffe in unserem Körper tummeln. Die Konsumenten wollen es so! Und leider haben sie damit keineswegs Unrecht.

Denn niemand sollte sich über den beschriebenen Stand der Dinge beklagen. Er ist direkter Ausdruck der Wünsche und Entscheidungen vieler Menschen. Auch wir beklagen uns nicht, und wir klagen nicht an. Das verbietet uns die Achtung vor dem freien Willen. In seiner Ausübung liegt die Lösung der Probleme, mit denen die Welt konfrontiert ist.

Es waren Willensentscheidungen, die den jetzigen Stand der Dinge heraufbeschworen haben. Es werden Willensentscheidungen sein, die uns wieder gute Wege beschreiten lassen.

Irgendwann haben wir uns einfach an die lange Haltbarkeit von Produkten gewöhnt, an den Geruch und Geschmack künstlicher Farb- und Aromastoffe, ohne zu ahnen, wie hoch der Preis sein würde. Und haben begonnen, sie zu *fordern*, auch von Produzenten, die zuerst nicht daran dachten, ihre wertvollen Produkte abzuwerten.

Eine immer hektischere und schnelllebigere Zeit forderte die Fertigmischungen und Mikrowellengerichte, die Vereinfachung und Beschleunigung. Den echten Kakao anzurühren dauert zwei Minuten länger als den braunen, zu 85 Prozent aus weißem Zucker bestehenden Fertigmix, der süchtig macht. Die liebevoll angerührte, selbst gemachte Béchamelsoße dauert länger als das »nicht klumpende« Pulver aus Zutaten, die der Metzger am Ende des Tages vom Fußboden kehrt.

Was wir essen, was wir uns auf die Haut schmieren: alles haltbar, alles eingeschweißt, alles eingefroren, nichts mehr naturbelassen frisch. Auf eigenen Wunsch.

Wir fordern *Zeitersparnis* – und müssen die ersparte Zeit später doppelt ausgeben, für die Wiederherstellung unserer Gesundheit oder der unserer Kinder. Statt die Wirtschaft anzukurbeln, indem wir sie anregen, anstelle konservierter Genussmittel wieder Frischwaren zu erzeugen.

Wir fordern die *Gleichartigkeit* – viele Konsumenten sind glücklich, wenn alle Nahrungsmittel immer gleich schmecken, alle Kosmetika immer gleich riechen. Wer die Natur kennt, weiß, dass keine zwei Erdbeerernten gleich schmecken. Jedes Jahr ist anders, jeder Boden ist anders, jeder Bauer pflegt seine Pflanzen und Tiere anders, nur ein, zwei Tage später ist alles anders. Die Natur ist ein einziger wunderbarer, großartiger Tanz, der niemals einen Moment einem anderen *gleich* sein lässt – für den, dessen Sinne offen sind dafür.

Der Wunsch, alles möge immer gleich bleiben, tötet alles Leben. Leben wir nicht schon langweilig genug?

Selbstverständlich besteht in manchen Lebensbereichen zu Recht der Wunsch nach Verlässlichkeit, Berechenbarkeit und Wiederholung des Gewohnten. Aber das ständig sich Wiederholende darf nicht zur Droge, zum Schlafmittel werden. Dass ein bestimmtes Gericht im Lieblingsrestaurant immer gleich gut schmeckt, ist verständlich. Aber zwischen »immer gleich gut« und »immer gleich« besteht ein Unterschied. Wandlung ist nicht das Gegenteil von Verlässlichkeit.

Würde den Kunden bewusst, mit wie viel Chemie in Nahrungsmitteln und Kosmetika gleichartiger Geruch, Geschmack und Beschaffenheit erkauft ist, dann würden sie mit Freuden darauf verzichten. Aber die Kunden werden nicht aufgeklärt, damit die Gifte weiter verkauft werden können. Es finden sich sogar »Experten« und Journalisten, die bei diesen Kundenwünschen mitmanipulieren.

Wir haben kürzlich einen Artikel gelesen, in dem die Farbe von Fleisch beim Metzger als »gesundes Rosarot« beschrieben worden ist. Unbehandeltes und gut abgehangenes Fleisch ist schon wenige Minuten nach dem Anschneiden nicht mehr rosa, sondern eher grau.

Die chemischen Mittel zur Erhaltung der Rosafärbung in Fleisch und Wurst gehören zu den schädlichsten Stoffen in unseren Nahrungsmitteln. Und damit nicht genug, die Liste lässt sich noch lange fortführen:

Damit man Säfte, kosmetische Flüssigkeiten, Haarwasser, Gesichtswasser usw. nicht erst schütteln muss, bevor man sie verwendet, kamen Emulgatoren zum Einsatz, von denen nicht wenige nichts auf unserer Haut zu suchen haben. Der einzige natürliche Emulgator – Sojalezithin – ist auf dem besten Wege, nur noch gentechnisch hergestellt zu werden, weil es »billiger« kommt. Der wahre Preis stellt sich erst viel später heraus.

Viele natürliche Nahrungsmittel und Naturstoffe besitzen einen mehr oder weniger starken Eigengeruch, beispielsweise Wolle. Gute Wolle riecht immer etwas nach Schaf, weil das natürliche Wollfett dranhängt. Statt diese Gerüche als natürliche Eigenschaft zu akzeptieren, werden die Gerüche mit viel Chemie herausgelöst. Die Chemie allerdings bleibt drin.

Zahllose Stoffe werden eingesetzt, um Wolle und Baumwolle »auszurüsten« und besser verarbeiten und färben zu können. Eine Baumwollbluse besteht zu etwa 15 Prozent ihres Gewichtes aus Kunststoffen, von denen ein Teil von der Haut aufgenommen wird und Allergien auslösen kann.

Sie können sich eine Grundregel merken: Alles, was lange Zeit äußerlich schön und scheinbar frisch bleibt, ist in irgendeiner Form chemisch behandelt – von der Tomate über die Tagescreme bis zum Holzgeländer. Das ist nicht in jedem Fall schädlich für uns Menschen, aber in fast jedem.

Es ist unglaublich, wie viele chemische Stoffe wir aufgrund der eigenen Wünsche nach Haltbarkeit und Gleichartigkeit der Produkte in Kauf nehmen und in unseren Körper aufnehmen. Seltsam: Niemals würden wir auf die Idee kommen, unserem Auto schlechten Treibstoff zuzumuten. Aber uns selbst kippen wir nicht den Tiger, sondern den Teufel in den Tank …

Wussten Sie, dass die Allergien der zivilisierten Menschheit viel weiter verbreitet sind als vermutet? Sie äußern sich nämlich nicht nur in einem sichtbaren Hautausschlag, sondern vielfach in Kreuzschmerzen (als Reaktion auf Weizenmehl, bestrahlte Nahrungsmittel, Chemie), Nierenschmerzen, schlagartige Müdigkeit nach dem Essen, Sehschwäche, starken Kopfhautschuppen, rheumatischen Muskelschmerzen. Und damit sind noch nicht alle Symptome erwähnt.

Einige wichtige Zusammenhänge fehlen noch, die mitverantwortlich sind für den gegenwärtigen desolaten Zustand unserer Ernährung und Nahrungsmittel: Die jahrelange Angst einer Eltern- und Großelterngeneration aus den Kriegen dieses Jahrhunderts hat sich ausgebreitet und ist auf die Kinder übertragen worden. Sie steckt uns so in den Knochen, dass wir »auf Vorrat« essen und einkaufen. Dabei haben alle Kriege zusammengenommen nicht so viele Menschenleben gekostet wie das Haltbarmachen der Lebensmittel. Wir verhalten uns heute noch so, als ob wir eine Notsituation zu überbrücken hätten, ohne jedes Vertrauen in die Natur, die uns immer wieder von neuem gibt, was wir brauchen.

Ein Beispiel? Beobachten Sie, was samstags vormittags in der Lebensmittelabteilung geschieht, oder am besten, wenn zwei Feiertage vor einen Sonntag fallen. Werfen Sie einen Blick in die Augen der Menschen und in ihre Einkaufswagen.

Ein weiteres Beispiel ist das Aufessen um jeden Preis, zu Hause oder im Restaurant, weil man ja bezahlt hat. Zusätzlich zum Zahlen isst man sich auch noch eine Krankheit an. Aufessen ist unsinnig, auch deshalb, weil Kinder nicht lernen, kultiviert und überlegt zu essen. Eltern, die jammern, dass Kinder »schlecht essen«, müssten nur einmal einen Tag lang die Kinder in Ruhe lassen.

So viele Übergewichtige der Nachkriegsgeneration verdanken ihre Pfunde dieser närrischen Einstellung. Sie wurden gezwungen, ihr Gefühl und ihr Urvertrauen in die Natur zu ignorieren.

Den Rest geben uns schließlich die Diktate der Ernährungswissenschaft. Heute besteht überall die Freiheit der Wahl: Jeder kann Tischler werden, jeder kann Bildhauer werden, kaum jemand wird zu einer bestimmten Kleiderordnung gezwungen, die Haartracht unterliegt keinen Zwängen mehr, nur bei der »richtigen Ernährung« wird alles über einen Kamm geschoren. Fast als ob die Wissenschaft uns anbellt: »Es wird gegessen, was auf den Tisch kommt!«

Ernährt man alle ursprünglichen Eingeborenenvölker dieser Welt mit dem, was man heute unter »gesunder und ausgewogener, vitamin- und mineralstoffreicher Diät« versteht, bekommen sie Herzkrankheiten, Bluthochdruck, Hautkrankheiten und Karies – Krankheiten, die ihnen zuvor unbekannt waren.

Wer für die Familie kocht und diesen Gesetzen folgen will, gerät unter Stress, weil die Forderung, alle guten Dinge, Vitamine und Mineralstoffe gleichzeitig auf den Tisch zu bringen, oftmals nur mühevoll erfüllbar ist. Es geht ohnehin schon zu viel Angst herum, »alles falsch« zu machen.

Unser Körper kann all die guten Sachen nicht verarbeiten und verdauen, wenn sie auf einmal daherkommen. Wir brauchen nicht nur vollwertige, naturbelassene Kost, wir brauchen auch ein Gefühl für Maß, Mengen und den richtigen Zeitpunkt! Der Körper schwingt im Wellenschlag von Naturrhythmen. An einem Tag braucht er andere Dinge als am nächsten. Und besonders wichtig: Der Körper schwingt im Rhythmus der Jahreszeiten. Der Gleichklang Natur und Körper funktioniert so wunderbar, dass wir fast immer das am meisten brauchen und am besten verwerten können, was in der Natur der unmittelbaren Umgebung gerade reif wird. Doch davon später mehr.

Unter dem Strich

Wohin führt uns der Gleichtakt Werbung, naturferne Agrar-politik, menschenfeindliche Wissenschaft, kostenorientierte Industrieproduktion und falsch informierte Kundenwünsche? Er führt zu einem übermäßigen »Genuss« von künstlichen Haltbarmachern, Aromastoffen, Farbstoffen und anderen Chemikalien, und der wiederum zu *betäubten Sinnesorganen.* Betäubte Sinne brauchen starke Reize, um überhaupt noch Unterschiede im Geschmack wahrnehmen zu können. Das wiederum ist die Chance für die Nahrungsmittelindustrie, die ungestraft mit immer neuen chemischen Stoffen und künst-lichen Geschmacksrichtungen aufwartet. Wir *fühlen* nicht mehr, was da alles drinsteckt. Und natürlich liegt es auf der Hand, dass die Industrie ihre Inhaltsstoffe so weit geprüft hat, dass die Schädigungen und Schwächungen nur schleichend auftreten – ohne die Möglichkeit, die Ursachen genau zurück-zuverfolgen. Ein Teufelskreis ist geschlossen.

Verzweifelt sucht unser Körper in den Stopf- und Suchtmit-teln, die die Industrie ihm gibt, nach den wertvollen Bestand-teilen, die ihn am Leben erhalten. Und schaufelt und schaufelt mühevoll das Überflüssige, Dickmachende in die Speicher und in die Ecken und Winkel und entsorgt das Vergiftende – wie ein alter Goldgräber, der gerade noch so viel Gold findet, dass er sich eine neue Schaufel und ein wenig Brot leisten kann.

Wir haben es mit einer politisch und durch den Kunden sanktionierten Drogenindustrie in Ernährung, Körperpflege und Deko-Kosmetik zu tun. Die Industrie *benutzt* den Kunden mit gespritzten und verstrahlten Tomaten und allergieauslösenden Kosmetika ebenso, wie Ärzte Patienten *benutzen*, die nicht informiert sind. Auch die Forschung ist nicht menschen-, sondern profitorientiert, ob der Profit materiell ist oder ideell in Form von gesellschaftlicher Anerkennung.

Und die Politik mischt kräftig mit. Mit einer unglaublichen Vielzahl überflüssiger Vorschriften und Verordnungen schaffen sich Beamte Beschäftigung und bürden gutwilligen Menschen Lasten auf, die jede gute Absicht im Keim ersticken. Ein Bio-Gemüseladen wird beispielsweise in Österreich genauso behindert wie ein Heilpraktiker, der endlich Ursachen behandeln und nicht Symptome kurieren will.

Die Lehrpläne der Schulen und Universitäten lassen uns nicht mehr erfahren, wie unser Körper wirklich funktioniert, stattdessen pauken wir, aus welchen Einzelteilen er besteht. Wenn wir die Erziehung unserer Kinder nur den Schulen überlassen, dann verschenken wir das Wissen vom Körper an Menschen, die noch weniger davon wissen als ein einfacher Mensch, der nur mit Gefühl und gesundem Menschenverstand handelt.

Was wird sich letztlich durchsetzen – der gute Weg zu echten Lebensmitteln und natürlichen Körperpflegemitteln, oder wird der Stand der Dinge zementiert, weil er für so viele Industrien einträglicher ist? Anfangs haben die Sucht- und Allergie-Fabrikanten und -Profiteure sicherlich die besseren Karten, weil genügend Geld da ist, um breite Kreise weiter in Unwissenheit zu halten und in Sicherheit zu wiegen.

Aber es gibt Wege, den Dingen eine Wendung zu geben. Vor dem Erscheinen unserer Bücher wusste kaum jemand, was wintergeschlagenes Holz ist und welchen Vorteil es hat. Heute kann jeder Tischler, der etwas auf sich hält, wieder dieses Holz erhalten. Und die Zahl der Bio-Bauern hat sich in Österreich verzehnfacht.

Ein wunderbarer erster Schritt aus dem Teufelskreis heraus wäre zu lernen, sich nicht mehr vor Titeln zu verneigen, sondern den Titelträger direkt zu fragen, welchen Sinn seine Arbeit für die Menschheit ergibt. Und so lange zu fragen, bis Sie seine Antwort verstehen. In politischem Nullgeplapper oder wissenschaftlicher Geheimsprache zu antworten ist niemals ein Zeichen von Erhabenheit oder Gelehrtheit, sondern ausnahmslos von menschenverachtender Arroganz (dieselbe schaumschlagende Arroganz übrigens, mit der heutzutage »moderne Kunst« betrieben wird. Sie nicht zu verstehen ist kein Zeichen von mangelndem Durchblick, sondern von gesundem Menschenverstand).

Ein wunderbarer erster Schritt wäre auch, sich selbst mit Aha-Erlebnissen zu verwöhnen. Beantworten wir uns selbst in Ruhe die folgenden Fragen:

Ist uns wirklich bewusst, was wir mit unseren alltäglichen Gewohnheiten zum Stand der Dinge beitragen?

Wie oft sagen wir im Geschäft, was wir wirklich wollen? Sagen wir es dem Verkäufer oder dem Geschäftsführer?

Gehen wir verärgert hinaus, wenn unsere Wünsche nicht erfüllt werden? Gehen wir das nächste Mal aus Bequemlichkeit wieder hin?

Nehmen wir hin, dass alles vergiftet, gespritzt und verstrahlt wird? Was haben wir wirklich schon dagegen unternommen? Die größte Wirkung ginge nicht von einem Gesetz aus, sondern vom Nichtkaufen.

Fragen wir nach der Herkunft der Waren? Fragen wir den Geschäftsführer, warum manche Früchte auch nach drei Wochen noch gleich aussehen? Fragen wir uns, wie viel Chemie eingesetzt werden muss, damit eine Tomate auch nach drei Wochen noch so aussieht wie am ersten Tag?

Was verlangen wir von einem Lebensmittel, wie lange haltbar soll es sein, und um welchen Preis?

Chemie in Lebensmitteln ist immer und allezeit überflüssig. Schädigende Chemie in Körperpflegemitteln ist immer und allezeit überflüssig. Kaufen Sie in Bio-Läden, weil dort mit anderen Methoden gearbeitet wird. Die sind zu teuer? Sie sind nicht zu teuer, sondern die üblichen Produkte sind schäbig-billig. Um welchen Preis sie billig sind, erfahren Sie im nächsten Kapitel.

3. Die Wahrheit im Preis

Im II. und III. Teil dieses Buches werden wir Ihnen empfehlen, sich für einige Zeit ausschließlich biologisch und vollwertig zu ernähren, im Bewusstsein der Tatsache, dass echte Lebensmittel aus dem Naturkostladen immer noch teurer sind als normale Nahrungsmittel und Fertigkost. Ebenso wollen wir Ihnen empfehlen, sich nur noch »teure« Körperpflegemittel aus den Sortimenten der Naturkosmetik beziehungsweise unserer eigenen Kosmetikserie *Vom richtigen Zeitpunkt* anzuschaffen.

Bei vielen Menschen genügt allein schon der Wunsch, gesund und menschenfreundlich zu kochen, zu essen und Körperpflege zu betreiben, um sich für gesunde, biologische Produkte zu entscheiden. Es sind jedoch bei weitem noch nicht genug, um der verbreiteten Achtlosigkeit im Umgang mit den Geschenken der Natur wirksam entgegenarbeiten zu können. Und viele Menschen schwanken, wenn sie jeden Cent zweimal umdrehen und sich zwischen billigen Industrie-Tomaten und etwas teureren Bio-Tomaten entscheiden müssen. Manchmal fällt die Entscheidung zwischen scheinbar billig/leblos und etwas teurer/biologisch trotz aller Einsicht nicht so leicht.

Wählen Sie biologisch gezogene Erntefrüchte und natürliche Produkte, denn es kostet langfristig nur einen Bruchteil dessen, was Sie für normale Kost, Fertiggerichte und Industrie-Kosmetik bezahlen müssen. Lassen Sie uns einige Worte verlieren über einen neuen Begriff, der erst vor wenigen Jahren geprägt worden ist – *Kostenwahrheit*.

Kostenwahrheit ist ein Wort, das noch nicht lange durch die Öffentlichkeit geht und wahrscheinlich noch nicht vielen Menschen geläufig ist. Deshalb hier ein einfaches Beispiel:

Nehmen wir an, Sie möchten ein Kilogramm ganze Weizenkörner kaufen und haben die Wahl zwischen »billigem«, großindustriell erwirtschaftetem Weizen aus Agrarfabriken in Übersee und einem Kilogramm Bio-Getreide vom Bauern aus der Umgebung, das in der Umwelt keinen Schaden anrichtet, weder in Anbau, Pflege, Ernte noch Weiterverarbeitung, und das ein paar Euro mehr kostet.

Und nun nehmen wir den billigen Weizen und begeben uns mit dem Päckchen zu einer ganz besonderen Kasse, die bis heute leider noch nicht eröffnet worden ist und auf die die gesamte Menschheit sehnlichst wartet, ohne es noch zu wissen. An dieser Kasse erhalten wir zum aufgedruckten Billigpreis noch einiges hinzuaddiert, bis der Endpreis feststeht. Unter anderem:

- *Die tatsächlichen Energiekosten bei Anbau, Ernte und Verarbeitung.* Sie wissen, wie umweltschädlich Energie bereitgestellt wird, wenn Kohle, Erdgas, Erdöl und Atomkraft als Basis dienen. Jedes Kilowatt müsste das Hundertfache des üblichen Preises kosten, wenn man die verursachten Umwelt- und Gesundheitsschäden auf den Preis aufschlagen würde.

Das Handels- und Vertriebssystem bewirkt, dass sich frische, heimische Gemüse und Früchte weniger rentieren als von weither importierte Feldfrüchte und tierische Produkte. Früher brachten die Pferdewagen alles frisch in die Städte. Heute fahren zigtausende mehr Fuhrwerke als früher. Heute fahren Hunderttausende Transportwagen jährlich Millionen Transportkilometer. Große Spediteure verdienen, die Automobilindustrie verdient. Die kurzen Wege zum Bauern, die Frische, daran ist wenig verdient.

Und Sie wissen, wie teuer Transportkosten wären, wenn verursachte Schäden durch Benzin, Lkws, Flugzeuge im Preis enthalten wären. Pferdetransporte wären dann sofort billiger, und der Bio-Bauer in Ihrer Nähe hätte eine Chance …

• *Die Kosten, wenn die Erzeuger angemessene Preise erhalten würden.* Was fast nie der Fall ist. »Billige« Waren werden fast immer über die Ausbeutung der Natur und menschlicher Arbeitskraft erzeugt. Überall in der Welt erhalten die Bauern für ihre Produkte vergleichsweise am wenigsten und sind am meisten abhängig von staatlichen Zuwendungen. Im Endpreis in den Regalen stecken die Kosten für Verarbeitung, Transport, Lagerung, Verpackung, Werbung und Großfirmengewinne.

• *Die Kosten, wenn der Erzeuger ausschließlich ungiftige und umweltverträgliche Dünge- und Pflanzenschutzmaßnahmen treffen würde, beziehungsweise die Kosten der Reinigung der Umwelt von den Giften der Industrie-Landwirtschaft und der Nahrungsmittel- und Kosmetikhersteller.*

Was kosten anteilsmäßig die Umwelt- und Gesundheitsschäden, die von diesem Konservierungsmittel oder jenem Geschmacksverstärker verursacht werden? Nur in sehr wenigen Fällen wird vom Hersteller verlangt, den Schaden zu bezahlen, den sein Produkt anrichtet. Und noch niemand hat es unternommen, einem einzelnen Nahrungsmittelkonzern oder Zusatzstoffhersteller nachzuweisen, welche Krankheiten seine Produkte indirekt auslösen helfen. Das ist auch kaum möglich, weil sich alle auf irgendwelche Wissenschaftler berufen können, die die Unschädlichkeit des Produktes nachgewiesen haben. Wenn weltweit die Kosten der Zerstörung der Regenwälder zur Gewinnung von Weideland in die Kosten für Hamburger einfließen würden, dann würde die Bulette das Hundertfache kosten.

Ein weiteres Beispiel steht in unserem Buch *Vom richtigen Zeitpunkt*. Ein Kilogramm eines bestimmten Pflanzengiftes, das erst erlaubt, dann verboten war, jetzt durch die EU wieder erlaubt ist, kostet im Handel 60 Euro. Dieses Pflanzengift aus unserem Grundwasser zu entfernen erfordert 1000 Kilogramm Aktivkohle im Wert von 10 000 Euro, nicht gerechnet die Arbeitskosten und die Kosten für die Entsorgung der verseuchten Aktivkohle, die ja auch unschädlich gemacht werden muss. Die *Kostenwahrheit* des Pflanzengiftes pro Kilogramm beträgt mehr als 10 000 Euro. Und immer noch erhalten unser Landwirte kiloweise Werbebroschüren von der Chemieindustrie.

- *Die Kosten, die dadurch verursacht werden, dass die großindustrielle Produktion zahllose wertvolle und notwendige*

Arbeitsplätze auf dem Land zerstört. Fast überall in der Dritten Welt werden die Kleinbauern ausgehungert und in die Armut an die Ränder der Großstädte getrieben. Diese Länder verlieren damit die wichtigste Säule der Selbsterhaltung und Unabhängigkeit. Das ist aber auch gar nicht im Sinne der dort herrschenden Politiker. Denn nicht die arbeitsplatzfressende Großindustrie finanziert zum Beispiel die Arbeitslosenhilfe, sondern der kleine Lohnsteuerzahler, der Kunde.

Dieselbe Bewegung gibt es in den industrialisierten Ländern der Erde. Überall wird »Flurbereinigung« betrieben, um des kurzfristigen Gewinns willen, langfristig auf Kosten aller. Glücklicherweise gibt es Lichtstreifen am Horizont, und die Zahl der Bio-Bauern nimmt im deutschsprachigen Raum seit 1990 ständig zu.

Wir addieren all diese Kosten zum Kaufpreis des Kilos Weizen. Haben wir alles zusammengezählt, dann müssten wir für diesen Weizen sehr tief in die Tasche greifen: Mehr als das Hundertfache seines Preises im Regal des Supermarktes wäre zu bezahlen. Das ist seine *Kostenwahrheit.* Und viele weitere Faktoren, die den Weizen weiter verteuern würden, sind hier noch nicht genannt!

Bei gleichem Haushaltsgeld wiegt Ihre Einkaufstasche beim Kauf von frischer Bio-Kost vielleicht weniger. Sie können sich »weniger leisten« als beim Kauf von »Normalkost«. Aber ist Bio-Kost deshalb zu teuer?

Die Kostenwahrheit von echten Lebensmitteln sieht anders aus. Sie könnten nur halb so viel essen wie gewohnt, wenn Sie auf Naturkost umsteigen, und würden dennoch *mehr* Saft und Lebenskraft daraus gewinnen als aus der doppelten Menge von Agrarfabrikprodukten. Die innere Kraft von Naturkost steht in keinem Verhältnis zu ihrem Preis. Zwei natürlich gezogene Tomaten leuchten von innen, sie geben Ihnen Kraft, Farbe und Freude für Stunden. Zwei zwangsgereifte grünlich-rötliche Treibhaus-Plastikbälle mit der Aufschrift »Tomaten« decken Ihren Flüssigkeitsbedarf für eine halbe Stunde und kosten die Leber eine schlaflose Nacht beim Versuch, die chemischen Spritzmittel wieder loszuwerden.

Sinnvolle »Tierversuche« haben gezeigt, dass sich Wildtiere ausnahmslos über Bio-Nahrung hermachten, wenn man ihnen die Wahl ließ zwischen normalem (gespritzt und gedüngt) und naturbelassenem Gemüse. Sie waren nicht so dumm, sich an Äußerlichkeiten zu orientieren ...

Lassen Sie es uns mit einfachen Worten sagen: Wenn bei allen Produkten Kostenwahrheit herrschen würde, dann gäbe es langfristig kein einziges Umweltproblem.

Wenn alle unsere freiwilligen Kaufentscheidungen auf Information über die Zusammenhänge und Kostenwahrheit beruhen würden, dann gäbe es langfristig kein einziges Umweltproblem.

»Die Kunden wollen das nicht« oder: »Es besteht keine Nachfrage« oder: »Den Kunden zu teuer« – diese Sätze bekommt man manchmal zu hören, wenn man fragt, warum keine umweltneutralen, biologischen Produkte in den Regalen stehen. Wirklich? Wollen die Kunden wirklich nicht? Besteht keine Nachfrage?

Ist es nicht seltsam? Wenn Sie das Kind Ihres Nachbarn vergiften, dann werden Sie dafür verantwortlich gemacht und bestraft. Wenn große Industrien, von Politikern gedeckt, das Gleiche tun, dann geschieht erst einmal – nichts. So sieht der Teufelskreis aus:

- Weltweit verdienen gewaltige Industrien und Konzerne ihr Geld heute noch mit umwelt- und gesundheitsschädlichen Produkten. Ändert ein Land seine Gesetze, wandert man in andere Länder ab und schickt uns das Zeug per Post.

- Schwindelerregende Summen werden mit der Bekämpfung von Krankheiten verdient, die diese umwelt- und gesundheitsschädlichen Produkte verursacht oder ausgelöst haben.

- Unsummen werden mit der Bekämpfung von Umweltschäden verdient, die durch diese Produkte verursacht oder ausgelöst werden.

- Dieselben Industrien, die riesige Umsätze mit umwelt- und gesundheitsschädlichen Produkten machen, verdienen Geld mit Medikamenten, die zur Bekämpfung der Krankheiten dienen, die von den eigenen Produkten erzeugt werden.

- Irgendwo dazwischen sitzen die Krankenkassen, die unser Geld für die Bekämpfung von Krankheitssymptomen zum Fenster rauswerfen, für die Krankheitsvorsorge aber fast nichts tun.

- Zahlreiche der von uns gewählten Diener, »Politiker« genannt, sitzen in den Aufsichtsräten genau dieser Konzerne und Kassen.

Und nun fragen Sie sich selbst in Ruhe: Wer hat ein aufrichtiges Interesse an unserer Umwelt und Gesundheit? Derjenige, der mit Schädigung und Krankheit Geld verdient? Mit Müllwiederverwertung ist viel Geld zu machen, mit Müllvermeidung nicht. Mit Krankheit(sbekämpfung) ist viel Geld zu machen, mit Gesundheit(svorsorge) nicht. Scheinbar billige Fertiggerichte werden uns angepriesen, scheinbar teure Bio-Produkte nicht.

Denken Sie nicht so, wie es Ihnen Werbung und Staat vorkauen. Beobachten Sie in Ruhe den »Staat«. Ist das ein gesundes, erfolgreiches Unternehmen, dem man Vertrauen schenken kann? Warum unterstützt der Staat mit unserem Geld Industrien und Firmen, die fast ausschließlich umweltschädliche Produkte erzeugen und vertreiben? Zur »Sicherung von Arbeitsplätzen«?

Dieses oftmals und drohend vorgebrachte Argument der Giftmischer verdient nähere Betrachtung. Welchen Sinn hat ein Arbeitsplatz, dessen Leistung in der Vergiftung von Mensch und Zerstörung von Natur besteht? Warum ihn verteidigen und sichern? Statt neue Arbeitsplätze zu schaffen, die Sinnvolles und Menschenwürdiges hervorbringen? Milliarden werden für die Förderung naturzerstörender Formen der Landwirtschaft ausgegeben. Dieselben Milliarden in Waldpflege und -aufforstung, in biologische Landwirtschaft gesteckt, mit Berg- zu Waldarbeitern umgeschult, das würde viele Lungen heilen und unsere »grünen Lungen« obendrein. Merkwürdig, dass sich Politiker darüber wundern, wie wenige Menschen noch zur Wahl gehen …

In Österreich kann jeder ohne Lizenz eine Hamburger-, Currywurst- und Pommes-Bude aufmachen. Will man einen kleinen biologischen Imbiss betreiben, muss man erst eine Berechtigung für das Gastronomiegewerbe vorweisen.

Sie können sich getrost daran halten: Tun Sie immer das Gegenteil von dem, was Ihnen erfolglose Menschen raten. Betrachten Sie immer, wer Ihnen einen Rat gibt und warum. Welches Interesse verfolgt er mit seinem Rat? Wohin hat es diesen Menschen gebracht, so zu denken, wie er denkt? Würden Sie von einem sechsmal Geschiedenen Ehetipps annehmen? Von einem notorischen Bankrotteur wirtschaftliche Ratschläge? Wenn Zeitungen Ratschläge geben, fragen Sie sich immer, mit welchem Interesse? Beobachten Sie, und bilden Sie sich Ihr eigenes Urteil.

Diese Situation, diese Teufelskreise zu erkennen ist *eine* Sache, sie zu durchbrechen eine andere. Wenn Sie sie zornig bekämpfen, sich selbstmitleidig beklagen, über sie schimpfen: Sie werden sie nicht ändern, sondern nur verbittern oder verzweifeln.

Es ist ein Naturgesetz: Kein Mensch kann sich gesund oder zum Erfolg jammern, kein Problem kann man lösen, keine Krankheit heilen durch das Bekämpfen von Problem oder Krankheit. Kein Mensch kann eine dauerhafte Wendung zum Besseren bewirken, wenn er nicht den Beteiligten die Freude daran vermitteln kann, wenn er nicht deutlich macht, dass nur Entscheidungen aus Liebe zu den Menschen und zur Natur von Tragweite sind. Handeln ohne Freude und Liebe führt zu nichts.

Sogar Umweltorganisationen verzichten oftmals darauf, die Menschen ernst zu nehmen und ihre eigene Entscheidungskraft zu fördern. Entscheidungen eines Menschen, die durch die Angstmache oder Überredungskunst eines anderen Menschen zustande kommen, haben langfristig keinen Nutzen und führen zu nichts von Bestand – weder bei dem, der sich entscheidet, noch in unserer Umwelt. Was zählt, ist persönliche Erfahrung und Einsicht in Zusammenhänge.

Licht in die Welt zu bringen ist nicht so schwer: Wenn Sie die Teufelskreise nicht annehmen, nicht an ihnen teilhaben, dann haben Sie Erfolg. Für sich selbst und für uns alle. Die Zukunft unserer Welt steht und fällt mit einem einzigen Faktor: *mit Ihrer persönlichen, individuellen, unbeeinflussten Einsicht und mit der Kraft Ihres freien Willens, nach dieser Einsicht zu leben.* Ihr freier Wille, Ihre Kaufentscheidungen, Ihre alltäglichen kleinen Entschlüsse für oder gegen etwas sind es, die das Geschick der Welt entscheiden, gleichgültig, welcher Partei Sie zuneigen, welches Glaubensbekenntnis Sie pflegen. Unermüdlich werden wir jetzt und in Zukunft dafür arbeiten, dass

Ihnen diese große persönliche Kraft und Einflussmöglichkeit auf unser aller Zukunft bewusst wird.

Sie entscheiden sich für ein Pfund biologische Tomaten vom Bio-Bauern aus Ihrer Heimat statt für Treibhaustomaten aus fernen Landen? Sie haben die ganze Welt einen gewaltigen Schritt näher in eine schöne Zukunft für uns alle gebracht. Eine Entscheidung von größerer Tragweite als jede Politikerrede. Sie sind der Meinung, der Einzelne könne ja doch nichts ausrichten? Diese Überzeugung ist ein Albtraum, der Ihr ganzes Leben grau in grau färbt und für jedes einzelne Ihrer Probleme mitverantwortlich ist.

Mit dem nächsten Kapitel wollen wir Ihr Gefühl dafür wecken und stärken, dass Sie kein Rosenblatt abreißen können, ohne dass die ganze Welt zuschaut und davon etwas mitbekommt. Keine noch so winzige Tat bleibt ohne Folgen – zum Guten wie zum Schlechten. Eine Mitte gibt es da nicht.

Vielleicht – und das wäre das Allerschönste für uns – inspirieren wir in Ihnen den Mut, sich dieser Tatsache zu stellen. Denn es gehört großer Mut zu der Einsicht, dass jeder Gedanke, jedes gesprochene Wort und jede Handlung weitreichende und tiefgreifende Folgen hat, jetzt, morgen oder in zwanzig Jahren. Das Schicksal der Welt liegt in den Händen von Einzelnen – von *allen* Einzelnen.

Das Beste daran ist das Abenteuer persönlicher Erfahrung. Mit eigener Erfahrung können Sie das drückende Gewicht Vermutung, Meinung und Überzeugung eintauschen gegen die Flügel Wissen und Wahrheit.

4. Von der lebendigen Information

Wir schreiben das Jahr 1836. Das Telefon ist noch nicht erfunden. Die Hebamme eines kleinen norddeutschen Küstendorfes wacht plötzlich frühmorgens um drei Uhr auf und macht sich bereit, um vom Festland zu einer friesischen Insel überzusetzen. Sie kommt früh genug, um der Fischersfrau beizustehen, bei der die Wehen um halb drei Uhr früh eingesetzt haben.

Im Sommer des Jahres 1998 fällt der Borkenkäfer über einen durch Blitzschlag geschwächten Baum am Rande eines Waldes in Graubünden her. Noch kein einziger Käfer ist in Sicht, da beginnen im Umkreis von Kilometern alle Bäume der gleichen Art, Stoffe in ihrem Inneren zu produzieren, die dem Schädling nicht sonderlich gut schmecken, um der Ankunft des Käfers vorzubeugen und sich gegen ihn zu wehren.

Einem kleinen Mädchen wird beim Autofahren immer schon nach wenigen Kilometern übel. Nach Einnahme von fünf winzigen Kügelchen aus dem Arzneimittelschatz der Homöopathie, die absolut nichts enthalten, was ein Apotheker oder Chemiker als »Wirkstoff« bezeichnen würde, kann es mitfahren – und ist sein Problem los.

Ärzte erleben tagtäglich, dass Tabletten oder Spritzen, die keinerlei Wirkstoffe enthalten – in der Doktor-Mundart Placebos genannt –, große Linderung und oftmals sogar vollständige Heilung bewirken.

Und ein letztes Beispiel: Ein amerikanischer Wissenschaftler verband seine Lieblingspflanze zu Hause mit hochempfindlichen Messgeräten, die feinste Veränderungen im elektrischen und chemischen Zustand der Pflanze feststellen konnten. Danach bat er Kollegen, für ausreichend Wasser zu sorgen, die Messgeräte regelmäßig zu warten und abzulesen, und startete dann zu einer monatelangen Europareise. Während der Reise notierte er jeweils den genauen Zeitpunkt, an dem er unter ungewöhnlich starkem Stress stand, etwa bei gefährlichen Verkehrssituationen, kurz vor einem Vortrag usw. Nach Hause zurückgekehrt, stellte er fest, dass die Messinstrumente bei seiner Pflanze *genau gleichzeitig* mit jedem seiner Stress-Ereignisse starke Reaktionen und Ausschläge gezeigt hatten.

Denken Sie in Ruhe darüber nach: Was haben die beschriebenen Ereignisse gemeinsam?

Wir wollen in diesem Kapitel versuchen, Ihnen zu helfen, darauf selbst eine ganz persönliche Antwort zu finden. Was wir Ihnen als Antwort vorstellen, hat nämlich nur Sinn, wenn Sie dennoch eine eigene gefunden haben. Vieles von dem, was wir Ihnen im Bereich von gesunder Ernährung und weiser Körperpflege vorstellen und empfehlen wollen, würden wir nicht wagen, wenn Sie selbst keine *für Sie* befriedigende Antwort finden. Sie würden den Sinn nicht erkennen, warum beispielsweise Holzlöffel zum Umrühren einer Suppe viel besser sind als Metalllöffel, oder warum ein liebevoll zubereitetes Pausenbrot millionenmal nahrhafter ist als das Vier-Sterne-Mahl eines Gastgebers, der insgeheim damit Ihr Wohlwollen in irgendeiner Sache erkaufen möchte.

Sie würden einen Teil der zeitlosen Ratschläge und Tipps auf den folgenden Seiten vielleicht sogar ablehnen. Und das wäre traurig, denn in der Antwort auf die Frage nach der Gemeinsamkeit der Geschehnisse verbirgt sich das Geheimnis gesunder Ernährung, weiser Körperpflege und zeitloser Schönheit. Letztlich sogar ein Rettungsanker für das vom Untergang bedrohte Schiff Erde.

Allen Ereignissen ist eines gemeinsam: *Ohne lebendige Information* wäre die Hebamme zu spät gekommen, hätte der Borkenkäfer den ganzen Wald zerstört. Dem Mädchen wäre weiterhin schlecht geworden, oder eine chemische Bombe zur Bekämpfung der Übelkeit hätte dazu beigetragen, dass es in ein paar Jahren unter starken Allergien zu leiden hat. *Ohne lebendige Information* hätten Placebos keine Chance, und die Pflanze des Wissenschaftlers hätte keinen Mucks gemacht, selbst wenn der Mann ums Leben gekommen wäre.

Lebendige Information ist es, die uns alle am Leben erhält, nicht jenes chaotische Durcheinander von Halbwahrheiten, intellektuellen Bruchstücken und Lügen, die wir uns angewöhnt haben als »Information« zu bezeichnen. Was Sie in den Nachrichten sehen, ist der Schatten eines Hauchs einer Hoffnung auf echte, auf *lebendige Information*.

Wir hocken vor der Glotze bei den Nachrichten, weil wir uns danach sehnen, endlich einmal richtig informiert zu werden, die Wahrheit zu erfahren und daran wachsen und reifen zu können. Wir folgen den Lippenbewegungen der Sprecherinnen und Sprecher, weil wir uns tief drinnen nach Erleuchtung sehnen, nach Licht, in dessen Helligkeit wir einen besseren Weg finden als den, zu dem man uns verführt hat. Stattdessen kommen tote Infos, leere, süchtigmachende Bilder, Schlagworte.

Wir sehnen uns alle nach *lebendiger Information.*

Die heutige westliche Gesellschaft – und immer mehr auch alle anderen – wird gerne als »Informationsgesellschaft« bezeichnet. Was für eine Selbsttäuschung! Nichts könnte ferner von uns sein als das *lebendige Informiertsein*, das jedem Einzelnen hilft, sein Schicksal und seine Aufgabe auf dieser Welt zu bewältigen und zu meistern, das ihm hilft, glücklich zu werden und glücklich zu sein.

Wir erfahren alles über den Dreißigjährigen Krieg, über Körper-Einzelteile, über Kfz-Einzelteile und Roboter-Einzelteile und darüber, wie man Kredite aufnimmt und Konkurs macht und wer wen 1643 übers Ohr gehauen hat, um irgendeinen Thron zu erobern, den er drei Jahre später wieder verlor – wegen akuter Vergiftung durch seine »besten Freunde«. Echte kulturelle Information ist selten, der Informationsmüll ist die Regel, *lebendige Information* wird noch an keiner Universität vermittelt.

Wir erfahren nichts über Sinn, Miteinander, Liebe, über echte Sexualität und echte Freundschaft. Zumindest nicht in dem Alter, wo *lebendige Informationen* dieser Art lebensnotwendig wie frische Luft sind.

Stillende Mütter kennen die Sache mit der *lebendigen Information* genau: Wie oft haben sie erlebt, dass die Brust schon spannte und Milch produzierte, obwohl sie das schreiende Baby gar nicht hören konnten? Viele vergessen später diese Erfahrung oder stellen sich gar nicht erst die Frage, auf welch seltsamem Weg sie vom Hunger ihres Kindes erfahren haben. Wer würde ihnen denn schon sagen, dass hier *lebendige Information* im Spiel ist – eine Form des Einflusses, die sich jenseits der fünf Sinne abspielt.

Mütter und Väter von Babys und kleinen Kindern sind in der einzigartigen Lage, *lebendige Information* und ihr Gegenstück, die *zerstörerische Information* genau kennenzulernen und studieren zu können. Beobachten Sie Kinder und ihr präzises Gespür. Jede Mutter kann Ihnen berichten, dass Babyfläschchen, in Eile und Hektik gemacht, eine andere Wirkung auf das Baby haben als das gleiche Fläschchen in Ruhe und Gelassenheit.

Eltern, die zum ersten Mal nach der Geburt ihres Kindes ausgehen wollen, erleben fast immer, dass ihr Kind ausgerechnet an diesem Abend nicht wie gewohnt einschläft – obwohl sie »alles wie sonst auch« gemacht haben.

Was Eltern während des Einrührens von Zucker, Honig, Haferflocken usw. denken und fühlen, überträgt sich auf die Nahrung, ganz besonders bei Babys. Sie fühlen jede Stimmung der Eltern, jede Regung.

Eltern, die beispielsweise ihren Kindern sagen, dass es gleichgültig ist, mit welchen Noten im Zeugnis sie nach Hause kommen, können sich die Mühe sparen, wenn sie es nicht auch wirklich innerlich so *fühlen*. Die wahre Botschaft kommt immer an.

Wie tief greifend *lebendige Information* in unser aller Leben einfließt und es beeinflusst, dafür gibt es Beispiele tausendfach.

Erinnern Sie sich an die Geschichte von den Kaninchen? In den 70er Jahren ernährte man Kaninchen mit fettreichem Futter, um die Entstehung von Herzerkrankungen zu studieren. Alle Versuchstiere entwickelten sich einheitlich – mit einer Ausnahme: Bei einer bestimmten Gruppe von Kaninchen zeigten sich seltsamerweise 60 Prozent weniger Krankheitssymptome! Und absolut nichts gab anfänglich Aufschluss darüber, warum gerade diese Tiere das »Herzinfarkt«-Futter besser verarbeiteten als die fettgewordenen Artgenossen. Nur durch Zufall entdeckte man schließlich nach einiger Zeit, dass der mit dem Füttern beauftragte Student »seine« Tiere gerne ab und zu einige Minuten lang auf den Arm nahm und sie liebevoll streichelte.

Was für einen Nährstoff enthielt das Kaninchenfutter des Studenten? Ist es ein wissenschaftlich nachweisbarer Nährstoff?

Das wichtigste Medium zur Übertragung von *lebendiger Information* sind die Gedanken. Je größer Ihre Liebe zu etwas, je größer Ihre Konzentrationskraft, desto stärker können Sie Lebewesen und Dinge *lebendig informieren.* Sie rühren einen Löffel Sirup liebevoll in ein Glas kaltes Wasser für eines Ihrer Kinder? Sie haben ein Lebenselixier geschaffen. Niemals kann eine Maschine ersetzen, was Sie getan haben, selbst wenn alle Zutaten die gleichen sind.

Dennoch gibt es im Bereich der Industrieproduktion große Unterschiede – und das ist sehr wichtig für das Thema dieses Buches. Ein Firmenchef kann Qualität und echte Lebensmittel produzieren, auch wenn im Verlauf des Verarbeitungsprozesses keine menschliche Hand mehr die Zutaten berührt. Das Geheimnis seiner Qualitätsprodukte liegt nicht nur in hochwertigen Zutaten, sondern auch in der gedanklichen Einstellung, mit der er seinen Betrieb führt. Was ist ihm wichtiger, das Wohl der Kunden oder die Umsatzzahlen? Die Gesundheit der Kinder, die seine Produkte essen, oder der Geldbeutel der Aktionäre? Wenn seine inneren Prioritäten menschlich sind, dann durchdringt diese Einstellung den ganzen Betrieb, seine Mitarbeiter und seine Produkte. Zwar sind sie von geringerer Energie, als wenn sie ausschließlich mit Liebe und Freude von Hand gemacht wären, aber sie besitzen Lebenskraft – *lebendige Information.*

Was einem Nahrungsmittel fehlt, um echtes Lebensmittel zu sein, kann *lebendige Information* ihm geben.
Was ein echtes Lebensmittel zum Lebensmittel macht,

kann ihm durch *zerstörerische Information* genommen werden.

Vielleicht wird Ihnen nun allmählich klarer, warum es nicht gleichgültig ist, welche Energieform benutzt wurde, um den Strom zu erzeugen, der aus Ihrer Steckdose kommt. Es wird vielleicht schwer zu »verdauen« sein, was wir Ihnen da nahebringen wollen, aber es entspricht der Wahrheit und lässt sich *fühlen*. Elektrischer Strom ist immer *informierter* Strom, wie auch Wasser immer *informiertes* Wasser ist. Die Frage ist nur: Womit informiert? Mit *lebendiger Information* oder *zerstörerischer Information*? Strom aus Wind-, Sonnen- oder Wasserkraft ist immer *lebendig informiert*, Atomstrom ist immer *zerstörerisch informiert*. Zwischendrin liegen Strom aus Kohle, Öl, Müll usw.

Die Energie, die Ihren Herd erhitzt, beeinflusst, was Sie auf den Tisch bringen.

Ein Beispiel für *zerstörerische Information*: Vor Jahren bezogen wir unser Brot sehr oft von einer kleinen Brotfabrik in unserer Stadt, die noch mit echtem Sauerteig arbeitete und auf ihre alten Backtraditionen stolz war. Eines Tages, im wahrsten Sinne des Wortes von einer Stunde zur anderen, bekamen wir von dem Brot jedes Mal Kopfschmerzen. Anfangs dachten wir an Zufall, doch später wurde der Zusammenhang klarer, und wir kauften das Brot sicherheitshalber nicht mehr, ohne den Grund für das Kopfweh zu kennen.

Einige Zeit später erfuhren wir, was geschehen war: Ziemlich genau an dem Tag, als unsere Kopfschmerzen begonnen hatten, war nicht etwa die Rezeptur des Brotes verändert worden, sondern die Firmenleitung hatte sich entschlossen, altes, nicht verkauftes Brot nicht mehr wie bisher an speziellen Abgabestellen günstiger herzugeben, sondern es zurückzuholen und zu Tierfutter zu verarbeiten oder zu vernichten. Das sei »kostengünstiger«, so wurde argumentiert. Die Kunden dagegen mussten die besondere gedankliche Energie dieser Maßnahme mitessen. Glücklicherweise nur einige Monate lang, denn später wurde wieder auf das alte System zurückgegriffen.

Lebendige Information ist immer förderlich, aufbauend und kräftigend. Sie trägt stets dazu bei, dass Dinge ins Lot kommen, ins Gleichgewicht, und dass freier Wille und Liebe wachsen können – ein Weg von Erstarrung zur Bewegung, von Kälte zu Wärme, von Sklaverei zur Freiheit.

Zerstörerische Information trägt immer dazu bei, dass ihr Empfänger geschwächt wird. Ihre Hauptzielrichtung ist das Verhindern von Lernen, das Verschleiern von Wahrheit. Sie hat fast immer die Eigenschaft, süchtig zu machen, wenn man sich ihr länger aussetzt – wie etwa bei bestimmten Formen von Musik. Oder bei bestimmten Nahrungsmitteln und Kosmetika.

Heutige industriell hergestellte Nahrungsmittel und Körperpflegemittel sind fast ausnahmslos *zerstörerisch informiert.*
Ihre kurz- und langfristige Wirkung ist Schwächung, Abhängigkeit und Leere. Oder wie erklären *Sie* die zahllosen Lebens-
mittelallergien, die Pflegemittelunverträglichkeiten und viele
andere Gesundheitsstörungen, die erst mit der Chemie und
Pharmazeutik aufkamen?

Wir sind nicht gegen Tomaten, Erdbeeren, Wolle allergisch.
Wir sind gegen die Gifte und Konservierungsmittel allergisch,
die diese Lebensmittel und Stoffe verändert haben. Wir sind
gegen die *zerstörerische Information* darin allergisch. Es ist
einfach genug.

Jedes künstlich-chemische Konservierungsmittel ist eine
Information des Herstellers an das Lebensmittel: »Stirb, damit
du lange Zeit so gut *aussiehst* wie jetzt. Damit du im Regal
lange gut aussiehst, damit sich meine Verluste verringern. Was
im Körper meiner Kunden geschieht, ist mir gleichgültig.«
Konservierungsmittel entreißen Nahrungsmittel dem natürlichen Kreislauf von Wachstum, Frische, Verfall, Verrottung,
Neubeginn. Wir nehmen diese *zerstörerische Information* auf
und geben sie an unseren Körper weiter. Bei ihm kommt die
Information an als eine Form der Chemotherapie: »Halt! Hör
auf zu wachsen und zu reifen.«

Sehr wichtig in Zusammenhang mit dem, was wir Ihnen auf den folgenden Seiten nahebringen wollen, ist eine Eigenschaft von *zerstörerischer Information* in Nahrungsmitteln: Sie macht sich unmittelbar bemerkbar – man kann sie sofort wahrnehmen, wenn man sich darauf einstellt. Normalerweise braucht der Körper einige Zeit, um Nahrungsmittel »kennenzulernen«, aufzuspalten, dann zu verschiedenen Organen zu transportieren und dort durch die Reaktion der Organe zu erfahren, ob manche Stoffe schaden oder nützen. Nur Schadstoffe, die die Magenschleimhaut unmittelbar angreifen, werden schneller als viele andere erkannt.

Zerstörerische Information kann jedoch manchmal schon Sekunden nach dem ersten Bissen, nach dem ersten Schluck wahrgenommen werden – in verschiedenartigen Reaktionen, je nach Veranlagung: schlagartige Müdigkeit, langsam einsetzende Müdigkeit, Veränderung der seelischen Gestimmtheit, plötzliche Lustlosigkeit, ein Gefühl von Leere, Launenhaftigkeit, ein Gefühl von Resignation. Viele Menschen haben ihre Sinne so geschärft, dass sich diese Reaktionen bereits zeigen, bevor sie die Nahrung überhaupt angerührt haben.

Wir möchten Sie mit dem Gedanken vertraut machen, dass fast jeder Mensch diese Wahrnehmungskraft besitzt.

Zerstörerische Information ist der Hauptgrund dafür, dass Gentechnologie vom ersten Tag an eine absolute Verirrung des menschlichen Geistes ist. Es gibt für sie keinerlei Rechtfertigung, außer man wagt es, nacktes Gewinnstreben und durch keine menschliche Regung veredelten Ehrgeiz als Rechtfertigung anzuführen. Diese beiden Gründe sorgen dafür, dass nicht erkannt wird, was Gentechnologie in Wahrheit bedeutet. Ein Gentechniker ist ein Mensch, der beobachtet hat, dass Wasser manchmal als »zu nass« empfunden wird, und jetzt versucht, es »trockener« zu machen. Es sind heute Gentechnologen damit befasst, die Gene einer Weizenart auszutauschen, damit sie schneller wächst, während eine andere nicht manipulierte Weizenart jetzt schon schneller wächst – nur: Der Wissenschaftler hat sich gar nicht darum gekümmert, das herauszufinden! Gentechnologie ist ein anderes Wort für Lieblosigkeit und Herzenskälte.

Ebenso wie die Atomkraft, die niemals wirklich beherrschbar sein wird – *wie alle Wissenschaftler genau wissen!* Falscher Stolz und Gewinnstreben hindern sie daran, es heute zuzugeben. Sie überlassen es lieber ihren Kindern und Enkeln, die Tatsachen herauszufinden.

Warum Atomkraft niemals beherrschbar sein wird? Gegenfrage: Worin besteht der Wert einer Sache, deren Abfallprodukt ein Gift ist, das noch in hunderttausend Jahren so tödlich ist wie heute?

Womit wir bei einer merkwürdigen Eigenschaft *lebendiger Information* wären: Wer sich seines Tuns bewusst ist, informiert kraftvoller – zum Guten wie zum Schlechten. Angenommen, ein Zahnarzt verwendete giftiges Amalgam für Zahnfüllungen zu einem Zeitpunkt, als es jeder Zahnarzt im *vollen Vertrauen* auf seine Ungiftigkeit und Brauchbarkeit tat. Diese Füllungen sind für den Körper weniger schädlich als Füllungen, die eingesetzt wurden, als der Arzt schon um die langfristige Schädlichkeit wusste. Der Grund dafür ist, dass jetzt in das Tun des Arztes das Wissen darum, etwas Schädigendes zu tun, mit einfloss. Dieses Wissen und seine Nichtbeachtung vergiften. *Zerstörerische Information* am Werk.

Selbstverständlich gilt das alte Sprichwort, dass Unwissenheit vor Strafe nicht schützt. Aber im Reich der Seele herrschen manchmal andere Gesetze, und die Welt würde in wenigen Stunden aus den Fugen gehen, wenn unwissentlich und voll Vertrauen einen Fehler zu begehen genauso bestraft werden würde, wie denselben Fehler in vollem Wissen und voller Absicht begangen zu haben. Deshalb genießen Kinder und kindlich unschuldige Menschen oftmals einen besonderen Schutz, um den sie von manchen beneidet werden. Schutzengel sind eben immer auf Draht, wenn man ihnen vertraut. Aber wenn man sie arbeitslos macht, indem man *wider besseres Wissen* handelt, dann sollte man sich nicht wundern, wenn die Ernte so ausfällt, wie man gesät hat.

Wird die Vorstellung von *lebendiger Information* und *zerstörerischer Information* allmählich deutlicher? Das wäre wunderbar, denn es gibt nur wenige Lebensbereiche, in denen es für unsere Gesundheit dringender und hilfreicher wäre, sich an diese Dinge zu erinnern als Ernährung und Körperpflege. Aber es sind ja nur ein paar Jahrzehnte im langen Leben dieses Planeten, in denen wir diese lebensnotwendigen Dinge etwas vernachlässigt haben.

Sprechen wir kurz über Stärke und zielgerichtete Wirksamkeit von *lebendiger Information*. Wenn Sie lebendig informieren wollen, dann ist der Erfolg direkt abhängig von der Unparteilichkeit, Ehrlichkeit und Lauterkeit Ihrer Absicht und von der Übereinstimmung mit den wahren Erfordernissen der jeweiligen Situation.

Die Anhänger eines Fußballvereins wollen beim Zuschauen und Anfeuern »ihre« Spieler mit Kraft und Durchhaltevermögen durchdringen. Das gelingt sicherlich in hohem Maße, wie jeder weiß, der beim Sport von draußen angefeuert und ermuntert wird. Andererseits wollen das auch die Anhänger der gegnerischen Mannschaft, und deshalb gleicht sich hier einiges aus. Am wichtigsten ist jedoch, dass hier die Absichten nicht absolut makellos sind. Der Wunsch, die eigene Mannschaft möge gewinnen, kann keine *lebendige Information* erzeugen. Sonst würde ja immer die Mannschaft gewinnen, die zahlenmäßig mehr Anhänger hat. Auf dem Gebiet der *lebendigen Information* gibt es keine Maße und Gewichte.

Und was die Lauterkeit in Verbindung mit Notwendigkeit betrifft: Kinderseelen sind in hohem Maße fähig, lautere Wünsche zu äußern, zu denken und zu fühlen. Ihre innere Kraft, die Umwelt *lebendig zu informieren*, ist sehr groß, und ohne die Kinder wären viele Lebensbereiche in weit schlimmerem Zustand als jetzt. Dennoch: Würde die Lauterkeit immer den Ausschlag geben, gäbe es keine Lehrer auf der Welt. Unschuldige Kinderherzen hätten sie schon längst auf einen anderen Planeten gewünscht. Zur Wahrhaftigkeit und Liebe, mit der *lebendige Information* erfolgt, muss also auch die *Notwendigkeit* treten, dass die Information zur Wirkung kommt.

Wasser ist der Informationsträger Nr. 1 auf der Erde. Warum in der Badewanne aus Leibeskräften gesungen wird, hängt mit dieser besonderen Fähigkeit des Wassers zusammen: Es nimmt uns Last von den Schultern, wenn wir es wünschen. Es inspiriert uns zu neuen Taten und Ideen. Was bedeutet »inspirieren«? Es bedeutet »informiert werden«. Die Inspiration des Künstlers ist seine Fähigkeit, sich *lebendige Information* zu holen, aus welcher Quelle auch immer.

Wasser kann *lebendige Information* tragen und senden. Viele besondere Quellen in aller Welt bezeugen, was *lebendige Information* für Wasser bedeuten kann. Manche von ihnen sind zu weltbekannten Wallfahrtsorten geworden, so groß ist die Heilkraft *lebendig informierten* Wassers. Unsere eigene Kosmetikserie (siehe Seite 378ff.) enthält solch lebendiges Wasser. Wir nehmen jedes Mal eine weite Reise auf uns, um es an seinem verschwiegenen Ort zu holen. Zeit ist Geld? Für uns gilt diese zerstörerische Unweisheit nicht. Zeit ist Zeit – und nicht Geld. Sie müssen sie sich nehmen, damit sie Ihnen gehört und dient. Das Rad der Zeit dreht sich noch Millionen Jahre lang, nachdem wir abgetreten sind. Warum also dieser Irrsinn des Ideals immer höherer Geschwindigkeiten? Viele von uns nehmen sich selbst ernster, als sie es verdienen. Meist sind es Menschen, die man an ihrer Eile erkennt.

Um Anfragen vorzubeugen: Wir können den Standort dieser Quelle nicht preisgeben. Ein Freund hat die Quelle aus eigenen Mitteln und mit Spenden fassen lassen und zusätzlich dafür gesorgt, dass das anliegende Kloster renoviert wurde. Dafür stellte er nur eine Bedingung: Das Wasser darf niemals verkauft oder groß angepriesen werden, und wir halten uns daran. Die Information, wo sie sich befindet, kommt zu jedem, der sie braucht.

»Über sieben Steine muss Wasser laufen, um sauber zu werden« – das beste und für uns Menschen gedachte Wasser kommt aus Quellen, die von selbst nach oben kommen. Man sollte nur nehmen, was von selbst nach oben will. Das Wasser hat den nötigen Reifeprozess hinter sich und ist sauber und lebendig geworden, hat sich selbst gereinigt und trägt *lebendige Information*. Grundwasser dagegen ist noch ein wenig zu früh geholt, gleichsam eine »Frühgeburt«, das noch nicht alle Lebenskraft enthält, die der Mensch im Wasser braucht. Die Natur hat es nicht ohne Grund noch nicht freigegeben. Viele Mineralwässer sind sogar regelrecht tot, den eigenen Flüssigkeitsbedarf ausschließlich mit ihnen zu decken schwächt langfristig unsere Abwehrkräfte, gleichgültig wie viele »gesunde« Stoffe sie enthalten.

Dieses Buch befasst sich mit gesunder Ernährung. Erinnern Sie sich noch an die Geschichte in *Aus eigener Kraft*? Irgendwo auf dieser Welt, gestern oder vor langer Zeit, existierte ein Gefangenenlager, dessen Insassen völlig unterernährt waren, weil die Lagerleiter und Wachen die Rationen für sich abzweigten oder verkauften. In allen Baracken starben allwöchentlich die Menschen an Unterernährung – mit einer Ausnahme: In Baracke 27 wirkten die Gefangenen lange nicht so erschöpft und abgezehrt wie im übrigen Lager, sie blieben bei relativ guter Gesundheit und konnten die Zwangsarbeit besser durchstehen.

Als den Wachen dieser Unterschied auffiel, beobachteten sie einige Zeit heimlich die Baracke, konnten aber nicht feststellen, dass die Insassen irgendwelche zusätzlichen Essensrationen einschmuggelten. Schließlich ließ der Lagerkommandant einen der Gefangenen aus Bau 27 verhören, um den Grund für seinen körperlichen Zustand zu erfahren.

»Schwer zu sagen«, sagte der Gefangene, »vielleicht liegt es daran, dass wir jeden Tag morgens, mittags und abends zusammenkommen, uns in eine Runde setzen und dabei vorstellen, wir hätten das beste Drei-Sterne-Menü vor uns, das man sich denken kann. Wir essen, trinken, kauen und schwingen die Löffel, bis wir alle satt sind.«

Lebendige Information am Werk.

Womit kann man *lebendige Information* erkennen, welches Organ in uns ist empfänglich für ihre Botschaften? Wir alle besitzen ausnahmslos jenes Organ, mit dessen Hilfe sich *lebendige Information* und auch *zerstörerische Information* erkennen lassen – das Organ, das man auch Gespür oder Intuition nennt. Es schläft meist nur ein wenig und kann durch Liebe zu sich selbst, ein wenig Selbstdisziplin und Achtsamkeit aufgeweckt werden. Wer allerdings weiterschlafen will, den weckt niemand auf, erst recht nicht dieses Buch. *Lebendige Information* oder *zerstörerische Information* kann durch Willenskraft übertragen werden.

Wie gesagt: Oftmals nehmen wir *lebendige Information* oder *zerstörerische Information* in Nahrungs- oder Körperpflegemitteln auf und spüren erst an der Wirkung auf unsere Stimmung und Fitness, wie das Mittel »informiert« war. Die *zerstörerische Information* beispielsweise in unseren Nahrungsmitteln ist schon so weit verbreitet, dass Ernährungswissenschaftler ungestraft behaupten dürfen, es sei »ganz normal, wenn man nach dem Essen müde wird«. Was für ein absoluter Irrsinn!

Gesunde Vollwertkost, mit Liebe zubereitet, gibt Kraft und gute Laune! Niemals wird man von Essen müde, genauso wenig wie man von Sex müde wird. Fröhliche Sexualität, ohne jedes schlechte Gewissen gegenüber Kirche und Eltern gelebt, macht niemals müde! Seit wann macht Tanzen müde? Seit wann macht irgendetwas müde, das Freude macht?

Natürlich mag jemand mit Gusto *zerstörerisch informierte* Nahrungsmittel aus der Fast-Food-Kantine essen, weil seine Sinne noch betäubt sind. Der Mensch aber, dessen Gespür wach ist, wird keine Freude mehr an leblosen Stopfmitteln empfinden, die uns die Werbung in die Töpfe schmuggeln will. Weil er sie zweifelsfrei erkennt. Mit Hilfe des feinsten Messinstruments, das es gibt. Mit seinem Gespür.

Jeder echte Wunsch eines Menschen birgt *lebendige Information* oder *zerstörerische Information.* Wenn Sie sich echte Lebensmittel wünschen, obwohl kein Supermarkt weit und breit sie zu bieten hat, was Ihren Wunsch erfüllen würde – dann *wünschen Sie weiter!* Unsere Nahrungsaufnahme wird heute zum großen Teil beherrscht von Kalorienzählen, Fettanteilen und Bequemlichkeit. Fast nirgendwo findet man Vernunft, Bekömmlichkeit und natürliches Verlangen bei der Auswahl der Nahrungsmittel.

Wer sich durch glückliche Umstände das natürliche Gefühl bewahrt hat, gilt nicht selten als Spinner, »Körndlfresser«, Außenseiter, als unbequemer Zeitgenosse. Die Spinner, Fanatiker und Rohkostanbeter, die alle natürliche Vernunft in die Ecke gestellt haben – es gibt sie tatsächlich. Aber wenn schon? Gibt es sie nicht überall?

Was sind die »Götter in Weiß« anderes als bedauernswerte Fanatiker? Was sind manche Kirchenbosse anderes als Fanatiker, die den Sektenguru in nichts nachstehen? Was sind Politiker? Überall auf der Welt finden wir das schädliche Extrem vorgelebt, in jedem Beruf. Lassen wir uns davon nicht verunsichern. Nicht die Kirche ist der echte Glaube, nicht der Politiker macht die Politik, nicht der »Gott in Weiß« beherrscht uns. Wir müssen nur manchmal unter diesen Fanatikern leiden ...

Heute können wir jedem arroganten Arzt den Rücken kehren, jeden Politiker ignorieren, die Kirche jedes heuchlerischen Predigers meiden. Es gibt genügend gute Ärzte und genügend Freiraum, um zu entdecken, welche Aufgabe wir im Leben haben.

Halten Sie sich vor Augen: Sie allein bestimmen, welchen Müll die Supermärkte anbieten, oder ob es gute, hochwertige Nahrungsmittel gibt.

Denn nur was gekauft wird, kommt auf den Markt oder bleibt auf dem Markt.

Wenn Sie sich für Qualität entscheiden und sie auch verlangen, obwohl sie noch nicht in den Regalen steht, wird sie früher oder später die Regale füllen. Sie vertrauen dieser großen persönlichen Kraft nicht? Das einzige Gegenmittel ist Selbst-Ausprobieren und Selbst-in-die-Hand-Nehmen.

Vor Jahrzehnten – als »Bio-Kost« noch ein Fremdwort war und überall mit Fertiggerichten und Auszugsmehl der Grundstein für die Allergien von heute gelegt worden ist – haben wir ein Experiment gemacht. Bei einem Vortrag hatte keiner im Publikum an die Möglichkeit geglaubt, die Angebotspalette einer Supermarktkette beeinflussen zu können. Wir vereinbarten, dass in den Tagen danach einige gemeinsam mit uns losmarschierten und ungespritzte Tomaten verlangten statt der grünen Nichts-Kugeln, die sich »Tomaten« schimpften. Und verließen sofort bedauernd und ohne etwas zu kaufen den Laden, wenn der Geschäftsführer sagte, dass es keine gebe. (Wir sprachen immer nur mit Geschäftsführern, Verkäufer haben weniger Interesse an dem, was der Kunde sich wünscht.) Nach zwei Monaten sanfter Anfragen waren plötzlich die guten Tomaten da, und nicht nur dort – auch in den anderen Filialen der Kette. Und sie blieben auch dort. Lange Jahre bevor die Diskussion über Wert und Wertlosigkeit unserer Nahrungsmittel in die Öffentlichkeit getragen worden ist.

Lebendige Information, durch bedingungslose Liebe übertragen, hat immer Erfolg. Wenn nicht heute, dann morgen. Wenn nicht beim Geliebten, dann beim Liebenden.

Meditieren Sie ein wenig über dieses Kapitel. Lassen Sie sich Zeit mit dem Weiterlesen, bis Sie das Gefühl haben: »Jetzt geht's weiter.« Für den Augenblick möchten wir dieses Kapitel hier für Sie zusammenfassen:

Wenn Sie kochen, für sich selbst oder für andere, wenn Sie Ihren Körper pflegen oder den eines anderen Menschen, dann tun Sie es mit Wertschätzung, mit Liebe und mit Freude.

Wenn Sie kochen, für sich selbst oder für andere, wenn Sie Ihren Körper pflegen oder den eines anderen Menschen, und Sie tun es ohne Wertschätzung, ohne Freude und Liebe – dann lassen Sie es sein. Sie vergiften sich selbst und andere langfristig.

Sie allein – und Ihre Freunde und Ihre Freundinnen – haben gemeinsam alle Macht, die Welt zum Guten zu verändern.

Dies sind die Geheimnisse jeglicher weisen Kochkunst und sinnvollen Körperpflege.

Die Kraft des Einzelnen ist so groß, dass man gar nicht beginnen kann, sie zu beschreiben. Und so wichtig ist der Einzelne, der »kleine Mann«, die »kleine Frau«, weil andere Menschen sonst den Mut nicht finden, ihre Abhängigkeiten hinter sich zu lassen.

Jesus sagte einmal: »Wenn sich zwei von euch auf der Erde einigen, irgendeine Sache zu erbitten, so wird sie ihnen zuteil werden von meinem Vater, der in den Himmeln ist. Denn wo zwei oder drei versammelt sind in meinem Namen, da bin ich in ihrer Mitte.«

Das ist das Grundprinzip *lebendiger Information*.

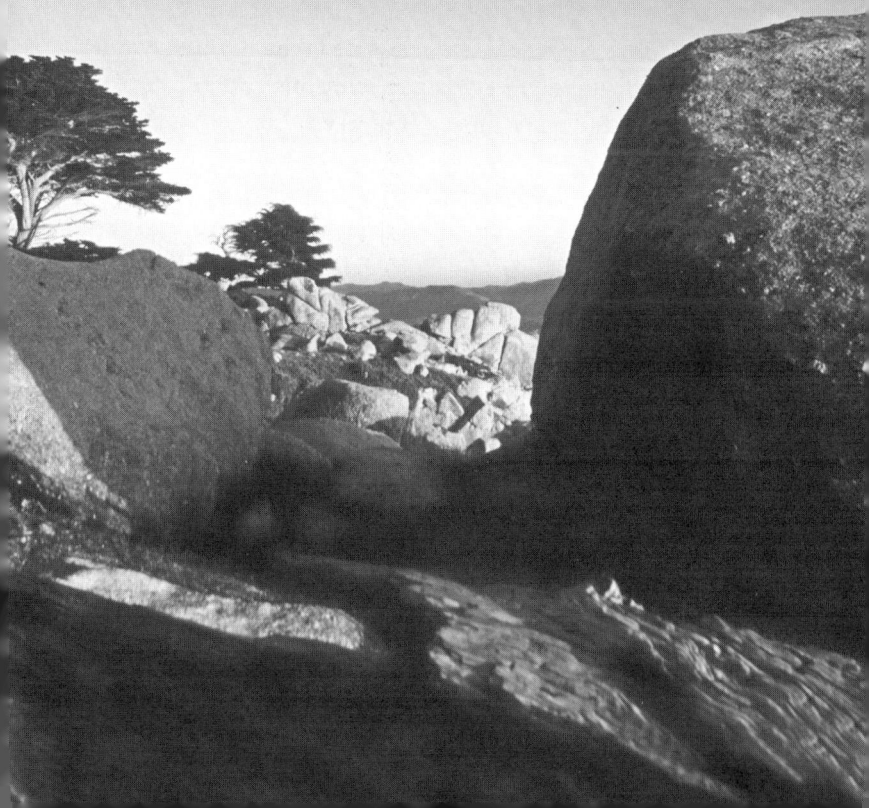

TEIL II

Von der Mond-Kur zur Ernährung für den ganzen Menschen

> *Ist er Koch oder Arzt?*
> *Ist dies eine Apotheke oder ein Restaurant?*
> *[...] Gemüse, Frühlingszwiebel und Porree:*
> *Köstliche Gerichte verbannen Tabletten und Pillen,*
> *Nahrhafte Speisen sind das Mittel gegen alle Leiden.*
>
> Chinesisches Gedicht

Noch ein Buch über gesunde Ernährung? Es gibt doch schon Tausende! Das ist richtig. Es gibt so viele, weil nur sehr wenige Bücher echte, brauchbare Information enthalten. Nur sehr wenige Bücher entstehen auf der Basis persönlicher Erfahrung des Autors. Und deshalb gibt es auch nur sehr wenige Bücher, die dem Leser beistehen, sich selbst und seine wahren Bedürfnisse kennenzulernen – so dass er schließlich die für ihn ganz persönlich richtige Ernährung entdeckt.

Um gleich klarzustellen: Wir haben nicht vor, eine neue Ernährungsweise vorzuschlagen, mit der Sie garantiert innerhalb von wenigen Tagen Ihr Idealgewicht erreichen und fortan essen können, wann, was und so viel Sie wollen. Nein, das nicht. Wir wollen Sie an eine Tatsache erinnern, nämlich dass es jahrtausendelang möglich war, zu erfahren und zu wissen, was man essen darf, was heilt, was wann wie wirkt und welche Auswirkungen dieses oder jenes Nahrungsmittel zu bestimmten Zeiten hat. Man kannte den Zusammenhang zwischen Lebensmitteln und Gesundheit und Krankheit genau – ohne jedes »Wissen« über Kohlenhydrate, Cholesterin, Fett, Vitamine, Spurenelemente und dergleichen.

Heute glaubt man nur noch essen zu können, was der Supermarkt verkauft, was haltbar gemacht worden ist, wo außen die enthaltenen Kalorien und Broteinheiten draufstehen. Heute ist unser angeborenes Gespür für Gesundes und Bekömmliches betäubt. Und das wiederum macht uns absolut abhängig von chaotischen »wissenschaftlichen« Ernährungsvorschriften, macht uns anfällig für »Neues« und Wunderdiäten, stumpft uns ab gegenüber den zahllosen sinnlosen und giftigen Nahrungsmittelzusatzstoffen.

Sich heute gesund zu ernähren ist ein kleines Abenteuer. Jeder will an Ihnen verdienen: Werbung, Industrie, Ärzteschaft, Forschung. Solange alle wirtschaftlichen Systeme und Abläufe so gebaut sind, dass Firmen und Hersteller Profit machen mit Angst und übertriebenem Vorsorgedenken, mit falschem Respekt vor Titeln und wissenschaftlicher Autorität, mit Beeinflussbarkeit in jede denkbare Richtung und vor allem mit Krankheit und nicht mit Gesundheit – so lange können Sie sich nur auf eines verlassen: Es wird sich nichts ändern. Die Menschen werden immer übergewichtiger, Allergien greifen immer mehr um sich, ebenso ernährungsbedingte Krankheiten.

Aber kein Grund zur Panik! Sie dürfen sich ändern! Niemand bestimmt für Sie, was Sie essen. Auch nicht, wenn für Sie gekocht wird, etwa von der Kantine, von anderen Menschen.

Wenn Sie das anders sehen, dann können wir Ihnen nicht helfen, und es wäre besser, Sie gehen weiter den Weg der Suche nach den Schuldigen für Ihre persönliche Situation, für Ihr Übergewicht, für Ihre Probleme. Mit diesem Buch würden Sie nur Ihre Zeit verschwenden. Wir wollen Ihnen nämlich Wege zeigen, wie Sie aus eigener Kraft zu gesunder Ernährung kommen können. Da ist für Jammern und Klagen kein Platz. Sondern nur für Entschlüsse.

Die Kraft der Wahl

Sie müssen sich niemals vorkauen lassen, was für Sie gut ist und was nicht – in keinem Lebensbereich. Weltweit sterben nicht annähernd so viele Menschen an Unfällen wie an dem, was uns Wissenschaft, Industrie und Medizin als »gut für uns« verkaufen wollen. Nebenwirkungen von Medikamenten wurden kürzlich endlich als eine der häufigsten Todesursachen zugestanden – von einem Ärzteteam. Pathologen wissen das schon lange. Nichts hilft Ihnen wirklich, wenn Sie nicht Gebrauch von Ihrem freien Willen machen und wenn Ihr Gespür nicht wieder erwacht.

Sie sind nicht zufrieden mit Ihrem Gewicht, mit Ihrer Ernährungsweise? Beherzigen Sie unseren Rat als wichtigen Schritt auf dem Weg zu Gesundheit und Idealgewicht.

Werfen Sie Ihre Waage auf den Sperrmüll, lesen Sie ab sofort nie wieder eine Kalorientabelle!

Weder Waagen noch Kalorientabellen zeigen Ihnen irgendetwas an, was für den guten Weg in Ihre Zukunft von Wert wäre.

Vom Gewicht der Wildtiere

Übergewicht, Fehlernährung, Stoffwechselstörung – das ist immer etwas ganz Persönliches. Jeder Mensch, der für sein persönliches Gefühl (unbeeinflusst von herrschenden Maßstäben) zu viel wiegt, muss sich ehrlich die Frage stellen, warum das so ist. Er ist niemandem Rechenschaft schuldig, außer sich selbst. Er muss sich fragen: Was will ich? Welche Ursache genau hat mein Zustand?

Es ist völlig sinnlos, Erbanlagen, Drüsen usw. als Schuldige auszumachen. Wenn Sie sich diese Erklärung geben, dann ist es besser, Sie machen weiter wie bisher. Gehen Sie vor, wie man es bei einem Reklamationsfall eigentlich immer tun sollte: Finden Sie heraus, wer *verantwortlich* ist, statt in den Laden zu gehen und die Verkäufer zu beschimpfen. Dabei kommt niemals etwas heraus.

Sie haben sich Zeit genommen, um bis hierher zu lesen. Nehmen Sie sich nun ein wenig Zeit, und denken Sie in Ruhe über eine Frage nach, deren Antwort für Sie von großer Bedeutung sein kann. Die Frage lautet:

Warum sind wild lebende Tiere niemals übergewichtig?

Lassen Sie sich Zeit zum Meditieren, und finden Sie Ihre eigene Antwort. Suchen Sie sie nicht im Lexikon oder bei Experten. Dort werden Sie die richtige Antwort nicht finden. Denn Sie tragen sie im Herzen. Und lesen Sie erst weiter, wenn Sie eine zufriedenstellende Antwort gefunden haben oder die Frage ernst nehmen.

Warum ist also nur der Mensch übergewichtig (und manche seiner Haustiere, die sich gegen ihn nicht wehren können)? Unter anderem, weil der Mensch allein die Neigung besitzt, sich selbst nicht zu vertrauen. Ein Mensch, der während der letzten Jahrzehnte ausschließlich nach den Erkenntnissen der Ernährungswissenschaft lebte und seinen Speiseplan, seine Essgewohnheiten nach ihnen einrichtete – dieser Mensch ist heute vielleicht sehr krank, aber sicherlich sehr verwirrt. Ebenso wie jeder Mensch, der sich von Wissenschaft, Zeitgeist, Schule und dergleichen vorkauen lässt, was falsch und richtig ist – statt Gespür, Selbstvertrauen und freien Willen zu pflegen und zu entfalten.

Warum gibt es seit Jahren ein Riesenangebot von »Diäten«, die einander so schnell ablösen wie die Schuhmode, stets abgesegnet von irgendeinem Ernährungsexperten, stets gleichzeitig geschmäht von einem seiner Kollegen? Warum haben diese Diäten bestenfalls kurzfristigen Erfolg?

Wenn dagegen ein Nichtstudierter etwas Sinnvolles vorschlägt, wird kritischst untersucht, ob nicht doch irgendwo ein Haar in der Suppe zu finden ist – nach dem Motto: »Stirbt jemand nach schulmedizinischer Behandlung, ist es Schicksal, nach der Behandlung durch einen Naturmediziner war's dessen Fehler.«

Das Vertrauen zu Essensregeln und Schlankheitsdiäten, um nicht krankheitsbedingtes Übergewicht loszuwerden, ist oftmals genauso groß wie die Unwilligkeit, den eigentlichen Ursachen ins Auge zu schauen. Halten Sie sich vor Augen: Das Einzige, was eine Diät bewirkt, ist die Steigerung der Wahrscheinlichkeit, dass Ihr Übergewicht zurückkehrt und jetzt noch länger haften bleibt. Übergewicht entstand aufgrund einer Gewohnheit – Ihrer Gewohnheit. Ausschließlich die klare Einsicht in die Natur dieser Denk- oder Verhaltensgewohnheit führt zu einer Änderung zum Besseren – sei es, dass Sie nun das Übergewicht fröhlich annehmen oder es fröhlich abschmelzen. Wer kann Ihnen diese Einsicht vermitteln? Eine Diätvorschrift? Ein anderer Mensch? Ein Buch?

Bei Über- oder Untergewicht spielt oftmals nicht eine seelische Einstellung oder die falsche Essensgewohnheit die Hauptrolle, sondern schlicht die schon beschriebene Tatsache, dass wesentliche Bestandteile der Alltagskost in Restaurants, Kantinen, Fast-Food-Hütten und auch zu Hause keine Nährstoffe und keine *lebendige Information* mehr enthalten.

Es wird viel geredet und geschrieben über »gesunde Ernährung«, aber noch immer wird vergessen, dass gesunde Ernährung eine individuelle Angelegenheit ist. Und selbst wenn das bekannt ist, fällt es doch vielen leichter, irgendeinem vorgekauten Rezept zu folgen, als selbst zu entscheiden. Das »Nicht-Entscheiden-Können« ist heutzutage wie eine Seuche. Fast alles wird den Umständen, dem Zufall, der Gewohnheit und den Experten überlassen. Die ständige Angst, man könnte etwas falsch machen, begleitet einen täglich – und Rechtsanwälte sind bald an jeder Ecke zu finden. Werfen Sie diese Ängste endlich über Bord, und verlassen Sie sich mehr auf sich selbst.

Wenn übrigens *alle* Mitglieder einer Familie übergewichtig sind, bedeutet das nicht, dass die Fettsucht »erblich« war. Das ist sie nämlich fast nie. Wenn etwas vererbt wurde, dann die falsche Einstellung zum Körper und zur Ernährung (»Iss, damit du groß und stark wirst!«). Die Sache mit der Erblichkeit wird nur deshalb von der Wissenschaft verbreitet, weil ihre Medikamente dann leichter verkäuflich sind. Wer an seinem Übergewicht nicht selbst die Verantwortung tragt, greift leichter zu »Hilfe« in chemischer Form.

Wer nichts riskiert, macht zwar keine Fehler, aber er lernt auch nichts. Aus Erfahrungen lernen soll Sie im Leben begleiten wie eine schöne Musik. Der pausenlose Versuch, Probleme zu vermeiden, ist zehnmal anstrengender, als Probleme zu lösen. Den Kopf in den Sand zu stecken ist der sicherste Weg, den Kopf zu verlieren.

Das gilt auch für unsere Ernährung. Die Pflege der Angst, man könnte das »Falsche« essen, ist viel mühseliger und nervenaufreibender, als etwas zu riskieren und dadurch das sichere Gefühl zu erwerben, was mir guttut und was nicht.

Gewohnheit sollte sich deshalb trotzdem nie einschleichen. Die Bedürfnisse ändern sich, und der Körper verlangt manchmal die ausgefallensten Dinge. Über die Stränge zu schlagen schadet fast nie, es sei denn, es wird zur Regel. Der Körper bleibt dann achtsam und wird nicht abgeschlafft und verwöhnt. Es gibt also kein »richtiges Essen« und kein »falsches Essen«. Das zu erkennen ist der erste Schritt aus der Gefangenschaft in die Freiheit der für *einen selbst richtigen* Ernährung.

Eine wichtige Grundregel für gesunde Ernährung lautet also: Es gibt keine. Jeder ist einzigartig. Ihre persönliche Einzigartigkeit zum Erblühen zu bringen, darum soll es im folgenden Kapitel gehen.

1. Unternehmen Gespür

Was tun pflanzenfressende Wildtiere, wenn man ihnen all das wunderschön anzusehende, fitgespritzte und -gedüngte Gemüse und Früchte aus unseren Supermärkten zu fressen gibt? Richtig geraten. Sie lassen es liegen, bis sie kurz vor dem Verhungern sind. Ausnahmslos lassen sich Wildtiere nicht täuschen, wenn man ihnen naturbelassene Früchte und Gemüse gleichzeitig mit den Produkten unserer Agrarfabriken vorsetzt. Ausnahmslos wählen sie die Bio-Produkte.

Ohne die Unterscheidungskraft der Mitbewohner unseres Planeten zu entwickeln, sind alle Bemühungen, die für Sie persönlich gesunde Ernährung zu entdecken, sinnlos und führen zu nichts von Bestand. Wer nicht klar einsieht und vor allem *klar fühlt*, dass Umkehr und Umdenken notwendig sind, wird im besten Fall drei Schritte vor und vier zurück tun.

Beobachten Sie einmal Babys, mit welchem Genuss und guter Verdauung sie die scheinbar langweiligsten und fadesten Dinge essen – eine gedünstete Karotte fast ohne Salz, eine zerdrückte Kartoffel mit nur einer Winzigkeit Butter etc. Und beobachten Sie, mit welcher mühelosen Selbstverständlichkeit Babys ausspucken, was ihnen gerade nicht passt – und sei es noch so »gesund« und gut ausgewählt.

Machen Sie es sich zum fröhlichen Sport und Vergnügen,

zu beobachten, was die Kunden im Supermarkt in ihren Einkaufswagen legen. Was kaufen die Gewichtigen im Lande? Was die sportlichen, gesunden Menschen, was die klapperdürren Bohnenstangen? Was kaufen die kränklich aussehenden Menschen, was die Menschen mit den tiefen Ringen unter den Augen? Urteilen und verurteilen Sie nicht. Beides stört Sie beim Lernen. Nehmen Sie einfach nur zur Kenntnis.

Erfahren Sie durch Beobachtung. Nichts und niemand kann Ihnen das wertvollste Gut nehmen – persönliche Erfahrung.

> *Was dir nach einem Schiffbruch bleibt –*
> *das gehört dir.*
> Arabisches Sprichwort

Welche Wege stehen uns offen, um das Gespür und die Vernunft der Wildtiere zu entwickeln und unsere betäubten Sinne wieder wachzuküssen? Wie können wir lernen, wieder zu unterscheiden zwischen echten Lebensmitteln und den Stopfblähfüllmitteln der unmenschlichen Nahrungsmittelindustrie unserer Tage? Vor allem aber: Wie können wir unseren fast abgestumpften Sinnen die *Freude* an echten Lebensmitteln wiedergeben?

Es *gibt* Wege, und sie stehen *jedem* Menschen offen – gleichgültig ob er selbst einkaufen und zu Hause kochen kann oder von früh bis spät auf Kantinenfutter angewiesen ist.

131

Auf den folgenden Seiten möchten wir Sie zu einem kleinen Abenteuer einladen. Die einzigen Voraussetzungen, es erfolgreich und mit Gewinn für alle Zukunft zu bestehen, sind erstens Geduld und Selbstliebe. Beides haben Sie, sonst hätten Sie es nicht bis zu dieser Zeile im Buch geschafft. Wir gratulieren und danken! Zweitens sollten Sie nicht der Sucht des Perfektionismus verfallen sein. Das würde Sie daran hindern zu lernen, denn dann trauen Sie sich weder, Fehler zu machen noch sie einzugestehen.

Das Abenteuer, zu dem wir Sie einladen wollen, trägt den Namen *Unternehmen Gespür*. Mit Gespür kann Ihnen niemand mehr etwas vormachen. Ohne Gespür keine Unterscheidungskraft, ohne Gespür völlige Abhängigkeit von dem, was Ihnen Werbung, Experten und die eigene Trägheit einflüstern.

Wie war das? Auf *welchem* Weg erfuhr eine Hebamme vor 150 Jahren, wann die Nachbarin in zwanzig Kilometern Entfernung mit ihrem Baby so weit sein würde? *Wie* erfuhr ein guter Heiler vor 200 Jahren, dass einer seiner Schützlinge jenseits des Blauen Berges seiner Hilfe bedurfte?

Das Telefon hat die Fähigkeit der Menschen, sich intuitiv, durch »Gedankenübertragung« zu verständigen, verkümmern lassen. In derselben Weise sind unsere Geruchs- und Geschmacksnerven, unser Gehör und Gesichts- und Tastsinn verkümmert und abgestumpft. Alles, was nicht gebraucht wird, verkümmert. Mensch, Tier oder Pflanze. Wir müssen zuerst diese Sinne neu schärfen, bevor wir klare Entscheidungen für oder gegen eine bestimmte Ernährungsweise, für oder gegen bestimmte Nahrungsmittel fällen können – jeden Tag neu.

Was nützen Ihnen und uns die beste Bio-Kost, das reinste Wasser, die beste Luft – wenn wir nicht die Sinne besitzen und pflegen, die die besondere Qualität erkennen? Wer gibt einen Cent, einen Schilling mehr aus für etwas, das ihm nicht schmeckt, dessen Sinn er nicht erkennt?

Kinder rufen heute »Pfui Teufel!«, wenn man ihnen wunderbare Bio-Tomaten vorsetzt statt des rotgefärbten Füllstoffs aus Treibhäusern, der zwar nach nichts, aber »gewohnt« schmeckt. Und Hilfe erhalten wir keine. Kaum jemand versteht den Körper, und an keiner Schule wird gelehrt, wie er wirklich funktioniert und was er braucht. Ärzte verstehen ihn nicht, Schulen lehren Überflüssiges, Medien vermitteln ein unbrauchbares Bild. Oder wussten Sie, dass eine geschwächte Dünndarmtätigkeit fast immer Folge einer durch Nichtgebrauch geschwächten Lunge ist? Oder dass Sex – ob Sie es glauben oder nicht – ein fast immer erfolgreiches Mittel gegen Migräne ist? Oder dass Menschen, die sich viel küssen – also ständig alle möglichen Bakterien übertragen –, durchschnittlich fünf Jahre älter werden als Menschen, die sich wenig küssen?

Aus eigener Kraft müssen wir uns deshalb auf den Weg machen, unsere Nasen und Zungen zu schärfen und an das Gute zu gewöhnen, bevor wir uns, ohne angestrengt nachzudenken oder Werbezettel zu lesen, für die Qualität und das Lebendige entscheiden. Haben Sie den Mut, das Baby in sich mit dem unfehlbaren Instinkt zu wecken, das genau weiß, was es braucht und was nicht, das mit Lust und Wonne salzlosen »faden« Kartoffelbrei wieder mit Schnittlauch und Butter isst.

Wenn wir nicht werden wie die Kinder, so werden wir nicht in das Reich der Himmel eingehen – dieser Ausspruch von Jesus hat mehrere Bedeutungen. Aber eine ist sicher, dass Kinder die Wahrheit lieben. Erst von den Erwachsenen lernen sie Täuschung. Kinder wissen nichts von Kalorien und Vitaminen. Sie essen, was sie brauchen, und spucken aus, was sie nicht vertragen. Ihre Zunge ist noch unverfälscht. Sie spucken Spinat aus, weil nur wir Erwachsenen glauben, dass er für Kinder gesund ist. Sie brechen nach zu viel Milch, sie reagieren mit Hautausschlag auf »gesunde« Säfte.

Ihnen helfen, wie die Kinder zu werden, das ist unsere Absicht. Und auch damit Sie aufhören können, Verführer zu sein. Damit Sie nicht mehr zu Ihren Kindern sagen: »Du isst, was auf den Tisch kommt« oder: »Du musst den Teller leer essen.« Beide Befehle sind Betäubungsmittel, stärker als so manche Droge.

Machen wir gemeinsam den ersten Schritt.

Der erste Schritt: ohne Zusätze!

Verzichten Sie ab sofort auf alle künstlichen Vitamine und Zusatzpräparate zur »Aufwertung«. Wir brauchen Vitamine, aber fast nie als Produkt aus Apotheke und Reformhaus. Wir brauchen Mineralstoffe, aber nicht, um damit die Industrie zu füttern.

Wer nicht an krankhaften Mangelerscheinungen leidet und

sich *gesund* ernährt, für den sind zusätzliche Vitamine und Mineralstoffpräparate sinnlos. Wer sich dagegen *normal* ernährt, dem können ergänzende Vitamine und Mineralstoffpräparate den Schritt zur gesunden Ernährung blockieren – mit derselben Kraft, wie künstliche Aromastoffe die Sinne betäuben.

Stellen Sie sich einen Menschen vor, der viel Geld bezahlt hat, um von einem Gärtner das Unkraut aus dem jahrhundertealten Garten seines Hauses beseitigen zu lassen. Als er nachsieht, entdeckt er, dass der Gärtner nicht nur das Unkraut, sondern gleich die gesamte fruchtbare Erde mitsamt Kräutergarten, Blumen und Rasen abgetragen hat. Noch einmal bezahlt der Mensch viel Geld, um den Garten neu anlegen zu lassen. Ebenso sinnlos sind die allermeisten Vitamin- und Mineralstoffpräparate für Ihren »Garten« Körper.

Lebensmittel werden ihrer Vitamine und Mineralstoffe beraubt, um sie haltbar zu machen. Später dürfen wir sie wieder für teures Geld dazukaufen, wobei ihre Wirkung stark geschwunden ist. Teures Geld, das uns im Bio-Laden auszugeben gereut hat …

Zusätzlich zu echten biologischen Lebensmitteln eingenommene Vitamine erzeugen ein Ungleichgewicht in den natürlichen Bedürfnissen und Gefühlen. Nicht selten führen sie sogar zum Verzicht auf gesunde Ernährung, weil ihre Notwendigkeit nicht gefühlt wird. Das künstliche Stillen von Gelüsten lässt die echten Vitamingeschenke in ausgewogener Ernährung auf der Strecke bleiben. Das Ergebnis ist oftmals Lustlosigkeit, ein Gefühl von Sinnlosigkeit, von Müdigkeit nach kurzfristigem Hochgefühl und letztendlich eine große Unsicherheit.

Erfahrene Eltern kennen diese Zusammenhänge genau. Sie beobachten, dass sich bei ihren Kindern Langeweile, Lustlosigkeit, Unzufriedenheit, ständiges Nörgeln und Betteln besonders dann einstellen, wenn keine »richtige Mahlzeit« auf den Tisch kommt oder wenn Kinder vor der Mahlzeit noch schnell eine winzige »Kleinigkeit« genascht haben – Kaugummi, »gesunden« Traubenzucker, einen einzigen Schluck Limonade, ein kleines Bonbon, einen halben Müsliriegel. Das Kind wird naturgemäß nicht satt, weil ihm diese Kleinigkeit die echte Lust am Essen und das Gespür gestohlen hat. Nach spätestens zwei Stunden geht dann die unzufriedene Nörgelei los. Das Kind bekommt dann meist den berühmten Satz zu hören: »Hättest du bei Tisch mehr gegessen, wärst du jetzt satt!« Es kann aber von Natur aus nicht so empfinden und ist überzeugt: »Das stimmt nicht!« Die Mutter will das Kind natürlich nicht verhungern lassen und gibt ihm eine Kleinigkeit. Denn es gibt ja bald wieder etwas zu essen. Wenn dann eine oder zwei Stunden später das Essen auf dem Tisch steht, hat das Kind das gleiche Problem: vor einem gedeckten Tisch null Hunger.

Dieses Spielchen wiederholt sich nicht nur täglich – solche Automatismen können als Ganzes der nächsten und übernächsten Generation weitergegeben werden. Würde man zusammenrechnen, wie viel Zeit zusammenkommt, die man nur wegen solcher überflüssiger Rituale in schlechter Laune verbringt, dann würde man zutiefst erschrecken – es sind *Jahre*!

Als Erwachsener mündet das Spielchen in das Häppchen zwischendurch, das das klare Gefühl verschwinden lässt: Was brauche ich heute? Es wäre sicher ein Gewinn, einen Funken Disziplin zu üben, als jedem Funken Hunger nachzugeben. Dann könnten wir auf diese kleinen Häppchen verzichten. Sie sind eine reine Modeerscheinung und keine Hilfe für die Verdauung, geschweige denn für die Entwicklung von Unterscheidungskraft und Gespür.

Lassen Sie Ihrem Darm einmal einige Stunden Ruhe, und essen Sie dann ordentlich und nicht mit der Briefwaage in der einen und der Kalorientabelle in der anderen Hand. Sie werden sehen, Ihre Verdauung freut sich.

Ein zweiter gravierender Nachteil von Vitaminzugaben und Zwischendurch-Häppchen ist, dass man die echte Lust am Kochen verliert. Wenn beispielsweise Mütter mit übertriebenem Ehrgeiz schlank werden wollen, kochen sie nicht mehr gerne für die übrige Familie. Sie selbst schlucken künstliche Präparate und verlieren so jedes Gefühl für ausgewogene vitaminreiche Ernährung. Das Kochen wird zur lästigen Pflicht, und *zerstörerische Information* gerät in das Essen. Ein Teufelskreis, der nur durch Aufklärung durchbrochen werden kann. Natürlich geht's uns nicht darum, dass zusätzliche Vitamingaben etwa nach einer Krankheit oder sonstigen außergewöhnlichen Belastungen nicht angebracht wären. Aber selbst da sind sie oftmals überflüssig und würden durch gesunde Lebensmittel leicht »ersetzt«. Nehmen Sie solche Zusätze wenigstens nur bei zunehmendem Mond ein, da haben sie noch ein wenig Wirkung.

Ein dritter Einwand gegen zusätzliche Vitamine und Mineralstoffe liegt im Herstellungsprozess. Die Schulmedizin verschreibt, und die Pharmazie verkauft rezeptfrei zu 95 Prozent synthetisch hergestellte Vitamine. Sie haben teilweise unerkannte, starke Nebenwirkungen, nicht nur bei Überdosierungen (Vitamin A und D können sogar zu Vergiftungen führen!). Es kommt hinzu, dass die Kapseln fast ausschließlich aus Rindergelatine bestehen, auf die viele Menschen unerkannt allergisch reagieren. Die wenigsten Kapseln bestehen aus unbedenklicher pflanzlicher Maisgelatine. Machen Sie es sich zur Regel, Beipackzettel genau zu lesen. Darin steht oftmals ebenso Wichtiges wie im berühmten »Kleingedruckten« von Verträgen.

Ein wichtiger Hinweis noch: Vitaminüberdosierungen sind ausgeschlossen, wenn Sie Ihren Vitaminbedarf aus Lebensmitteln decken!

Lassen Sie sich nicht Ihren gesunden Menschenverstand stehlen. Die Experten der Ernährungswissenschaft taumeln von einem Irrtum zum anderen im beständigen Versuch, den vorherigen Irrtum auszubügeln und jetzt endlich der Weisheit letzten Schluss zu präsentieren.

Und nehmen Sie es als Tatsache: Es gibt Verbindungen zwischen Forschung, Industrie und Politik, die alles andere als zu unser aller Nutzen sind. Wenn die Politik Butterberge erzeugt hat, dann sagen die Experten, dass Butter gut und Margarine böse ist. Wenn ein Margarinepapst um seine Umsätze Angst hat, verkünden zwanzig Wissenschaftler, wie gesund Margarine ist und wie schädlich Butter.

Der Handel rennt den Universitäten die Bude ein auf der Suche nach immer neuen, immer billigeren Konservierungsmethoden. Heute gibt es über 20 000 zugelassene künstlich-chemische Stoffe, die Lebensmittel haltbar, schön und wohlschmeckend machen sollen – darunter Vanillin und Erdbeeraroma, beides aus Sägespänen hergestellt. Sie lesen richtig: aus *Sägespänen*. Holz enthält aromatische organische Verbindungen, die sich isolieren lassen und eben fast denselben chemischen Aufbau haben wie echtes Vanille- und Erdbeeraroma. Aber das ist gar nicht so schlimm im Vergleich zu dem, wie ein Großteil der restlichen Kunst-Stoffe in unseren Lebensmitteln hergestellt wird. Und in gigantischen Ausmaßen: Die Menschheit verbraucht jährlich *hundert Mal mehr* künstliches Erdbeeraroma (in Eiskrem, Süßigkeiten usw.), als die gesamte Erdbeerernte der Welt an natürlichem Aroma zur Verfügung stellen könnte.

Der Handel bliebe darauf sitzen, wenn Sie sich nichts von dem künstlichen Zeug andrehen ließen. Die Vitamintabelle auf den folgenden Seiten soll Ihnen zeigen, dass es praktisch kein vollwertiges Nahrungsmittel gibt, das keine Vitamine enthält. Sich vollwertig zu ernähren macht Vitamin- und Mineralstoffpräparate überflüssig.

Vitamin	Löslich in	Enthalten in
A	Fett	allen grünen Pflanzenteilen, farbigen Wurzeln, Karotten, in gelben tierischen Fetten (Butter, Eidotter), Leber, Datteln, Petersilie, Aprikosen, Tomaten, Bananen, Fisch, Hagebutten, Mais, Orangen, Sanddorn, in allen gelben und roten Früchten
B_1	Wasser	Zwiebeln, Knoblauch, Fisch, Naturreis, Hefe, Spinat, Mangold, Grünspargel, Blumenkohl, Weißkaut, Radieschen, Knollensellerie, Tomaten, Erbsen, Sojabohnen, Nüssen (besonders Walnüssen), Vollgetreide, Getreidekeimen, Zuckermais, Karotten, Kartoffeln, Eigelb, grünen Bohnen
B_2	Wasser	wie B_1
B_6	Wasser	wie B_1
B_{12}	Wasser	Grünspargel, Weißkraut, Radieschen, Knollensellerie, Tomaten, Hefe, Zwiebeln, Eiern, Sojabohnen, trockenen Bohnen, Melonen, Knoblauch
C	Wasser	frischen Kräutern, reifen Tomaten, Zucchini, Erdbeeren, Zitrusfrüchten, rohem Sauerkraut, Hagebutten, Kopfsalat Chicorée, Eissalat, Grünspargel, Löwenzahn, Blumenkohl, Brokkoli, Weißkraut, Rosenkohl, Chinakohl, Kartoffeln, grünen Bohnen, Sojabohnen, Sanddorn, schwarzen Johannisbeeren

Mangelerscheinungen	Anmerkungen
Nachtblindheit, empfindliche Schleimhäute, Neigung zu Star-Bildung, Schäden in Ohren und Nase, Abnahme des Schmeck- und Riechvermögens, Ohrensausen, Veränderungen an den Haaren, Steinleiden, Schilddrüsenerkrankungen, Bindehautentzündungen, Erweichungen oder Eintrocknungen der Hornhaut	Bei Überdosierung Vergiftungserscheinungen. Die Gefahr besteht aber nur bei Einnahme von Vitaminpräparaten. Alkohol blockiert und verbraucht Vitamin A. Vitamin A kann nur schlecht aufgenommen werden, wenn die Darmflora nicht intakt ist
Bei den B-Vitaminen generell Nervenschmerzen, Nervenentzündungen, belastetes Nervensystem, Neuralgien, Hauterkrankungen, Krämpfe, Lähmungen	Zucker ist der stärkste Vitamin-B-Räuber. Vitamin B_1 reguliert den Kohlenhydrat- und Fettstoffwechsel und die Verdauung
	Liefert Energie für den Stoffwechsel und steuert den Seh- und Atmungsvorgang, besonders die Zellatmung
u. a. Pigmentstörungen, Hautstörungen	
Blutarmut (Anämie)	Unerlässlich für die Blutbildung und Nervenzellfunktion, wachstumsfördernd
Funktion der Drüsen und Schleimhäute behindert, Anfälligkeit für Infektionskrankheiten, Haarausfall, Hirnanhangdrüse und Nebenniere arbeiten nicht optimal, Blutungen aller Art, Müdigkeit (besonders Frühjahrsmüdigkeit)	Möglichst frische Lebensmittel verwenden, durch Lagerung geht viel Vitamin C verloren

Vitamin	Löslich in	Enthalten in
D	Fett	Brennnesseln, Eidotter, Leber, Fisch, Pilzen, wenig in Milch und Butter
E	Fett	Getreidekeimlingen, Weizenkeimöl, Distelöl, Leinöl, Mais, Erdnüssen, Kressearten, Sahne, Hafer, Vollkornbrot

Tabelle 2: **Die wichtigsten Vitamine**

Auf Entzug

Sie sollten darauf vorbereitet sein, wenn Sie sich auf den Weg zur gesunden Ernährung machen: Wer seinen Körper jahrzehntelang mit Normal- und Fertigkost – sprich: lebloser Kost – gequält hat, wird unter Entzugserscheinungen leiden, wenn er auf das Lebendige und Natürliche umsteigt. Der Körper reagiert wie ein Kind, das jahrelang geschlagen wurde und nun zu liebevollen Pflegeeltern kommt: Das Kind geht in Deckung, auch wenn sich die Hand zum Streicheln hebt. Ihr Körper wird in Deckung gehen, auch wenn Sie ihm ab jetzt Gutes geben. Die Entzugserscheinungen können die Ausmaße eines Drogenentzugs annehmen. Sie verzichten von jetzt an bewusst auf Süßigkeiten oder Weißmehl? Erwarten Sie, dass Ihr Kör-

Mangelerscheinungen	Anmerkungen
Knochenaufbaustörungen, Rachitis, allergische Erkrankungen, Tuberkulose	Bei Überdosierung Vergiftungserscheinungen. Die Gefahr besteht aber nur bei Einnahme von Vitaminpräparaten. Braucht Lichteinwirkung auf der Haut, um sich zu bilden. Aufnahme nur in Fett gelöst möglich
Stoffwechselstörungen, Schlaflosigkeit trotz Müdigkeit, schnelles Altern, Bindegewebsschwäche, fahle Gesichtsfarbe, Störung des Fettabbaus und des Hormonhaushalts, Leistungsschwäche	Unentbehrlich für die Funktion der männlichen Keimdrüsen, für normalen Schwangerschaftsverlauf, für Nervensystem und Muskulatur

per rebelliert, Sie mit Anfällen von Heißhunger auf Schokolade oder Kuchen traktiert und in die eingefahrenen Geleise zurückzwingen will. Antworten Sie Ihrem Körper mit sanfter Disziplin und immer mehr Freude. Essen Sie zwischendurch ruhig etwas Ungesundes, egal ob Schokolade, Kuchen, Bonbons. Stillen Sie solche Gelüste, aber in immer größeren Abständen. So merken Sie am besten, was Ihnen schadet.

Und grämen Sie sich nicht durch die Erkenntnis, dass der Entzug ein klares Signal für eine vorher bestehende Sucht war. Eine Sucht zu pflegen ist nicht so schlimm, wie es klingt. Jeder Mensch braucht eine Form von »Sucht«. Manche nennen es Hobby, manche Sehnsucht, manche tiefer Wunsch, manche Ehrgeiz. Diese Dinge gehören zum Leben und können in gewisser Weise genutzt werden. Man sollte negative, gesundheitsschädliche Süchte nämlich nicht bekämpfen und in Rauch auflösen wollen, sondern ihre zugrundeliegenden Energien umlenken auf Positives.

Wer bereit war, meilenweit zu gehen für einen Glimmstängel, der ist später vielleicht bereit, meilenweit zu gehen, um seiner oder ihrem Geliebten Blumen zu kaufen. Spaß beiseite: Suchtverhalten setzt oftmals ungeheure Energien voraus oder frei. Mit Selbstliebe und Willenskraft lassen sich diese Energien in andere Richtungen lenken. Wer sein Leben lang mit Besessenheit Abbrucharbeiter war, hat alle Voraussetzungen, ein guter Architekt zu werden.

Entzugserscheinungen und die Erstverschlechterung, die oftmals nach dem Absetzen einer negativen Sache und der Aufnahme von etwas Gesundem und Positivem einsetzen, sind in allererster Linie ein gutes Zeichen, das man fröhlich willkommen heißen sollte. *Der Körper spricht damit nämlich aus, dass er noch bereit ist, auf das Gute zu reagieren!* Sorgen machen sollte sich nämlich eher derjenige, dessen Körper keinen Mucks macht, wenn er schlechte Gewohnheiten gegen gute eintauscht.

Erwarten Sie nun auch nicht, dass Sie nur dreimal gut essen müssen, damit sich Ihr Verdauungssystem regeneriert. Der Körper ist meist zu Recht beleidigt, die Darmzotten haben sich verklebt als lebensnotwendige Abwehrreaktion, im Laufe von Jahrzehnten. Wenn der Darm nämlich endgültig genug hat, hilft auch keine gesunde Ernährung auf Kommando. Sie

»marschiert durch«, statt vom Körper verwertet zu werden. Ihr Darm wäre schon längst zerstört ohne diese Selbsthilfe.

Mein Gott, Sie müssen sich nur einmal vorstellen, Ihr Körper hätte *tatsächlich* verdaut, was Sie ihm alles zugemutet haben! Es dauert seine Zeit, vielleicht Monate, bis der Körper wieder Vertrauen gewinnt.

Und bis Sie wieder Ihren Sinnen trauen können. Darauf hoffte Goethe für Sie, als er sagte: »Der Mensch ist für alle seine wahren Bedürfnisse genügend ausgestattet, wenn er seinen Sinnen traut und sie so entwickelt, dass sie des Vertrauens würdig bleiben.«

Wie können Sie also Ihre Sinne so entwickeln, so erneuern, dass sie Ihres Vertrauens würdig sind und bleiben? Gönnen Sie sich die Wohltat der kleinen Abenteuer, die wir Ihnen hier vorstellen. Unter anderem mit dem nächsten Schritt.

Der zweite Schritt: die »Mond-Kur«

Im Laufe der letzten zehn Jahre haben wir eine ganz einfache Ernährungsumstellung in Harmonie mit dem richtigen Zeitpunkt vorgestellt und diese »Mond-Kur« immer wieder in kleinen Schritten und Zusammenhängen erklärt, bei Vorträgen und in unserem Taschenkalender »Das Mondjahr«.* (Das ideale Instrument, um die eigene Mond-Kur zu begleiten, aber

---

* *Das Mondjahr* erscheint jährlich im August für das kommende Jahr als Taschenkalender, Fotowandkalender, Bürowandkalender, Wochenkalender und Tagesabreißkalender (Goldmann Verlag München).

nicht nur dafür!) Langsam kam die so einfache und wirksame Ernährungsweise in Umlauf. Immer mehr begeisterte Leser und Zuhörer sind inzwischen auf uns zugekommen und haben sich für den Rat bedankt, weil es bis heute das Einzige war, was ihnen mühelos geholfen hat.

Ernährung zum richtigen Zeitpunkt im Rhythmus der Natur und des Mondes ist einfach zu erklären und einfach zu befolgen – wie Sie jetzt sehen werden. Sie ist nach unserer Erfahrung die einzige »Diät«, die langfristigen Erfolg bringt, den Körper sanft entgiftet, die Sinne weckt und nicht gesundheitsschädlich ist. Sie vergewaltigt den Körper nicht, weil sie nicht radikal in seine inneren Abläufe eingreift. Wie er sich nach solchen Eingriffen rächt, weiß jeder, der nach Beendigung irgendeiner Modediät in kürzester Zeit mehr Gewicht auf die Waage brachte als vor ihrem Beginn oder der gar langfristig aufgrund der »Nebenwirkungen« Organschäden davontrug.

Wenn ein Mensch sich zu dick fühlt, dann sollte er etwas Sinnvolles tun. Und nicht einer künstlichen naturfernen Schablone namens »XYZ-Diät« folgen, die ihn nachher noch dicker werden lässt als vor ihrem Beginn.

Vorab noch einige Empfehlungen, ohne die die Mond-Kur als Werkzeug zur Schärfung unserer Sinne stumpf wäre: Ernähren Sie sich in der Zeit der Mond-Kur nur mit biologisch vollwertigen Frischprodukten, begleitet von Produkten, die von Natur aus lagerfähig sind, ohne ihre Lebenskraft zu verlieren, und wählen Sie als Hauptgetränk Leitungswasser.

Fertigprodukte können nie ohne Konservierungsstoffe auskommen, ebenso sämtliche Lebensmittel, die lange Wege oder lange Zeit brauchen, um zu uns auf den Tisch zu kommen. Mit Konservierungsstoffen spart sich die Industrie die Verwendung hochwertiger Rohstoffe. Sie kann reinstopfen, was sie will, weil ja die Chemotherapie der Haltbarmacher jedes Wachstum stoppt – und damit auch jedes Leben. Das bedeutet nicht, dass Sie von jedem Fertigprodukt und von Konservierungs- und Farbstoffen gleich krank werden. Zur gesunden Ernährung und Verdauung gehört es auch, dass der Körper lernen muss, mit Schadstoffen umzugehen. Wenn man alles Schädliche von ihm fernhält, muss er sich um nichts mehr bemühen und schwächt sich selbst. Aber jeden Tag aufgenommen, lässt Ihnen das Zeug langfristig keine Chance, gesund zu bleiben. Eines Tages baut der Körper Gifte nicht mehr ab. Es wird ihm zu viel.

Also: wenn möglich, alles frisch auf den Tisch und ohne Konservierung, und vor allem vollwertige, biologische Lebensmittel.

Sie sagen jetzt vielleicht: »Aber woher bekomme ich denn unbestrahlte, ungespritzte, wirklich frische, nicht chemisch konservierte Lebensmittel? Ich lebe in der Stadt.«

Wo ein Wille, da ein Weg. Wo ein Weg, da sammelt man Erfahrung und entwickelt Gespür. Wo Gespür ist, da wachsen Unbestechlichkeit und Unabhängigkeit. Ein solcher Mensch kann mit einer einzigen Tomate und einem Glas Wasser am Tag fröhlich auskommen, wenn das seine Entscheidung ist, oder besser: *weil* das seine Entscheidung ist.

Wussten Sie, dass es fast überall in Mitteleuropa heute möglich ist, sich frisches Bio-Obst und Gemüse ins Haus liefern zu lassen? Ein Beispiel ist die *Grüne Kiste* der Demeter-Bauern in Deutschland.

Das ist nur eine Möglichkeit. Mit einer anderen könnten Sie zur Gesundung unserer Umwelt beitragen: Warum geben Sie nicht eine Anzeige auf: »Suche Menschen, die sich endlich gesund ernähren wollen, zwecks Gründung einer Einkaufsgemeinschaft.« Und dann eine zweite: »Welcher Landwirt möchte nur noch für uns arbeiten und uns gesund ernähren?« Und dann tun sich ein paar Familien zusammen mit einem Bauern und finanzieren seinen Lebensunterhalt. Als Gegenleistung erhalten sie ganzjährig das Beste, was die Erde uns zu geben hat.

Der Durchschnittsmensch hat gegen das gerade bestehende System wenig Chancen. Aber außerhalb dessen lebt sich's hervorragend. Das heutige System unserer Nahrungsmittelversorgung ist nicht an Gesundheit, Menschlichkeit, Umweltschutz orientiert, sondern ausschließlich an Ausbeutung von Mensch und Natur. Das politische System, gesteuert von Brüssel und einigen großen, weltweit operierenden Herstellern, beabsichtigt, alle Bauern in maximale Abhängigkeit vom Diktat dieser Politiker und Hersteller zu bringen – zu Sklaven zu machen. Oder was glauben Sie, warum der Ab-Hof-Verkauf verboten werden soll? Was glauben Sie, warum der Bauer für seinen Liter Milch zehn Cent bekommt, während er im Regal das Fünfzehnfache kostet, warum ein ähnliches Erzeuger-Endpreis-Verhältnis bei allen anderen Produkten herrscht, die uns die Erde schenkt?

Warum hat heute kaum ein Ort mehr seine eigene Molkerei, stattdessen findet man in den Ladenregalen Milch aus zweitausend Kilometer Entfernung? Warum haben die Menschen, die uns mit ihrer Arbeit gesund und lebensfroh erhalten könnten, von allen am meisten zu kämpfen?

Bitte machen Sie sich auch mit der Tatsache vertraut, dass das heutige System der Nahrungsmittelversorgung weltweit von Tag zu Tag teurer und umständlicher wird. Jede Verbilligung geht auf Kosten der Qualität und auf Kosten von Landwirten und Umwelt.

Es sei denn, Sie entscheiden anders. Ernähren Sie sich gesund und helfen Sie mit, all jene zu ernähren, die uns echte Lebensmittel zu angemessenen Preisen bringen.

Es wäre so einfach, gesunde Lebensmittel zu ernten, zu lagern und zu verbrauchen. Es gäbe keine ökologischen Ungleichgewichte, sondern nur manchmal wäre eine Sorte, ein Gemüse knapper als sonst. Vielleicht würden wir in jenem Jahr dieses Gemüse oder Getreide ohnehin nicht so nötig brauchen. Zumindest wird die knappe Sorte begehrter, und im nächsten Jahr, wenn wieder alles in Hülle und Fülle wächst, bleibt bestimmt nicht viel übrig. Also fällt automatisch schon wieder die Notwendigkeit zu künstlicher Haltbarmachung weg.

Kein Tier würde auf die Idee kommen, einen angelegten Wintervorrat zu fressen, wenn draußen Frühling herrscht und alles frisch zur Verfügung steht. Nur der Mensch in seinem Konsumwahn muss jederzeit alles zur Verfügung haben, obwohl er überhaupt nichts braucht.

Dabei könnten wir tatsächlich alles frisch haben – was gerade reif ist. Der Mensch müsste nur mehr Verantwortung für sein Handeln übernehmen, und schon würde er wieder Lebensmittel erhalten und nicht sterile, wertlose Stopfblähfüllmittel.

Eine weitere wichtige Empfehlung ist, bei Getreide ausschließlich volles Korn zu verwenden! Man könnte sich jahrelang ausschließlich von Vollkorngetreide ernähren, ohne sich Mangelerscheinungen einzuhandeln. Das gilt besonders für Dinkel, jene Königspflanze, ein wahres Gottesgeschenk. Gekochtes Getreide verdaut der Körper sehr langsam, was den »kleinen Hunger zwischendurch« gar nicht erst aufkommen lässt.

Stattdessen werden mit Aufwand hochwertige Schalen, die über 80 Prozent der Vitamine und Mineralstoffe enthalten, vom Lebensmittel getrennt. Natürliche Fettsäuren und pflanzliche Öle werden ebenfalls zerstört, damit sie nicht irgendwann kaputtgehen. Natürliches Öl muss nach einiger Zeit ranzig werden, sonst ist es für den Körper ohne Wert.

Essen Sie nicht zerstörte Stopfmittel, die mit Geschmacksverstärkern, Farbstoffen, Emulgatoren, Aromastoffen, Bleichmitteln und Konservierungsmitteln untauglich gemacht wurden. Verlangen Sie Lebensmittel, entscheiden Sie sich für Lebensmittel. Und schon wandeln sich der Markt und das Angebot. Ihnen zuliebe.

Aber entdecken Sie zuerst, *warum* Ihr Körper gesunde, echte Lebensmittel mehr liebt als das Gewohnte. Seltsam: Wie ein Körper funktioniert, die einfachsten Dinge sagt Ihnen kein

Arzt. Wenn Sie wissen wollen, wie ein Auto funktioniert, steht dem Informationsstrom nichts im Wege. Fast jeder Mensch kümmert sich um sein Auto mehr als um seinen Körper. Und es darf auch mehr kosten. Kaputte Rücklichter und Stoßstangen werden in wenigen Stunden ausgetauscht: »So kann man doch nicht herumfahren.« Kaputte Mägen oder Dünndärme dagegen sieht man nicht. Also muss man sich deswegen auch nicht schämen.

Würde ein Diesel-Fahrer auf die Idee kommen, Benzin in den Tank zu kippen? Würde ein Mechaniker Sand ins Getriebe schütten statt Öl und auch noch erwarten, dass das Getriebe funktioniert? Seine Lehrzeit überlebte er nicht. Aber unser Körper soll das alles aushalten und auch noch jahrelang. Natürlich sind wir stabil gebaut und können uns Dinge leisten, die kein Pferd aushält. Trotzdem sollten wir irgendwann unseren Körper schätzen, lieben und gut behandeln, damit der Stoffwechsel nicht immer »Sand im Getriebe« hat.

Schließen Sie sich nicht dieser traurigen Welt an. Genießen und pflegen Sie Ihre Gesundheit, pflegen Sie sich, gönnen Sie sich Zeit. Zeit ist nicht Geld. Zeit ist Zeit. Nur wer sich Zeit nimmt, wird Zeit haben. Für sich, für seine Kinder, für seinen Beruf, für seine Gesundheit und seine Freizeit. Alles zu seiner Zeit.

Lernen Sie wieder, alles zu genießen. Die Arbeit wie die Familie. Freundeskreis wie Freizeit, Hobby und Sport. Gesundes Essen ist Teil unseres Lebens mindestens dreimal am Tag. Freuen Sie sich daran dreimal täglich, und nabeln Sie sich vom

»Üblichen« ab, statt sich abhängig zu machen. Vertrauen Sie Ihrem Gespür und nicht geldgierigen Menschen, die von Ihren Problemen profitieren.

Beherzigen Sie die Voraussetzungen für die Mond-Kur, dann können Sie sich mit Hilfe des Mondkalenders nun ohne jede Quälerei langsam dem Wellenschlag der Natur anpassen und dabei sanft entgiften, entschlacken und Ihrem Körper zu dem Gewicht verhelfen, mit dem Sie sich wohl fühlen.

Der Mond nimmt ca. 14 Tage lang ab und dann 14 Tage lang zu. »Mond-Kur« bedeutet, diesen Zyklus optimal zu nutzen und mit ihm mitzuschwingen.

Vollmond: Beginnen Sie die Mond-Kur zwei oder drei Tage vor Vollmond. Der Körper nimmt jetzt besonders gut auf, was man ihm zuführt, und man nimmt deshalb besonders leicht zu, ganz besonders am Vollmondtag selbst. Beginnen Sie ganz behutsam mit sich selbst, und essen Sie in dieser Zeit nur *etwas* weniger als gewohnt. Essen Sie ab 18 Uhr nichts mehr.

Trinken Sie aber einen eigens für diesen Zweck zusammengestellten, beruhigenden Vollmond-Tee.* Dieser Tee ist sorgfältig ausgesucht und natürlich zum richtigen Zeitpunkt geerntet und abgefüllt. Trinken Sie ihn einige Tage als Begleitung für Ihren Tageslauf. Dass Flüssigkeit, gleich welcher Art, nicht zu den Mahlzeiten getrunken werden soll, sondern immer vorher oder hinterher, ist für Sie sicherlich nichts Neues.

* Erhältlich bei uns: Paungger & Poppe GmbH, Postfach 107, A-3400 Klosterneuburg. Einfach Information anfordern.

Über den Tag verteilt sollten es mindestens zwei Liter Tee sein. Er schmeckt kalt auch gut, aber wie immer, kalt ist nicht jedermanns Sache.

Ganz Mutige sollten Obst- oder Fastentage einlegen, was auch immer »Fasten« für Sie bedeutet. Essen Sie für *Ihre persönlichen Verhältnisse* viel weniger oder etwas anderes als gewohnt (siehe *Aus eigener Kraft*, Seite 163).

Abnehmender Mond: Während der zwei Wochen des nun folgenden abnehmenden Mondes könnten Sie eigentlich normal essen, wie Sie es gewohnt sind. Der Körper nimmt nicht so gut auf, das Gewicht bleibt meist gleich oder sinkt gar ein wenig. Allerdings wollen wir ja einen oder zwei Monate lang »Mond-Kur« betreiben, um unser Gespür zu wecken. Deshalb sollten Sie während der 14 Tage des abnehmenden Mondes den speziellen Tee für den abnehmenden Mond zu sich nehmen.

Der abnehmende Mond unterstützt die Entschlackung und reinigt das Blut. Auch lässt er das Hungergefühl nicht so stark aufkommen. Im Körper regeneriert sich alles schneller: der Grund, warum Wunden bei abnehmendem Mond meist schneller und ohne Narben verheilen. Auf diese besondere Kraft des Mondes ist unser Tee perfekt abgestimmt.

Bis zum Neumond täglich mindestens zwei Liter davon trinken, und Ihr Wohlbefinden wächst und Ihre Sinne öffnen sich. Letzte Mahlzeit abends je früher desto besser (ungefähr 16 bis 17 Uhr). Dies wird ohnehin das Essverhalten der Zukunft sein. Ausprobieren – eine Woche lang!

Neumond: Um den Neumond herum – nach Gefühl einige Tage davor bis einige Tage danach – würden Sie von unserem Neumond-Tee profitieren. Alle Kräuter sind zum richtigen Zeitpunkt geerntet und abgefüllt und unterstützen dadurch optimal Ihren Körper. Eine Selbstverständlichkeit ist bei uns kontrolliert biologischer Anbau, frei von Giftmitteln und Bestrahlungen. Der Tee unterstützt die Entwässerung und sollte vielleicht bei längeren Autofahrten erst danach getrunken werden.

Auch an Neumond ist ein Obst- oder Fastentag ideal. Der Körper entgiftet sehr stark, und diesen Prozess kann man durch wenige Stunden der Enthaltsamkeit kräftig unterstützen. Der Körper zehrt von der (überflüssigen) Substanz.

Zunehmender Mond: In diesen zwei Wochen sollten Sie generell mit der Nahrungsaufnahme etwas kürzer treten als gewohnt, weil der Körper alles besser aufnimmt und speichert. Wenn Sie viel und angestrengt arbeiten müssen, ist unser spezieller Tee für den zunehmenden Mond eine große Wohltat. Der zunehmende Mond unterstützt alle Maßnahmen, die auf Aufbau und Kräftigung abzielen. Versuchen Sie insgesamt weniger zu essen, hören Sie etwa fünf Minuten vor dem gewohnten Sattheitsgefühl auf, und trinken Sie zwischen drei und fünf Uhr nachmittags besonders viel. Nehmen Sie die letzte Mahlzeit des Tages etwa ein bis zwei Stunden früher ein als üblich, spätestens aber um 18 Uhr.

Vielleicht sehen Sie hier einen Widerspruch zur Empfehlung, bei abnehmendem Mond spätestens um 17 Uhr die letzte Mahlzeit einzunehmen, während man bei zunehmendem

Mond leichter zunimmt und dennoch später die letzte Mahlzeit einnehmen soll. Der Grund für diesen scheinbaren Widerspruch ist fast ein seelischer: Bei zunehmendem Mond hält man es abends nicht so leicht aus, nichts mehr zu essen, und dann wäre es schade, um 22 Uhr zum Kühlschrank zu schleichen und zu sündigen. Leichter fällt einem die Disziplin, wenn man erst um 18 Uhr gegessen hat. Bei abnehmendem Mond ist man stabiler im Umgang mit dem nächtlichen Lockruf der Speisekammer, 17 Uhr als letzter Termin fürs Abendessen ist da leichter zu schaffen.

Bitte machen Sie uns jetzt nicht verantwortlich, wenn Ihr Beruf solch frühe Zeiten fürs Abendessen nicht zulässt. Wir wissen, dass unsere Berufswelt völlig naturfern und gegen unsere Körperrhythmen organisiert ist. Das ändert aber nichts an der Gültigkeit dieser Informationen und an ihrem hohen Wert, wenn es gelingt, sie dennoch umzusetzen. Es dauert vielleicht noch einige Jahrzehnte, bis sich Medizin und Politik endlich dazu durchringen, den Gewerkschaften und Arbeitgebern zu sagen, was richtig und was falsch ist.

Viel trinken ist eine Grundvoraussetzung, um nicht unnötig Fett anzusetzen. Der Körper braucht immer viel Flüssigkeit, um alle unnötigen Stoffe loszuwerden. Eigentlich sind sie nicht von vornherein »unnötig«, sondern sie werden erst irgendwann überflüssig. Damit der Stoffwechsel reibungslos funktioniert, brauchen wir ausgeglichene Nahrung und viel, viel Flüssigkeit.

Kurz vor Vollmond trinken Sie dann wieder eine oder zwei Tassen Vollmond-Tee zusätzlich und an Vollmond selbst mindestens zwei Liter davon. Diese speziellen Teemischungen werden wir im nächsten Jahr etwas ändern, weil der gleiche Tee niemals ständig getrunken werden sollte, und sei er noch so gesund. Jedes Jahr hat seine unterschiedlichen Bedürfnisse, und das sollte man nicht außer Acht lassen.

Eine ganz besondere Unterstützung für Ihre Haut während der Mond-Kur ist die gleichzeitige Anwendung von hochwertigen Gewebestraff- und Entschlackungsölen. Bei abnehmendem Mond leistet das Entschlackungsöl hervorragende Dienste, weil es die Entgiftung unterstützt. Bei zunehmendem Mond dagegen hilft das Gewebestrafföl bei Aufbau und Kräftigung von Haut und Bindegewebe.

Die größte Angst, die manche Übergewichtige vor dem Abnehmen haben, bezieht sich auf die Befürchtung, sie könnten hinterher nicht so gut aussehen wie noch zu Zeiten, wo sich die Haut ansehnlich über die Pfunde spannte. Der große Vorteil des Gewebestraffölsist, dass Ihr Körper die Gewichtsabnahme mit straffer und geschmeidiger Haut übersteht.

Obst-, Saft- und Fastentage

Obst- und Safttage als Blutreinigungs- und Entgiftungskuren im Miniformat sind immer eine feine Sache. Im Idealfall wählen Sie als Zeitpunkt die Fruchttage Widder, Löwe und Schütze beziehungsweise die Tage kurz vor Neumond und Vollmond.

Wir möchten hier einige Worte darüber verlieren, weil Sie solche Tage öfters im Verlauf dieses Buches empfohlen bekommen und oftmals Unklarheit darüber herrscht, was genau wir eigentlich darunter verstehen. Zuallererst: Obstsäfte sind Nahrungsmittel, keine Getränke. Als echte Fastenspeise sind sie nicht anzusehen.

Generell sollten Sie für Obsttage tatsächlich Obst oder Gemüse verwenden, nicht Säfte. Die Frucht in ihrer Ganzheit ist wertvoller als der Saft. Oftmals ist die Verwendung von Säften jedoch bequemer, und bevor man ganz auf eine solche Mini-Kur verzichtet, sollte man auf Säfte zurückgreifen.

Beobachten Sie genau, welches Obst und welche Säfte Sie vertragen, und richten Sie sich danach. Achten Sie besonders auf den Unterschied in der Wirkung zwischen Kern- und Steinobst. Achten Sie auch auf den Mondstand im Tierkreis. In der Regel haben Fruchtsäfte an den Fruchttagen Widder, Löwe und Schütze eine andere Wirkung als zu den übrigen Zeiten.

Beobachten Sie auch, ob Sie rohes oder gekochtes Obst besser vertragen. Diese Beobachtungen werden sehr wichtig im nächsten Schritt auf dem Weg zur gesunden Ernährung für Sie persönlich.

Viele Menschen vertragen rohes Obst gar nicht. Sie reagieren mit Bauchdrücken, aber auch mit unreiner Haut, Rötungen, Kopfjucken, Brennen an den Füßen usw. Wegen solcher Reaktionen auf Obst zu verzichten wäre ein gravierender

Fehler. Gekochtes Obst wäre dann viel, viel besser als gar kein Obst.

Wenn Sie rohes Obst nicht vertragen, dann greifen Sie keinesfalls zu Vitamintabletten. Oder zu irgendwelchen Obstkonserven, die keinerlei Lebenskraft mehr besitzen.

Selbsteingekochtes ohne Haltbarmacher dagegen ist wunderbar. Möglichst immer an Fruchttagen einmachen (Widder, Löwe, Schütze).

Zur Wahl des Obstes: Alles ist gesund, was in Ihrer Nähe wächst. Ein Apfel aus Ihrer Umgebung enthält viel mehr Vitamin C als jede Zitrone. Zitronen verlieren fast alle Vitamine gleich nach der Ernte. Würden Sie beispielsweise regelmäßig rohes Sauerkraut essen oder Sauerkrautsaft trinken, dann würden sich Grippeviren an Ihnen sämtliche Zähne ausbeißen. Sauerkraut ist viel besser als Zitronen, was das betrifft. Obendrein ist der Saft ideal geeignet, um nach und nach einen betäubten Darm auf Vordermann zu bringen.

Sauerkraut und Lederäpfel (Boskop) waren früher im Winter das verbreitetste und selbstverständlichste Mittel gegen Erkältung und Vitamin-C-Mangel. Beide Lebensmittel lagen griffbereit und standen immer zur Verfügung. Im Winter aß man zur Vorbeugung täglich mindestens einen Esslöffel voll rohes Sauerkraut. Für Kinder kann man es gut verfeinern, beispielsweise mit süßen Früchten, Nüssen oder Sahne. Man sollte immer eine Wochenration aus dem Fass holen, damit der Deckel nicht täglich gehoben werden muss. Das wäre schädlich für das Kraut. Entweder würde es austrocknen oder zu schnell vergären. Haben Sie ein solches Fass oder auch nur einen kleinen Steinguttopf zu Hause, dann heben Sie den Deckel niemals bei Krebs, Löwe oder Jungfrau.

Sauerkraut sollten Sie immer aus biologischem Anbau beziehen, aber auch das Dosensauerkraut aus dem Supermarkt leistet keine schlechten Dienste. Es ist besser als nichts. Auch beim Dosensauerkraut ist es eine Frage der chemischen Zusätze, ob es noch von Wert ist. Mit der Zeit fühlen Sie den Unterschied ohnehin, und bald wird es Ihnen der Körper danken. Heute glaubt man leider, auf so wertvolle Lebensmittel verzichten zu können. Der Schaden ist enorm.

Karotten und Karottensaft sollten Sie übrigens immer mit einem Schuss Öl zu sich nehmen, sonst ist das darin gebundene Vitamin A nutzlos. Der Körper kann es nur in Kombination mit Fett verwerten.

Ausländische Produkte sollten Sie nur gezielt einsetzen, Ananas etwa eignet sich zur Entwässerung, besitzt aber viel Fruchtzucker und ist nicht jedermanns Sache. Von einseitigen Entwässerungen holt man sich oftmals eine Abneigung gegen sinnvolle Entwässerung im Allgemeinen. Generell sollten Sie auf Produkte aus Ländern verzichten, in denen es noch Kinderarbeit gibt.

Mit der Empfehlung von Fastentagen meinen wir nicht das echte Fasten über mehrere Tage oder gar Wochen, das eigentlich nur Sinn hat, wenn der Körper *schon entgiftet* ist. Ein über Jahre und Jahrzehnte durch Fehlernährung belasteter Körper kann nicht durch einige Wochen Fasten in »jungfräulichen« Zustand versetzt werden.

Eine langsame Regenerierung ist nötig, gleichsam ein Hinessen zum Ausgangspunkt. Dabei sollte auf alle Medikamente verzichtet werden. Das Geheimnis besteht nicht im Hinzufügen von Wertvollem, sondern im langsamen Weglassen dessen, was einem schadet. Man sollte dazu einen Heilpraktiker aufsuchen, der dieser Sanierung auf natürlichem Wege beisteht.

Zuerst muss sich der Dünndarm regenerieren, danach die Nieren, die Leber und die Haut. Erst danach ist Heilfasten sinnvoll. Einläufe sind nur bedingt empfehlenswert und sollten immer mit einem erfahrenen Heilkundigen besprochen werden. Kamille beispielsweise ist nur bei Entzündungen sinnvoll, ansonsten ist sie nicht hilfreich, weil der Darm zu stark beruhigt wird. Glaubersalz und Bittersalze verengen den Dickdarm, ohne die Darmzotten zu reinigen und Kotsteine zu beseitigen.

Das war's schon mit dem Leitfaden für die Mond-Kur. Kommt Ihnen daran irgendetwas kompliziert vor? Vielleicht sollten wir noch erwähnen, dass Reinlichkeit immer sehr wichtig ist, weil der Körper stärker ausdünstet und sich Gerüche leichter entwickeln.

Wenn Sie nach diesem Rhythmus einige Male leben, werden Ihr Gespür und Ihre Sinne erwachen, Ihre Unterscheidungskraft wächst. Das macht Sie reif für den nächsten Schritt. Zuvor jedoch etwas zum Ausprobieren. Ein Löffel Erfahrung sagt mehr als ein Kilo Worte.

Geschmacksproben

Warten Sie für dieses Experiment, bis Sie richtig Hunger haben, das ist ganz wichtig. Nehmen Sie nun zuerst eine schöne, reife, rote Tomate aus dem Bio-Laden. Schneiden Sie sie in Scheiben, und essen Sie sie mit geschlossenen Augen, Scheibe für Scheibe, ohne Salz, ohne jegliche Zutat. Ganz langsam. Fühlen Sie genau, was Sie da aufnehmen.

Atmen Sie ein wenig durch und nehmen nun zur Hand, was Sie gleichzeitig gekauft haben: nämlich die billigste, gleich große Tomate aus dem Supermarkt, zwangsgereift, aus den Glashäusern der Welt. Warten Sie einige Minuten, und tun Sie nun dasselbe mit dieser Tomate: Essen Sie sie langsam, und lassen Sie sich Zeit, schmecken Sie hinein in den Unterschied.

Eine *echte* Tomate pro Person pro Mittagessen: Man hat gegessen!

Für den nächsten, sehr interessanten Versuch brauchen Sie ganze Dinkelkörner aus dem Reformhaus oder Bio-Laden und einen ganz normalen, zuckerfreien, mit Süßstoff gesüßten Kaugummi. Nehmen Sie nun eine kleine Handvoll Körner, und kauen Sie sie, etwa 15 Minuten lang. Wenn Sie das noch nie getan haben, werden Sie überrascht feststellen, dass sich der Dinkel in eine Art Kaugummi verwandelt, der übrigens sehr gut für Zähne und Zahnfleisch ist.

Nach einer Viertelstunde kommt der Clou: Spucken Sie den Dinkel-Kaugummi entweder aus, oder schlucken Sie ihn runter. Und kauen Sie jetzt einen Streifen »normalen« Kaugummi. Fühlen und schmecken Sie den Unterschied! Mit derselben Dinkelkörner-Methode können Sie viele andere Nahrungs- und Genussmittel testen, über deren wirkliche Qualität Sie sich nicht sicher sind.

Ein besonders interessanter und die Sinne öffnender Versuch geht so: Kauen Sie ein größeres Stück Brotrinde von einem Vollwertbrot, bis es ganz süß schmeckt. Runterschlucken und dann ein Stück Ihrer Lieblingsschokolade probieren. Freunde von uns hat genau dieser Versuch zur gesunden Ernährung bekehrt.

2. Auf dem Weg zur Ernährung für ein neues Jahrtausend

Wer schon mehrere Monate oder gar Jahre lang unsere Kalender »Das Mondjahr« besitzt und Notizen und Erfahrungen zu seinen Ernährungsgewohnheiten im Rhythmus des Mondes gesammelt hat, ist jetzt fein raus. Der Einstieg in die Praxis ist dann viel einfacher. Die übrigen Leser allerdings brauchen sich nicht zu sorgen: Einige Tage oder Wochen Geduld bringen auch Sie zu jener persönlichen Erfahrung, die Sie von diesem Kapitel voll und ganz profitieren lässt.

Erinnern Sie sich an unsere Empfehlungen zum persönlichen Nahrungsrhythmus?

»Beobachten Sie, ob Sie an Zwillinge, Waage, Wassermann mehr Appetit auf fetthaltige Speisen haben oder weniger als sonst? Und ob Sie sie besser oder eher weniger gut vertragen als sonst?«

»Beobachten Sie, ob Sie an Krebs, Skorpion, Fische mehr Appetit auf kohlenhydrathaltige Speisen (Mehlspeisen, Kartoffeln) haben oder weniger als sonst? Und vertragen Sie sie besser oder weniger gut als sonst?«

Die Antworten auf diese Fragen geben den entscheidenden Aufschluss. Wenn Sie auch noch die jeweiligen Lebensmittel notiert haben, ist die Auswertung schnell geschehen, vielleicht sogar heute schon. Allen Lesern empfehlen wir, langsam und in Ruhe und Frieden die folgenden Zeilen aufzunehmen und in Ihrem ureigenen Tempo die Informationen in Ihrem Alltag zu lebendiger Wirklichkeit werden zu lassen.

Der Alpha- und der Omega-Typ

Geht es Ihnen manchmal auch so: Sie besuchen ein Lokal mit exotischen Speisen, indisch, chinesisch, was auch immer, und stellen fest, dass es wunderbar geschmeckt hat, dass Sie hinterher gar nicht müde sind, dass Sie alles besser vertragen haben als sonst eine vertraute Speise? Es muss nicht unbedingt exotisches Essen sein. Dieselbe Erfahrung kann man überall machen – bei der Oma, die man manchmal besucht, bei »Ferien auf dem Bauernhof«, bei der kurzen Geschäftsreise in andere kulinarische Regionen, bei Freunden – immer dann, wenn man irgendwo etwas völlig »außer der Reihe« zu sich nimmt.

Wie kommen solche Erfahrungen zustande?

Wir brauchten viel Geduld, um den richtigen Zeitpunkt abzuwarten, dieses Kapitel und die darin festgehaltenen Ernährungsregeln zu veröffentlichen. Aufbau und Zusammenhänge einer solchen Information sind wichtig. In unserer schnelllebigen Zeit wird eine Information schnell verwässert, unzulässig verallgemeinert und falsch interpretiert. Ihr wahrer Wert geht oft unter.

Aber das Warten hat sich gelohnt, für Sie wie für uns. In diesem Kapitel möchten wir nichts weniger als den Grundstein legen für die Ernährungslehre der Zukunft. Noch einige weitere

Bausteine werden folgen, auch in diesem Buch, aber der Anfang von allem ist in den wenigen folgenden Seiten enthalten.

Dabei ist nichts neu unter der Sonne. Die Einsicht, dass es absolut nichts gibt, was für jeden Menschen ungesund ist oder für jeden Menschen gesund – diese Einsicht ist nicht neu. Alle Welt weiß, dass »Zucker schlecht ist«. Hat deswegen eine einzige Konditorei Pleite gemacht? Zucker ist tatsächlich schädlich, aber eben nicht immer und nicht bei jedem. Die Ernährungswissenschaft hat bis heute kaum eine Ernährungsregel formuliert, die falsch wäre. Und kaum eine, die richtig ist.

Viele Menschen vertragen pflanzliche Fette, Kaffee und Weizenmehl hervorragend. Leider oftmals erfolgreich ist ihnen eingeredet worden, dass das dick macht oder das Herzinfarktrisiko erhöht. Törichter Unsinn! Das angeblich »Gesunde« ist es, was diese Menschen dick macht, abgesehen vom schlechten Gewissen, mit dem sie dennoch insgeheim ihre Lieblingsgerichte verspeisen.

Zu den elendsten und zerstörerischsten Erfindungen unseres Jahrhunderts zählen Kalorientabellen und Fett-Prozentangaben. *Sie* sind es, die zu Übergewicht führen und krank machen. Denn sie helfen mit, Fehlverhalten einzuüben und zu zementieren. Sie helfen mit, das ureigene, persönliche Gespür zu betäuben und sich auf der fälschlichen Gewissheit auszuruhen, dem geschriebenen Wort von dummstudierten Experten mehr vertrauen zu können als dem eigenen Gefühl. Sosehr man sich auch die Systematisierung wünschen, sosehr man sich nach allgemeingültigen Rezepten sehnen mag – es gibt sie nicht.

Nach der jahrzehntelangen Bombardierung mit törichten Ernährungsvorschriften (die besonders in Krankenhäusern ohnehin nicht eingehalten werden) und sinnlosen Diäten können wir Ihnen nun in die Hand geben, was gemeinsam mit sinnvoller Selbstbeobachtung und -erfahrung zum Titel dieses Buches führt: *Alles erlaubt – zum richtigen Zeitpunkt.*

Selbst wenn Sie mit Hilfe dieses Buches den Durchbruch zu Ihrem ureigenen Typ und Ihrer ureigenen Ernährungsweise geschafft haben – es ist immer noch *alles* erlaubt!

Sie dürfen auch Ungesundes genießen – mit Maßen. Wenn Sie Kakao nicht vertragen, aber manchmal Lust darauf haben – genießen Sie ihn! Unser Körper muss lernen, mit Ungewohntem und mit gewissen Lasten fertig zu werden. Nicht die Straßenkinder werden krank, sondern die verhätschelten Mamalieblinge.

Und ganz wichtig: Echtes Genießen ohne Reue führt zu klaren Botschaften des Körpers. Wer aufrichtig genießt – ob Verträgliches, Gesundes, Ungesundes –, dessen Körper wird klare Botschaften senden über die wahre Qualität des Aufgenommenen. Der Körper sendet »Gut« oder »Alarm!«. Nach solchen Botschaften lässt sich planen und leben und reagieren. Ein solcher Körper wird zum verlässlichen Freund.

Wer mit schlechtem Gewissen isst, dessen Körper wird immer rebellieren und das Aufgenommene als ungenießbar, als Last melden. Dessen Körper gibt Daueralarm, der zu nichts führt.

Echter Genuss weckt uns auf. Echte Sucht betäubt immer, gleichgültig, wonach man süchtig ist.

Um Ihre ganz persönliche gesunde Ernährungsweise entdecken zu können, brauchen Sie Erfahrung und Einsicht. Für das Gewinnen der ersten und wichtigsten Einsicht sollten Sie sich Zeit lassen – etwa einen bis drei Monate.

Die Einsicht betrifft die Frage, welcher Grundtyp Sie sind.

Es gibt zwei Grundtypen:

Alpha-Typ und **Omega-Typ**

Wir haben uns die Begriffe Alpha-Typ und Omega-Typ ausgedacht, weil es nach unserem Kenntnisstand keine populären und eingeführten Bezeichnungen gibt. Die Ernährungswissenschaft ist zu dieser jahrtausendealten Erkenntnis der Existenz zweier Grundtypen noch nicht vorgedrungen – zumindest nicht in einer für unsere Regionen und Breitengrade verwertbaren Form. In anderen Kulturen begegnet man manchmal bestimmten Typ-Unterscheidungen (etwa zwischen Yin-Typ und Yang-Typ), aber bisher fehlt jede »Übersetzung« der Erkenntnisse anderer Völker in eine für uns verwertbare und einleuchtende Form. Und auf Yin- und Yang-Typ sind diese Erkenntnisse nicht umzusetzen.

Das ist aber auch gar nicht nötig, denn das einheimische Wissen reicht für unsere Zwecke und Ihren Gewinn völlig aus. Am besten, Sie nehmen nun einen Stift und ein Blatt Papier und ziehen eine senkrechte Linie in der Mitte. In die linke Spalte schreiben Sie als Überschrift »Alpha« und in die rechte »Omega«. Auf den nächsten Seiten werden wir Ihnen einige Fragen stellen, die Sie bitte wahrheitsgemäß beantworten, nur für sich selbst. Das Ergebnis brauchen Sie vorläufig niemandem mitzuteilen, es sei denn, Sie haben den Wunsch dazu.

Die Fragen beziehen sich in erster Linie darauf, ob Sie bestimmte Nahrungsmittel *vertragen* oder nicht. Lassen Sie uns zuerst zum besseren Verständnis klären, was wir unter *nicht vertragen* verstehen. Es besteht durchaus die Möglichkeit, dass Sie seit Jahrzehnten regelmäßig irgendein Nahrungsmittel oder Getränk zu sich nehmen, obwohl es Ihnen grundlegend schadet! Wenn das der Fall ist, dann ist die Wahrscheinlichkeit ebenso hoch, dass Sie von der Schädlichkeit dieses Nahrungsmittels nicht die geringste Ahnung haben. »Nicht vertragen« äußert sich nämlich in verschiedenen Formen, die noch an keiner Universität gelehrt werden. Hier ist die Checkliste:

Sie vertragen ein bestimmtes Lebensmittel wahrscheinlich nicht,

- *wenn sein Genuss Sie regelmäßig ermüdet.* Das Gefühl, nach jedem Essen am liebsten ein Schläfchen machen zu wollen, ist ein absolut sicheres Zeichen, dass Sie etwas im Essen nicht vertragen haben und dass es Ihnen langfristig sehr schadet. So verrückt sind die normalen Ansichten über unser Essen und unsere Nahrungsmittel, dass sogar schon Ärzte uns weismachen wollen, dass man sich nach dem Essen müde fühlen muss. Vollwertige Lebensmittel, ausgesucht nach Ihrem Typ, machen nicht müde, selbst wenn Sie ein wenig mehr davon essen, als der Körper verlangt!

Wenn allerdings Konservierungsmittel, Farbstoffe, Geschmacksverstärker und künstliche Aromastoffe enthalten sind, macht das Nahrungsmittel *immer* müde.

Die Ausnahme: Die leichte Mattigkeit zwischen 13 und 15 Uhr, unabhängig davon, ob man gegessen hat oder nicht, ist etwas ganz Natürliches und hängt mit dem Tagesrhythmus der Organe zusammen (siehe unser Buch *Aus eigener Kraft*, Seite 231). Schade, dass die deutschsprachigen Länder hier nichts von den südlichen Ländern lernen wollen, die nicht nur wegen der höheren Temperaturen nachmittags eine Siesta einlegen.

- *wenn Sie regelmäßig unter saurem Aufstoßen, Sodbrennen, Völlegefühl, Blähungen oder Kopfschmerzen zu leiden haben.* Kopfschmerz und Migräne sind eine häufige, allergische Reaktion auf nicht vertragene Nahrungsmittel oder Getränke. Oftmals wird diese jedoch nicht in Verbindung mit untauglicher Nahrung gebracht, weil sie verzögert eintreten kann, manchmal sogar erst am nächsten Tag!

- *wenn sich etwa 15 Minuten bis eine halbe Stunde nach dessen Aufnahme Ihre Laune stark verschlechtert.* Diese Reaktion tritt besonders bei Kindern auf, wenn sie Süßigkeiten gegessen haben. Aber auch bei Erwachsenen, etwa nach der Aufnahme von Mehlspeisen mit poliertem Weizenmehl.

- *wenn Sie Mund- und/oder Körpergeruch haben oder bekommen.* Mundgeruch aufgrund schlechter Zahnpflege ist

hier nicht gemeint. Mundgeruch beruht in fast allen Fällen auf schlechter Verdauung und einem belasteten Magen.
Starker Körpergeruch ist so gut wie immer ein Zeichen einer Nahrungsmittelunverträglichkeit oder eines gestörten
Stoffwechsels. Das gilt auch für den Genuss von Knoblauch. Die Körperausdünstung nach Knoblauchgenuss ist
kaum merkbar, wenn man sich gesund ernährt.

- *wenn sich bei Ihnen ein Pilz findet, innerlich oder äußerlich.*
  In der Tat: Sogar Fußpilz ist Signal für eine gestörte Verdauung, weil gestörte Verdauung die Hautfunktionen durcheinander bringt.

- *wenn Sie öfters Fieberblasen entwickeln.* Fieberblasen bedeuten fast immer einen seelischen oder körperlichen Ekel
  vor etwas (oder jemandem).

- *wenn Sie unter unbestimmbaren Rückenschmerzen leiden,
  besonders im Kreuz.* Rückenschmerzen sind eine sehr häufige allergische Reaktion auf polierten, toten Weizen (der
  Normalfall), weil die überlastete Niere über Nervenbahnen
  in die Wirbelsäule ausstrahlt. Wenn immer wieder Weizenmehl nachkommt, wird der Niere die Arbeit schließlich zu
  viel, und ihr Helferorgan, die Milz, gerät unter Druck –
  mit allen Folgen. »Fachärzte« behandeln leider meist jenes
  Organ, das in der Kette der Schwächung als Letztes dran-
  kommt, weil es zu versagen beginnt. Kaum ein Urologe
  kommt beispielsweise auf die Idee, Nierenprobleme auf
  Weizenmehl-Unverträglichkeit zurückzuführen, obwohl
  das die häufigste Ursache ist.

Nun zu den Fragen, deren Beantwortung Sie zu Ihrem Typ führen kann, und hier die zentrale Frage zuerst:

Was vertragen Sie besser: *tierische Fette* wie Butter, Sahne, gebratenes Fleisch usw. oder *pflanzliche Öle* und Fette, Margarine, gekochtes Fleisch usw.?

Bitte lassen Sie sich Zeit mit der Antwort, denn entscheidend ist das Wort »vertragen«, nicht das Wort »lieben«. Wenn Sie aufrichtig antworten können »Butter«, dann machen Sie ein Kreuzchen auf der Alpha-Seite, wenn pflanzliche Fette, Margarine usw., dann ein Kreuzchen auf der Omega-Seite.

Bitte denken Sie zurück: Vertragen Sie wirklich, was Sie gerade angegeben haben? Ist Butter/Pflanzenfett für Sie wirklich das Lebenselixier? Oder schmeckt es einfach immer gut, aber so richtig wohl fühlen tun Sie sich nicht damit, oder Sie spüren gar, dass es Sie dick macht? Oder Sie lieben zwar das eine oder das andere, sind aber nach dem Essen immer müde?

Machen Sie sich die Antworten – auch die folgenden – nicht einfach. Wir kennen viele Menschen, die sich jahrzehntelang nicht typentsprechend ernährt haben, mit unterschiedlichsten Folgen.

Einer unserer Freunde, ein Alpha-Typ, bekam zu Haus nur selten tierische Fette, Butter, Speck, Schinken usw. zu essen. Seine Frau, zwar ebenfalls ein Alpha-Typ, hatte in der frühen Jugend einen Ekel vor Butter entwickelt, weil sie so *viel* davon gegessen hatte. Als beide auf unseren Rat hin wieder auf die Lieblingsspeise als Kind »umstiegen«, normalisierten sich in kürzester Zeit das Gewicht und vor allem der Schlaf der beiden.

Für den häufigen Fall, dass Sie wirklich im Augenblick nicht wissen, was Sie besser vertragen, ein Hinweis: Suchen Sie sich aus einem unserer Mondkalender einige Tage im zunehmenden Mond aus, die im Tierkreiszeichen Zwillinge, Waage oder Wassermann liegen. Markieren Sie diese Tage, und dann probieren Sie in den nächsten Monaten an diesen Tagen Gerichte aus, die entweder hohe Anteile an tierischem Fett und Butter enthalten oder viel pflanzliches Öl.

Achten Sie dabei darauf, dass die Öle und Fette tatsächlich rein verwendet werden – also entweder ausschließlich pflanzliche oder ausschließlich tierische Fette. Sonst bekommen Sie ein Ergebnis ohne Aussagekraft. Tierische und pflanzliche Fette *ständig* im Essen vermischt, verträgt niemand!

Probieren Sie und sammeln Sie Erfahrung so lange und mit Genuss, bis Sie ein klares Gefühl dafür erworben haben, was Sie besser vertragen. Und wenn es drei Monate dauert.

Wir sind nicht gefühllos, auch wenn unser Gefühl schon sehr lange betäubt ist. Wir sind *so geworden*.

Machen Sie doch einen Versuch: Verzichten Sie ein paar Tage lang auf alle Milchprodukte, und beginnen Sie damit bei Vollmond.

Vergleichen Sie Ihren Augenbereich. Entwickelten sich Ringe, verschwanden sie? Beobachten Sie, wie Sie in dieser Zeit schlafen. Welche Veränderungen stellen sich ein? Haben Sie nach diesen vier Wochen eine besonders gute Erfahrung gemacht, müssen Sie nicht gänzlich auf Milchprodukte verzichten. Sie sollten nur maßvoll und bewusst damit umgehen und nach 18 Uhr keine Milchprodukte mehr zu sich nehmen. Sie wirken nach dieser Zeit generell leberbelastend.

Normale Milch ist kein wertvolles Nahrungsmittel und generell ungeeignet für Kinder unter fünf Jahren – auch wenn uns alle Experten vom Gegenteil überzeugen wollen.

Die Milch, die Sie im Supermarkt erhalten, ist nämlich keine Milch mehr, sondern ein weißer Saft, der alles mögliche enthält, was Kühe zu armen Milchmaschinen macht – Medikamente, Gifte, Haltbarmacher. Mit der frischen Milch einer natürlich aufgewachsenen Kuh hat diese Milch so viel zu tun wie selbstgemachte Marmelade aus wilden Walderdbeeren mit dem gefärbten Zuckerschleim der Industrie.

Also: Was vertragen Sie besser, tierische oder pflanzliche Fette? Bei »tierisch« kommt ein Kreuzchen zu Alpha, bei pflanzlich ein Kreuzchen zu Omega. Mit der Beantwortung dieser Frage sind Sie ein gewaltiges Stück weitergekommen auf dem Weg zur gesunden Ernährung für Sie persönlich. Die nächste Frage ist fast ebenso wichtig:

Was vertragen Sie besser: *Weizenmehl* **oder** *Roggenmehl*?

Wenn Roggen »Ihr Mehl« ist, gehört ein Kreuzchen auf die Alpha-Seite, bei Weizen eines auf die Omega-Seite.

Auch hier sollten Sie sich die Antwort genau überlegen beziehungsweise erst über längere Zeit experimentieren. Die Antwort ist sehr wichtig, denn wenn Sie sich aus Gewohnheit nicht Ihrem Typ gemäß ernähren, kann das in diesem Fall weit reichende Folgen haben.

Vertragen Sie Weizen wirklich? Eine Frau aus unserer Bekanntschaft wurde – ohne es selbst zu merken! – nach dem Genuss von Weizenmehl in welcher Form auch immer (Weizenbrötchen, Kuchen, Omelette, Kaiserschmarrn, Nudeln usw.) stets müde. Sie empfand diese Müdigkeit als »normal nach dem Essen« und verschrieb sich als Gegenmittel entweder ein Schläfchen oder einen großen Espresso. Was aber viel gravierender war: Seit über zwanzig Jahren litt sie in kurzen Abständen immer wieder an mehr oder weniger starken Rückenschmerzen. Kein Orthopäde hatte ihr jemals helfen können.

Nachdem wir wussten, dass Rückenschmerzen, wie gesagt, sehr oft in engem Zusammenhang mit überlasteten Nieren stehen und dass viele Menschen Weizenmehl generell nicht vertragen, rieten wir ihr, es einmal mit Roggen- oder *am besten* Dinkelmehl-Produkten zu versuchen und auf grünen Tee umzusteigen. Sie folgte mit etwas Zögern, aber hat seither keine Rückenschmerzen mehr, empfindet nach dem Essen nur Müdigkeit, wenn keine vollwertigen Produkte verwendet wurden, und meidet Weizenmehl, wo sie nur kann. Manchmal gelingt es nicht – aber dann genießt sie den Kuchen und nimmt die Müdigkeit in Kauf.

Andererseits: Wenn Ihre Antwort lautet, dass Sie Weizenmehl *nicht* vertragen, sind Sie da sicher? Haben Sie schon einmal längere Zeit biologisches Vollkorn-Weizenmehl verwendet? Heutiges lebloses Industrie-Weizenmehl wird von niemandem vertragen, auch nicht vom ausgesprochenen Omega-Typ.

Wenn Sie Probleme haben, Ihre eigene Antwort zu finden, dann ist hier ein möglicher Weg: Suchen Sie sich aus einem Mondkalender einige Tage im zunehmenden Mond aus, die im Tierkreiszeichen Krebs, Skorpion oder Fische liegen. Markieren Sie die Tage, und dann probieren Sie in den nächsten Monaten an diesen Tagen Mehl-Nahrungsmittel aus, die entweder *ausschließlich* Weizen enthalten oder *ausschließlich* Roggen. Mischprodukte ergeben keine guten Ergebnisse, weil schon geringe Mengen des jeweils anderen Mehls die Erfahrung ungültig machen.

Tun Sie das so lange, bis Sie durch die Wirkung ein klares Gefühl dafür bekommen haben, was Sie besser vertragen. Und wenn es drei Monate dauert.

Was vertragen Sie besser: *Tee* oder *Kaffee*?

Bei Tee machen Sie ein Kreuzchen auf der Alpha-Seite, bei Kaffee auf der Omega-Seite. Die Frage mag Ihnen vielleicht simpel erscheinen, weil Sie möglicherweise schon jahrzehntelang das eine oder andere trinken. Aber beobachten Sie genau und seien Sie aufrichtig.

Wir möchten hier die Erfahrung eines Freundes beisteuern, der vom 14. bis zum 46. Lebensjahr ausschließlich Kaffee trank, bei jeder Gelegenheit und »literweise«, wie man so schön sagt. Er konnte noch fünf Minuten vor dem Schlafengehen starken Kaffee trinken, ohne Probleme. Bis er durch eine unserer Fragen auf eine Idee kam. Er hatte uns nämlich den merkwürdigen Effekt berichtet, dass ihn Kaffee manchmal statt munter noch müder machte, bis hin zum Einschlafen im Sitzen im Bürostuhl, Minuten nach der Tasse Kaffee. Er folgte unserem Rat, doch einmal Tee auszuprobieren – biologisch gezogenen Grüntee. Die Wirkung war verblüffend. Der Tee hielt ihn lange Zeit munter, ohne aufzuputschen, er schlief viel ruhiger als früher und wachte ausgeruhter auf.

Sogar das Sodbrennen, das verschiedene Früchte und Gewächshaus-Paprika bei ihm ausgelöst hatten, verschwand völlig. Von einem Tag auf den anderen war er auf Tee umgestiegen, und noch keinen Tag hat er dem Kaffee nachgetrauert. Also: Vertragen *Sie* Tee oder Kaffee besser?

Sind Sie ein *Frühaufsteher und Tagmensch* oder ein *Spätaufsteher und Nachtmensch*?

Nein, Sie wollen jetzt nicht wissen, wann Sie aufstehen *müssen*, weil es der Beruf verlangt. Sie wollen wissen, was Ihrem Körper gut tut. Und das ist etwas anderes, als ihn freudig oder widerstrebend irgendwelchen Pflichten zu unterwerfen oder irgendwelchen Launen oder Moden zu gehorchen und »auszuschlafen«, obwohl der Körper schon um fünf Uhr früh fit wäre, einen neuen Beruf zu erlernen.

Spätaufsteher-Nachtmenschen: Kommen morgens langsam auf Touren und benutzen gerne die Nachtstunden, um konstruktiv und inspiriert zu arbeiten, wofür auch immer. Sie handeln lieber, statt lange zu grübeln, fassen schnell auf und fackeln nicht lange. Meist geht ihnen alles zu langsam. Oftmals wachen sie zwischen vier und sechs Uhr früh kurz auf und könnten dann aufstehen und viel zuwege bringen. Sie brauchen aber dann tagsüber manchmal eine kleine Siesta.

Erkennen Sie sich wieder? Dann ein Kreuzchen auf der Alpha-Seite.

Frühaufsteher-Tagmenschen: Sie stehen relativ gerne früh auf, sind geistig rasch auf der Höhe. Dabei verlieren sie allerdings viel Zeit mit Kopfarbeit, bevor sie tätig werden. Sie sind oft in geistig-intellektuellen Berufen und in Büro-Berufen zu finden und befassen sich gerne mit Zahlen, Berechnungen, Kalkulationen.

Erkennen Sie sich wieder? Machen Sie ein Kreuzchen auf der Omega-Seite.

Eine Merkwürdigkeit: Unter Landwirten, die ja sehr früh aufstehen müssen, sind sehr viele geradlinige, zupackende Alpha-Typen, also eigentlich Spätaufsteher. Das beruht eben auf dem erwähnten Effekt, dass Alpha-Typen oftmals zwischen vier Uhr und sechs Uhr früh eine kurze Wachphase haben, in der sie oft auch *tatsächlich* aufwachen und sich putzmunter fühlen.

Viele Spätaufsteher machen jetzt den Fehler, nach einem entsetzten und hellwachen Blick auf die Uhr nicht aufzustehen und sich noch einmal umzudrehen. Oftmals reißt sie der Wecker unerbittlich aus den schönsten Träumen, oder sie wachen spät am Vormittag auf und fühlen sich richtig gerädert, obwohl sie Stunden länger geschlafen haben.

Alpha-Typen, die es sich zur Gewohnheit machen, regelmäßig zu den frühen Zeitpunkten aufzustehen, hätten einen wunderbaren Start in den Tag, obwohl sie Nachtmenschen sind. Sie müssten nur manchmal zwischendurch ein kurzes Schläfchen einlegen. Diese Rast braucht nicht länger als 20 Minuten zu dauern.

Wie bekommt Ihnen *Zucker*?

Gleichgültig, ob Rohrzucker oder Honig – wie vertragen Sie Zucker?

Diese Frage ist nicht leicht zu beantworten, denn hier spielt Gewohnheit eine sehr große Rolle. Und nachdem Süßigkeiten einen großen Anteil an der allgemeinen Sinnesbetäubung haben, kann diese Frage oftmals nicht gleich präzise beantwortet werden.

Manche Menschen schütten sich drei Löffel Zucker in den Kaffee, essen Torten wie nichts, fühlen sich einigermaßen wohl in ihrem Normal- oder Übergewicht und haben ihre Körpersprache (»Bitte keinen Zucker!«) schon vor Jahrzehnten zum Schweigen gebracht. Manche wiederum übertreiben es mit der »gesunden Ernährung« so sehr, dass sie sogar das liebevoll angerichtete Nachtisch-Eis bei Freunden ablehnen – obwohl ihr Körper *gar nichts* dagegen hätte, mit diesem Genuss überrascht zu werden, und obwohl sie, für jedermann sichtbar, alles andere als besonders fröhliche Zeitgenossen sind.

Wenn eine solche jahrzehntelange Gewohnheit bei Ihnen die Antwort erschwert, bleibt nur das Experiment.

Sie sind viel Zucker gewöhnt? Verzichten Sie eine Woche lang darauf – in jeder Form. Und beobachten Sie, was geschieht. Öfters müde als vorher? Öfters putzmunter als vorher? Besserer Schlaf?

Sie meiden Zucker? Gönnen Sie sich das Erlebnis der süßen Verführungen eine Woche lang, und erfahren Sie am eigenen Leibe, was Sie dürfen und was nicht (es sei denn, der Arzt hat's verboten).

Also, vertragen Sie Zucker oder nicht? Wenn nicht, dann machen Sie ein Kreuzchen bei Alpha-Typ, wenn ja, dann eines beim Omega-Typ.

Was vertragen Sie besser: *eine oder zwei größere Mahlzeiten am Tag* **oder** *viele kleine verteilt über den Tag*?

Der generelle Rat, mehrere kleine Mahlzeiten über den Tag zu verteilen, ist als Pauschalempfehlung blanker Unsinn und sogar für viele Menschen langfristig schädlich. Das Verdauungssystem ist noch mit dem einen beschäftigt, da belastet es schon die nächste Ladung. Es kann gar nicht zur Ruhe kommen, kann kein gesundes Hungergefühl entwickeln, die Geschmacksnerven verkommen zu reinen Genussorganen.

Vielleicht stammt diese Empfehlung von der Stopfmittel-Industrie, weil viele kleine Mahlzeiten den Körper nicht genau fühlen lassen, welch Müll in vielen ihrer Produkte enthalten ist.

Echter Hunger wäre so wichtig, weil er ein klares Signal birgt, nämlich die Information, *worauf* der Körper hungrig ist! Wer keinen Hunger mehr aufkommen lässt, erfährt nie, was er braucht und was nicht. Deshalb wäre es sinnvoll, mit dem Rhythmus der Mahlzeiten stets so umzugehen, dass man nur isst, wenn man Hunger hat.

Dennoch gibt es Menschen, die *vertragen* es einfach, mehrere kleine Mahlzeiten ohne größere Probleme über den Tag zu verteilen, und haben dabei auch tatsächlich echten Hunger. Die Banane oder die Honigsemmel zwischendurch machen ihnen nichts aus. Wenn Sie sich wiedererkennen, machen Sie ein Kreuzchen bei Omega-Typ. Wenn Sie dagegen ein oder zwei größere Mahlzeiten am Tag besser vertragen, dann gehört das Kreuzchen auf die Alpha-Seite.

Welche *Obstsorten* vertragen Sie und welche nicht?

Wenn Sie Äpfel, Zitrusfrüchte, Gurken und Karotten gut vertragen, dann gehört ein Kreuzchen auf die Alpha-Seite. Allerdings sind hier ungespritzte, biologisch angebaute Früchte gemeint. Orangen im »Normalzustand« beispielsweise verträgt heutzutage so gut wie niemand mehr.

Zu Gurken ist zu sagen, dass man sie – als Salat angerichtet – mit Muskatnuss und ein wenig Salz würzen, dann etwas kneten und das Wasser wegschütten sollte. Sonst gilt das alte Sprichwort, dass »Gurken auch am Abend noch grüß Gott sagen« – sprich: zu pausenlosem Aufstoßen führen. Omega-Typen vertragen Gurken generell nicht.

Wenn Sie Steinobst, Tomaten und Bananen gut vertragen, dafür aber Äpfel, Gurken, Karotten und Zitrusfrüchte in der Regel nicht, dann machen Sie ein Kreuzchen auf der Omega-Seite.

Wie reagieren Sie auf *scharfe Gewürze*, auf starke Würzung, auf *viel Salz*?

Wenn Sie es gerne scharf lieben und es gut vertragen, wenn Sie nichts gegen die Würzkraft exotischer Küchenkräuter haben, wenn man Ihnen öfters vorwirft, dass Sie zu viel salzen (obwohl Sie es vertragen), dann machen Sie ein Kreuzchen auf der Alpha-Seite.

Omega-Typen mögen und *brauchen* es weniger scharf, weniger salzig – Alpha-Typen würden sagen »fade«. Wenn Ihnen scharf Gewürztes aus eigenem Entschluss selten über die Lippen kommt – ein Kreuzchen auf die Omega-Seite.

Wie *sitzen* Sie, wenn Sie sitzen?

Wenn Sie längere Zeit sitzen: Fällt es Ihnen leicht, gerade zu sitzen, ohne sich anzulehnen? Oder sitzen Sie ohnehin eher nach vorne gebeugt und können nicht lange sitzen, ohne sich anzulehnen?

Wenn Sie lange gerade sitzen können, machen Sie ein Kreuzchen bei Omega-Typ, wenn Sie sich lieber anlehnen, dann bei Alpha-Typ.

Wie schlafen Sie? Eher *unter warmen Bettdecken* mit viel Federn oder aus Wolle? Oder *unter leichten Bettdecken* mit Wolle oder Baumwolle? Lieben Sie leichte Kleidung aus Baumwolle oder Leinen?

Wenn Sie warme Bettdecken, Federbetten und dergleichen bevorzugen, machen Sie ein Kreuzchen bei Alpha-Typ, wenn Sie eher leicht »bedeckt« schlafen und leichte Baumwoll- und

Leinenstoffe besonders lieben, dann gehört das Kreuz auf die Omega-Seite.

Nachdem Sie nun alle Fragen beantwortet haben, liegt vor Ihnen ein Blatt Papier mit einer wahrscheinlich eindeutigen Verteilung von Kreuzchen. Sie können daraus ablesen, ob Sie Ihrer eigenen Erfahrung nach ein *Alpha-* oder ein *Omega-Typ* sind.

Dieses Wissen und die Konsequenzen, die sich für Ihren Alltag, für Gesundheit und Wohlbefinden ergeben, können Ihr Leben entscheidend beeinflussen – zum Guten.

Betrachten Sie nun die Tabelle auf Seite 182f.

Die Tabelle und das Blatt Papier mit den Kreuzchen können für Sie zum wichtigsten Schlüssel für gute Gesundheit bis ins hohe Alter werden. Folgen Sie uns deshalb ein Stückchen in die Praxis:

Angenommen, Sie wissen, dass Sie tierische Fette und Roggenmehl gut vertragen und schon immer vertragen haben. Aber Sie sind eingefleischter Kaffeetrinker, seit Sie denken können. Die Wahrscheinlichkeit ist dennoch sehr groß, dass Ihnen Kaffee schadet. Probieren Sie es einmal einen Monat lang mit grünem Tee.

Oder Sie lieben und vertragen pflanzliche Öle in Ihrer Alltagsernährung und trinken gleichzeitig viel Zitrussäfte. Probieren Sie, auf Wasser umzusteigen (ohne Kohlensäure, am besten Leitungswasser), und verzichten Sie einige Zeit lang auf dunkle Mehle in Ihrer Ernährung. Achten Sie auf vollwertiges Weizenmehl.

Oder Sie vertragen vollwertiges Weizen- und Dinkelmehl, pflanzliches Fett, Rohrzucker – dann wartet eine angenehme Überraschung: Wahrscheinlich vertragen Sie auch Kaffee! Am liebsten würden wir jetzt eine Tasse mit Ihnen trinken – wenn wir sie vertragen würden.

Roggen- und Dinkelmehl, tierische Fette, Sahne, Speck, Geräuchertes sind Ihrer Erfahrung nach bekömmlich für Sie? Dann gehen Sie Kaffee aus dem Weg. Beobachten Sie genau, wie er auf Sie wirkt. Und probieren Sie es mit grünem Tee. Dafür vertragen Sie leichter alle scharfen Gewürze.

Beobachten Sie, experimentieren Sie. Haben Sie seit jeher tierisches Fett gut vertragen, lassen Sie es sich von niemandem ausreden, auch nicht von den Ärzten. Und gehen Sie davon aus, dass Roggenbrot »Ihr Brot« ist. Kein Mehl schadet Ihnen dann mehr als Weizenmehl. Dieser gravierende Unterschied zwischen Alpha-Typ und Omega-Typ ist der Grund, warum heutige Brotsorten oftmals von *niemandem* gut vertragen werden – speziell die Mischbrote.*

Haben Sie hingegen schon immer pflanzliche Öle gut vertragen, dann ist Weizenmehl »Ihr Mehl«. Die viel geschmähten weißen Semmeln und knusprigen Baguettes brauchen Sie ab sofort nicht mehr heimlich zu essen, sondern Sie können sie mit Genuss essen und mit viel Marmelade oder sonst wie süß belegt. Wählen Sie aber immer Vollkorn-Weizenmehl.

---

* Wir sind Ihnen gerne bei der Ermittlung des Ernährungstyps behilflich. Schreiben Sie an: Mondversand, Mammendorfer Str. 12, D-82287 Jesenwang, E-Mail info@mondversand.de, und lassen Sie sich unseren Fragebogen zuschicken. (Die Auswertung kostet 21,90 Euro. Siehe auch Seite 383.)

	VERTRAGEN:
Alpha-Typen	**Tierisches Fett:** in Maßen – am besten in Form von Butterschmalz, aber auch als Butter, Sahne, Speck usw. Wenig gebratenes Fleisch, wenig gebratener Fisch **Getreide:** Roggen-Vollkornprodukte, Dinkelprodukte **Obst:** generell alle Bio-Früchte. Kernobst (Äpfel, Birnen usw.) und Zitrusfrüchte **Gemüse:** generell alle Bio-Gemüse, besonders Gurken, Karotten, Zwiebeln **Getränke:** Bio-Tee (Grüntee statt Kaffee), nur wenig Schwarztee **Sonstiges:** zwei bis drei größere Mahlzeiten täglich; scharfe und intensiv schmeckende Gewürze; nicht zu kalt trinken, dafür aber viel
Omega-Typen	**Pflanzliche Fette und Öle:** Bio und kaltgepresst. Pflanzliche Bio-Margarine. In geringem Maß mageres, gekochtes Fleisch, gekochten Fisch **Getreide:** Vollkorn-Weizenmehlprodukte, Dinkel, Hafer, Reis, Nüsse **Obst:** generell alle Bio-Früchte, Steinobst (Aprikosen, Pfirsich, Datteln usw.), Bananen **Gemüse:** generell alle Bio-Gemüse, Tomaten, Knoblauch **Getränke:** naturgesüßte Säfte, Bio-Kaffee (aber ohne Milch!) **Sonstiges:** mehrere kleine Mahlzeiten täglich; alle Natursüßstoffe
Alle Menschen	Dinkel und Dinkelprodukte, Gerste, Sesam, Feigen, grüne Salate, Feldsalat, generell Bio-Gemüse und Beerenfrüchte, Bio-Soja-Produkte, Sojamilch, alle Hülsenfrüchte und pflanzliches Eiweiß

Tabelle 3: **Nahrungsmittel-Unverträglichkeiten und Ernährungsweise von Alpha-Typ und Omega-Typ**

WERDEN GESCHÄDIGT DURCH:	
Die Dickmacher: Süßigkeiten, Weißmehl, Zucker, Süßstoffe, pflanzliche Fette und Öle, generell Eiweiß tierischer Herkunft **Getreide:** alle Weizenmehlprodukte, Hafer, zu viel Reis, zu viele Nüsse **Obst:** Steinobst (Pfirsiche, Aprikosen, Datteln usw.), Bananen **Gemüse:** Tomaten, zu viel Knoblauch **Getränke:** Kaffee, gezuckerte Säfte **Sonstiges:** meist wird auch Honig nicht vertragen; zu wenig trinken; zu kalt trinken; mehr als drei Mahlzeiten täglich; alle »Light«-Produkte	**Alpha-Typen**
Die Dickmacher: tierische Fette, Butter usw., Milch und Milchprodukte wie Käse, Joghurt usw. **Getreide:** Roggen **Obst:** Kernobst, Zitrusfrüchte **Gemüse:** Karotten, Zwiebeln, Gurken **Getränke:** zu viel Schwarz- und Grüntee **Sonstiges:** zu heiße Getränke; besonders alle »Light«-Produkte	**Omega-Typen**
Weißer Zucker, polierte Getreide, Weißmehl, zu viel Salz, künstliche Aromastoffe, Farbstoffe, Konservierungsmittel, bestrahlte Lebensmittel, Eiernudeln, Mikrowellengerichte, generell Obst und Gemüse aus Industrielandwirtschaft, Fast Food, alle »Light«-Produkte und zu viel tierisches Eiweiß	**Alle Menschen**

Wie erwähnt: Kleine Kinder haben oft das untrügliche Gespür, wenn man ihnen die Auswahl lässt. Oftmals lehnen sie auch die angeblich so gesunde Milch ab. Erst wenn der Arzt die Milchallergie bestätigt, sind sie von dieser Qual befreit. Warten Sie nicht so lange, bevor Sie Ihrem Kind Milch ersparen.

Versuchen Sie, sich einige Zeit lang auf die Nahrungsmittel zu beschränken, die dem von Ihnen als passend erkannten Typ entsprechen – auch wenn es schwerfällt. Etwa wenn Sie von Weizen auf Roggen oder von Kaffee auf Tee umsteigen müssen. Es wird sich lohnen – wie wir schon viele Male in der Zusammenarbeit mit Freunden, Heilpraktikern, Ärzten und Lesern erleben durften.

Das grausame Theater um das »böse Cholesterin« während der letzten Jahrzehnte war nur möglich, weil tatsächlich ein Zusammenhang zu Herzproblemen bis hin zum Herzinfarkt nachweisbar war – allerdings auf der Basis einseitiger Beobachtungen. Hätte man ausschließlich Alpha-Typen studiert, wäre man zu ganz anderen Ergebnissen gekommen.

Unser Rat ist: Folgen Sie unseren Erfahrungen, und stellen Sie Ihre Ernährung auf Ihren Typ um. Münzen Sie die Aha-Erlebnisse als Ergebnis der oben gestellten Fragen um in die Abenteuerlust zu Experimenten und Erfahrungen.

Denn wir werden schon mit dieser Typ-Ausrichtung geboren. Schon Babys sind vom ersten Tag an entweder Alpha- oder Omega-orientiert.

Beobachten Sie, was geschieht, und genießen Sie die Veränderung.

Natürlich gibt es auch neutrale Lebensmittel, die beide Grundtypen ohne Schaden genießen können (siehe Tabelle 3 auf Seite 182f.). Und natürlich wollen wir nicht verschweigen, dass Gott auch hier nicht so exakt arbeitet, wie sich manche Wissenschaftler das wünschen würden. Es gibt tatsächlich Überschneidungen, wobei ein Mensch sowohl Alpha- als auch Omega-Nahrung verträgt. Das kommt jedoch eher selten vor, und ob Sie dazugehören, soll Ihnen kein Kopfzerbrechen machen. Mit Freude an der Selbstbeobachtung werden Sie es in kurzer Zeit herausfinden.

Zwei Seiten einer Münze

Haben Sie Ihren Typ gefunden und die ersten Erfolge damit erfahren dürfen, sich Ihrem Typ gemäß zu ernähren, könnten Sie sich hin und wieder einen kleinen Spaß machen. Alpha-Typ und Omega-Typ sind nämlich auch äußerlich, an ihrem Verhalten und an ihren Alltagsinteressen erkennbar. Machen Sie es sich zur kleinen Forscherroutine, und beobachten Sie im Alltag, im Café, im Büro, wo auch immer, ob Sie Omega- und Alpha-Typen identifizieren können. Beobachten Sie die Essgewohnheiten anderer Menschen, und vergleichen Sie sie dann mit Gewicht und Gesundheitszustand.

Der *Alpha-Typ* ist in der Regel der »Macher«. Mit nach vorne gebeugten Schultern und federndem Gang marschiert er durchs Leben, auch am Tisch zeigt sich eher ein runder Rücken, der sich gerne anlehnt, der nach oben in breite Schultern ausläuft, nach unten in schmale Hüften. Viele Sportler und Handwerker zählen zu diesem Typ. Häufiger als der Omega-Typ haben sie kräftiges Haar. Das »Neue« und das kleine oder große Abenteuer übt Reiz auf sie aus, sie scheuen sich nicht vor eigenen Ideen. Nach außen wirken sie manchmal nicht so zuverlässig, gerade wegen der eigenen Ideen und der häufigen Weigerung, von ihnen als sinnlos Erkanntes auszuführen.

Manchmal bleiben sie in ihrer »ewigen Skepsis« stecken. Sie brauchen zwar keine wissenschaftlichen Beweise, vertrauen aber nur dem eigenen Gefühl, bevor sie etwas ernst nehmen. Alpha-Typen verdauen kräftig und stark, wenn sie satt sind, brauchen allerdings starken Hunger, um gesund zu verdauen und gesund zu leben. Sie mögen deshalb oft nicht frühstücken, weil sie ohne Hunger aufwachen. Für Alpha-Typen ist das auch völlig in Ordnung. Beim Alpha-Typ ist der Magen schnell eingeschnappt, wenn er pausenlos »zwischendurch« gefüttert wird. Diese kleinen Häppchen machen ihn launisch und grantig.

Den *Omega-Typ* erkennt man an der geraden Körperhaltung, auch im Sitzen, an in der Regel schmalen Silhouetten. Zarte Hände, breite Hüften, schmaler Oberkörper, oftmals feineres Haar – Merkmale des Omega-Typen. Sie lieben eher das Verlässliche, Gewohnte, sind weniger unternehmungslustig. In der Ausführung von angeordneten Arbeiten sind sie präzise und gewissenhaft. Eigene Vorstellungen treten in den Hintergrund, auch wenn sie klar empfunden werden. Dadurch bleiben Omega-Typen etwas unbeweglicher, verzetteln sich aber nicht so häufig, wie es dem Alpha-Typ geschehen kann.

Auf wissenschaftliche Beweise legen sie mehr Wert als der Alpha-Typ. Werden sie aber erbracht, dann nehmen sie leichter an, was bewiesen worden ist. Omega-Typen verdauen pausenlos so dahin, und ihr Magen ist beleidigt, wenn er lange nichts bekommt.

So viel zur kleinen »Typenlehre«. Ein großes Anliegen ist uns die Erinnerung daran, dass es zwischen den beiden Typen keinen Unterschied gibt, was ihren Wert, Status usw. betrifft. Keiner ist besser, keiner ist schlechter dran. Sie sind voneinander so verschieden und so gleich wie Kopf und Zahl einer Münze. Wenn sich ein Omega-Typ als »was Besseres« vorkommt wie ein Alpha-Typ, dann ist er ebenso töricht wie ein Akademiker, der sich einem Bauern überlegen fühlt.

Alpha-Typ und Omega-Typ: Keiner ist bevorzugt oder benachteiligt. Beide ergänzen einander, beide brauchen einander. Probleme kann es nur manchmal geben, wenn innerhalb von Familien beide Typen leben und diese Verschiedenheit nicht berücksichtigt wird – aus welchen Gründen auch immer.

Alpha und Omega unter einem Dach

Haben Sie auch schon die Beobachtung gemacht, dass bei einem Paar nach der Heirat beziehungsweise nach dem Bezug einer gemeinsamen Wohnung oftmals der eine Partner nach kurzer Zeit stark an Gewicht zulegt? Manchmal ist es die Frau, weil sie beginnt, sich mit ihren Essgewohnheiten nach den Vorlieben des Mannes zu richten, oder der Mann geht »auseinander«, weil er sich der Kochkünste seiner Partnerin nicht erwehren kann. Es gibt viele Gründe. Falsche Anpassung an die Gewohnheiten des Partners, falsche Zurückhaltung in der Durchsetzung der eigenen Vorlieben.

Oftmals haben sich in solchen Fällen ein Alpha- und ein Omega-Typ gefunden, wobei die Liebe und die Gemeinsamkeiten auf anderen Gebieten stärker waren als die Differenz der Ernährungsgewohnheiten.

In Familien kommt es natürlich vor, dass Alpha- und Omega-Typen zusammentreffen. Da gibt es den einen Partner, der das liebevoll Gekochte und Abgeschmeckte des anderen mit schöner Regelmäßigkeit nachwürzt oder nachsalzt. Manchmal erhält er dafür einen Tadel, weil »es nicht gut für die Gesundheit« ist oder einfach, weil der andere im Nachwürzen eine Missachtung der eigenen Kochkunst wittert. Das kann jetzt ein Ende haben, weil höchstwahrscheinlich nur verschiedene Typen einander lieben gelernt haben.

Manchmal aber kann aus Unkenntnis dieser angeborenen Verschiedenartigkeit eine Ehe sogar in die Brüche gehen. Oder Kinder erleben jahrelang das Essen als Quälerei, weil sie Omega-Typen sind, während die Eltern Alpha-Typen sind. Wenn Sie sich wiedererkennen, dann hat das Chaos jetzt ein Ende, oder?

Es macht nämlich Freude, auf die Verschiedenheit einzugehen. Eine kleine Prüfung des Schicksals, deren Bestehen aber zu einem erfüllteren und fröhlicheren Miteinander führen kann.

Oder ist es keine Freude, aus Liebe und Verständnis »Extrawürste« zu braten? Oder endlich damit aufzuhören, an den geliebten fetten Braten oder süßen Kuchen herumzukritisieren, im Bewusstsein, dass diese Vorlieben sogar gesund und typentsprechend sein können? Welche große Erleichterung für alle guten Mütter und Väter!

Ernährungsgewohnheiten zu tadeln ist ausschließlich und allezeit sinnlos. Entweder ist die Ernährung falsch, dann ist das Tadeln sinnlos, weil es die Gewohnheit nicht ändert. Oder die Ernährung ist angemessen und richtig, dann ist es erst recht sinnlos.

Merkwürdig ist, dass sich gerade kerngesunde und schlanke Menschen öfters Tadel für ihre Essgewohnheiten anhören müssen, verziert mit Sprüchen wie: »Warte nur! Jetzt geht's dir noch gut, *aber* ...!« Tadel solcher Art entfährt oft dem Mund von Ernährungsaposteln, die zwar die Körnerdiät nicht fröhlich und gesund gemacht hat, dafür aber um so neidischer.

Familien mit Kindern von unterschiedlichem Typ behelfen sich mit einer Vielfalt von Tricks, um allen Genüge zu tun: Das eine Mal darf nur der eine den Kuchenteig ausschlecken, das andere Mal darf ein Kind Gemüse schneiden und dabei naschen. Und niemand wird zu etwas gezwungen.

Oder manchmal ist das Essen eine willkommene Gelegenheit, auf etwas verzichten zu lernen. In Großfamilien wurde immer darauf geachtet, dass zumindest eine Beilage dabei ist, die alle vertragen. Wenn die Hauptspeise eine eindeutige Richtung vorgab (Alpha oder Omega), dann kam meistens nicht gerade etwas Fettes an einem Fetttag (Zwillinge, Waage, Wassermann, siehe Seite 202) oder eine Mehlspeise an Kohlenhydrattagen (Krebs, Skorpion, Fische) auf den Tisch. Oder man ließ ein Kind spielerisch auswählen, unter der Bedingung, dass es hinterher die Küche aufräumte.

Die Verschiedenartigkeit innerhalb der Familie schafft Miteinander und Bindung. Oder erinnern Sie sich nicht daran, dass die Extrawurst in der Jugend etwas ganz Besonderes war? Für viele gehören solche Dinge zu den schönsten Kindheitserinnerungen. Dieselben Sehnsüchte haben die Kinder heutzutage auch, sie bekommen sie aber nicht gestillt. Deshalb haben die Suchtmittel Kartoffelchips und Gummibärchen überhaupt eine Chance!

»Iss, was auf den Tisch kommt!«: Vielleicht wird Ihnen nun allmählich klarer, dass dieser Befehl bei Kindern oftmals ein schlimmer Fehler ist – ein erster Schritt zu Übergewicht und Sinnesbetäubung. Genauso schlimm wie der Zwang zum Teller-leer-Essen. Es ist, als ob man Sie zwingen würde, täglich stundenlang die Lieblingsmusik Ihrer Kinder zu hören. Wie fühlen Sie sich, wenn sie nicht nach Ihrem Geschmack ist?

»Manche Menschen halten das, was sie zwanzig Jahre lang falsch gemacht haben, für Erfahrung«: Nur weil etwas schon zwanzig Jahre getan worden ist, bedeutet es nicht automatisch, dass es sinnvoll und gut ist. Besonders deutlich zu studieren am Beispiel von Schule, Kirche und Politik.

Alle Extreme und Routinen in Ihrem Leben sollten Sie gelassen betrachten – von der Vorliebe für Kaffee über die Vorliebe für bestimmte Farben in der Kleidung bis zur Gewohnheit, am Freitag, dem 13., zu Hause zu bleiben. Und dann brechen Sie die Gewohnheit, wenn sie fester Bestandteil Ihres Alltags geworden ist. Einige Male. Beobachten Sie, was geschieht.

Meiden Sie alle Extreme als Dauerzustand. Suchen Sie hin und wieder die Übertreibung, um Ihren Körper nicht in den Schlaf zu wiegen. Selbst »alles nach dem Mond« zu richten, wie es manchmal in unserer Fanpost steht, ist ein Extrem, das nur schädlich sein kann. Ebenso schädlich wie: »Die Kirche ist das einzig Wahre.« Das haben auch ein gewisser Hans Hermann Groër und der Großinquisitor gepredigt. Ebenso schädlich wie: »Die Schulmedizin ist das einzig Wahre, und die Krebsforschung ist auf dem richtigen Weg.« Das haben auch die Ärzte vor hundert Jahren gepredigt, als sie den Gebrauch von Handschuhen beim Operieren ablehnten.

Ausschließlich Trennkost ist ebenso schädlich wie ausschließlich alles Gute zusammen auf einem Teller. Die Wissenschaft ermahnt: Esst weniger Eiweiß, weniger Fett, weniger Salz. Sie hat damit recht, wenn sie diese Ermahnungen dem Typ anpassen würde. Dem Alpha-Typ schadet nämlich Butter nicht, während sie den Omega-Typ langsam und schleichend schwächt, bis sein Immunsystem keine Reserven mehr hat gegen Störungen und Krankheiten aller Art. Es ist die Wahrheit: Die ernste Krankheit eines fanatischen Vegetariers kann ihre Ursache in seiner Weigerung finden, tierisches Fett aufzunehmen. Ebenso kann die chronische Störung eines Speckliebhabers auf Unkenntnis der Tatsache beruhen, dass er als Omega-Typ nur pflanzliches Fett gut verträgt, während Butter ihn dick macht und seinen Kreislauf belastet. Auf Fett ganz zu verzichten ist nicht die Lösung, denn viele lebenswichtige Vitamine sind fettlöslich. Ein weitgehender Fettverzicht würde zu Mangelerscheinungen führen.

Alpha-Typen brauchen aufgrund ihrer Konstitution oftmals viel weniger Kohlenhydrate als Omega-Typen. Das sind beispielsweise jene Kinder, die morgens keine Lust aufs Frühstück haben, weil in unseren Breitengraden dabei fast immer Brot und speziell Weizenmehl eine Rolle spielt und Weizenmehl nicht vertragen wird. Solche Kinder könnten problemlos ohne Frühstück bleiben, wenn nicht die herrschenden Dogmen dagegen sprächen – aufgestellt und gefördert von der Nahrungsmittelindustrie und von falsch informierten und überbesorgten Eltern.

Wir sind nicht auf der Welt, um in Gewohnheiten zu erstarren, auch wenn sie noch so lieb geworden sind. Gewohnheiten sind wertvoll, wenn sie sinnvoll sind, etwa als Bewegungsautomatik beim Autofahren. Gewohnheiten gehören dennoch zu den zerstörerischsten Kräften, die es gibt. Ja, es sind *die* zerstörenden Kräfte auf dieser Welt. Die große Leistung von gestern ist die Gewohnheit von heute ist der gravierende Fehler morgen. Gewohnheit ist das Gegenteil von fließender Kraft zur Anpassung und schöpferischer Kraft zur Erneuerung. Selbst Revolutionäre richten ihre Zerstörungen nicht aus dem

Wunsch nach Erneuerung an, sondern aufgrund gewohnheitsmäßig erstarrter Denkmuster und fanatischer Dogmen. *Echte* Revolutionäre arbeiten anders und im Stillen. Gandhi ist das beste Beispiel.

Krankheit kann Folge einer harmlosen, unbedeutenden Winzigkeit sein, die man *täglich* tut. Jeden Abend beispielsweise einen Pfefferminztee zu trinken mündet relativ gewiss nach einiger Zeit in chronische Kopfschmerzen. Pfefferminztee ist eine erfrischende Wohltat – zum richtigen Zeitpunkt, aber nicht immer. Ein Glas Milch täglich kann den Körper aufschwemmen und nach Jahren die Leberfunktion auf Dauer schädigen. Ein Glas Milch kann ein Genuss sein – zum richtigen Zeitpunkt genossen, aber nicht immer.

Ein Jäger erlegt das gejagte Tier nur deshalb, weil er seine *Gewohnheiten* kennt. Wir erstarren, erkalten und sterben an unseren Gewohnheiten. Die Ausnahmen vom Gewohnten sind das Lebendige im Leben, nicht die Regeln.

Woran erinnern Sie sich? An das Selbstverständliche, Gleichmäßige, Gewohnte? Oder an die Unterbrechung, die Überraschung, das Neue?

Hier verbirgt sich der Hauptgrund, warum wir das Wissen um den Alpha- und Omega-Typ nicht schon vor Jahrzehnten veröffentlicht haben. Es wäre damals sofort als neue Schablone aufgenommen worden, nach der man »sich richten« kann, statt als Anregung zu lebendiger, persönlicher Erfahrung, die tausendfach wertvoller ist als jede Information aus einem Buch.

Als wir vor Jahren begannen, vorsichtig die Aufmerksamkeit unseres Publikums auf die Nahrungsqualitäten zu richten – auf die Wirkung des Mondstandes im Tierkreis in Bezug auf Fett, Kohlenhydrate, Eiweiß und Salz –, da verwandelten Nachahmer diese Anregungen sofort in starre Richtlinien und gaben allgemeine Empfehlungen, was man an welchem Tag essen oder nicht essen sollte. Sogar eine »Mond-Diät« in Buchform ist erschienen – ohne jeden Sinn und Nutzen für die Menschen.

Unser Anliegen ist es, Sie unbestechlich zu machen gegenüber dem Versuch, Sie mit bequemen Rezepten zu locken und dann in Schablonen zu pressen. Die Antifett-Pille, die auf den Markt gekommen ist, ist ein solcher Versuch.

Heute ist die Zeit reif – auch deshalb, weil inzwischen viele geneigte Leser unserer Anregung zu persönlicher Erfahrung folgten und im Laufe von Jahren Einsichten in Zusammenhänge zwischen Verdauung, Natur- und Mondrhythmen gewannen, die ihnen niemand mehr nehmen kann. Und die in aller Deutlichkeit erwiesen, dass es eben nur Einzelfälle gibt.

Wo der Mensch ist, da hat jede Statistik ihre Berechtigung verloren. Es wird nur noch einige Jahrzehnte dauern, bis diese Einsicht auch zu jenen gelangt, die sich heute noch auf Statistiken und Denk- und Handlungsschablonen verlassen.

Vielleicht vermissen Sie in diesem Kapitel eine umfassende Tabelle, die für jedes Gemüse, jedes Nahrungsmittel genau angibt, welchem Typ es zuzurechnen ist. Und an der Sie unfehlbar ablesen können, ob Sie es gut vertragen oder schlecht. Beim besten Willen, wir würden Ihnen mit einer solchen Liste einen schlechten Dienst erweisen! Solche Listen sind es, die uns geradewegs in die Sackgasse der Unselbständigkeit des Denkens, Fühlens und Handelns geführt haben.

Niemand auf der Welt kann besser entscheiden als Sie, was gut für Sie ist und was nicht. Haben Sie den Mut, diese Entdeckungsreise aus eigener Kraft zu machen. Ihr Körper wird Sie belohnen. Im Laufe der vielen Jahre der Vorträge und der Zusammenarbeit mit interessierten Lesern haben wir immer wieder die Erfahrung gemacht, dass es oft nur ein wenig Überwindung für den Start kostet. Eingefahrene, lieb gewordene Gewohnheiten gibt niemand gerne auf.

Der Erfolg Ihres Mutes wird Ihnen aber recht geben. Was kann es Schöneres geben, als unbeschwert das Richtige zu essen und dabei auch noch auf das Idealgewicht zu kommen. Ohne Hungern, ohne Kalorientabellen, ohne Waage und ohne zusätzlich Geld auszugeben. Schon nach kurzer Zeit werden Sie sich nicht mehr vorstellen können, was Sie alles gegessen haben.

Gehen wir jetzt gemeinsam noch einen Schritt weiter. Den wichtigsten haben wir hinter uns. Der folgende ist die Kür nach der Pflicht, die Sahne auf dem Kuchen. Es ist der letzte Schritt in Richtung gesunder Ernährung in Harmonie mit Natur- und Mondrhythmen – in Richtung Ernährung für ein neues Jahrtausend.

Die Ernährung der Zukunft

Bevor Sie mit der Lektüre fortfahren, sollten Sie sich noch einmal die Grundregeln der »Mond-Kur« in Erinnerung rufen:

- *Vollmond:* Der Körper nimmt besonders gut auf, was man ihm zuführt, und man nimmt deshalb besonders leicht zu. Legen Sie heute am besten einen Obst- oder Safttag oder gar einen Fastentag ein.

- *Abnehmender Mond:* Der abnehmende Mond fördert Entgiften und Entschlacken. Wenn Sie nur etwas weniger als gewohnt essen, können Sie den Prozess gut unterstützen, weil der Körper Reserven aufzehrt.

- *Neumond:* Der Körper entgiftet sehr stark, und diesen Prozess kann man durch wenige Stunden der Enthaltsamkeit bei der Nahrungsaufnahme kräftig unterstützen. Viel trinken!

- *Zunehmender Mond:* Der Körper nimmt alles besser auf und speichert gut. Versuchen Sie, insgesamt weniger zu essen, hören Sie etwa fünf Minuten vor dem gewohnten Sattheitsgefühl auf, und trinken Sie viel.

Was ist an dieser Kur Besonderes, außer dass sie wunderbar funktioniert und schon vielen Menschen geholfen hat, Körpergewicht und Stoffwechsel zu normalisieren? *Nichts* Besonderes ist daran – sogar der Name »Kur« ist irreführend. Machen Sie sich allmählich mit dem Gedanken vertraut, dass es keine »Mond-Kur«, geschweige denn eine »Mond-Diät« gibt.

Die »Mond-Kur« ist nichts anderes als ein Bestandteil der von Anfang an für den Menschen gedachten Ernährungsweise. Sie gehört zu den natürlichsten Sachen der Welt. Ihnen zu helfen, sich auf sie zu besinnen, ist eines unser Anliegen.

Manche Leser unserer früheren Bücher werden schon vertraut sein mit einem letzten Baustein, einer weiteren Säule der Ernährung für den ganzen Menschen: mit der Kenntnis und Beachtung der so genannten *Nahrungsqualitäten*.

Sie wissen ja jetzt, ob Sie ein Alpha- oder Omega-Typ sind, und können nun weitergehen und Ihre ganz persönliche Beziehung zu den Einflüssen des Mondstandes im Tierkreis auf unser tägliches Brot entwickeln.

Leider haben die vielen Autoren, die im Laufe der Jahre von uns abgeschrieben haben, gerade diesen wichtigen Aspekt mangels eigener Erfahrung nicht verstanden und damit die Wiederbelebung des Wissens um die Mondrhythmen ein wenig verzögert. Es ist unmöglich, für alle »nach dem Mond« zu kochen, es ist unmöglich, Kochbücher zu schreiben, die allgemeingültige Regeln aufstellen. Bei der Lektüre dieser Bücher konnten wir nachfühlen, was ein guter Astrologe empfindet, der die Horoskope der Boulevardzeitungen liest. Wie dem auch sei: Wir haben uns der Qualität verschrieben, in jeder Hinsicht. Und die sollen Sie in Form von Informationen erhalten, die Ihnen echten, langfristigen Gewinn bringen.*

* Darum auch das neue Logo, das überall, wo es klebt, für Qualität bürgt. Nach dem Motto: »Nur wo Paungger & Poppe draufsteht, ist auch Paungger & Poppe drin.«

Der letzte Schritt zu Ihrer ganz persönlichen, gesunden Ernährung besteht im Anpassen Ihrer Ernährung an den Mondstand im Tierkreis.

Auf den ersten Blick mag das Folgende etwas kompliziert klingen, ist es aber nicht. Sie können Rad fahren? Wie »kompliziert« war es am Anfang, und wie fühlt es sich heute an? Und noch etwas Wichtiges und sehr Grundsätzliches:

Wenn das Leben nach den Mondrhythmen in irgendeiner Weise Ihr Leben komplizierter und schwieriger macht, dann lassen Sie es sein! Wenn unsere Informationen Ihr Leben nicht bereichern, dann verzichten Sie auf das Leben mit den Schwingungen des Mondes. Sie haben lange genug ohne das Wissen um die Mondrhythmen gelebt, warum sollten Sie sich das Leben jetzt noch komplizierter machen?

Ist Ihnen schon einmal aufgefallen, dass ein und dasselbe Nahrungsmittel an manchen Tagen salziger schmeckt als an anderen? Dass manchmal Heißhunger kommen und gehen kann – aber nur auf ganz bestimmte Gerichte? Ob wir eine Mahlzeit gut vertragen oder nicht, dafür ist – wie Sie jetzt wissen – auch die jeweilige Mondphase verantwortlich. Bei zunehmendem Mond und gleichbleibenden Essgewohnheiten und -mengen sind wir schneller satt und nehmen leichter zu als bei abnehmendem Mond. Andersherum kann man bei abnehmendem Mond oft etwas mehr essen als sonst, ohne gleich Gewicht anzusetzen. Auch wird der Körper so manche ausgiebige Mahlzeit nicht gleich übelnehmen.

Wie viele Eltern wissen, zeigen sich bei Kindern, deren natürliches Gespür durch Süßigkeiten oder Essenszwänge noch nicht so betäubt ist, öfters einmal ausgesprochene »Fressphasen«. Tagelang können sie dann von mehr oder weniger dick belegten Broten nicht genug kriegen. Oder sie schlagen sich die Bäuche mit Pfannkuchen oder stark salzigen Dingen voll. Welche Einflüsse sind da am Werk?

Einfach ausgedrückt: Das harmonische Zusammenspiel zwischen einem Nahrungsmittel und unserem Körper und damit unserer Gesundheit und unserem Wohlbefinden ist auch vom Zeitpunkt der Mahlzeit abhängig – vom jeweiligen Stand des Mondes im Tierkreis. Der Mondkalender – der Lauf des Mondes durch die Tierkreiszeichen – zeigt in zwei- bis dreitägigem Abstand wechselnde Impulse auf die Nahrung und auf die Fähigkeit des Körpers, diese Nahrung zu verwerten, an. Die Tabelle auf Seite 200 beschreibt die Wechselwirkung zwischen Mondstand im Tierkreis und der »Nahrungsqualität« eines Tages.

- An *Stier, Jungfrau und Steinbock*, an den Wurzeltagen herrscht die *Salzqualität* vor, die für die Bluternährung günstig sind.

- *Zwillinge, Waage und Wassermann*, die Blütentage weisen beste *Fett- und Ölqualität* auf, das Drüsensystem kann günstig beeinflusst werden. Bauern, die Ölfrüchte ernten, wählen meist diese Tage, weil die Ölausbeute viel größer ist als an anderen Tagen.

- *Krebs, Skorpion und Fische*, die Blatttage besitzen gute *Kohlenhydratqualität* und wirken auf das Nervensystem.

Tierkreiszeichen	Nahrungsqualität	Pflanzenteil	Organsystem
Widder	Frucht/Eiweiß	Frucht	Sinnesorgane
Stier	Salz	Wurzel	Blut
Zwillinge	Fett	Blüte	Drüsen
Krebs	Kohlenhydrate	Blatt	Nervensystem
Löwe	Frucht/Eiweiß	Frucht	Sinnesorgane
Jungfrau	Salz	Wurzel	Blut
Waage	Fett	Blüte	Drüsen
Skorpion	Kohlenhydrate	Blatt	Nervensystem
Schütze	Frucht/Eiweiß	Frucht	Sinnesorgane
Steinbock	Salz	Wurzel	Blut
Wassermann	Fett	Blüte	Drüsen
Fische	Kohlenhydrate	Blatt	Nervensystem

Tabelle 4: Tierkreiszeichen und Nahrungsqualität

- Wenn der Mond in *Widder, Löwe und Schütze* steht, in den Fruchttagen, sind Aussaat, Wachstum, Pflege, Ernten und Lagern von Früchten besonders begünstigt. Diese Tage besitzen beste *Frucht- und Eiweißqualitäten* mit besonderem Einfluss auf die Sinnesorgane.

Mit Ihren Erfahrungen aus den vorangegangenen Kapiteln, mit Ihrem Wissen, welcher Typ Sie sind, können Sie jetzt noch genauer beobachten, wie sich die Mond- und Naturrhythmen für Ihre Gesundheit nutzen lassen.

Die Salztage – Stier, Jungfrau, Steinbock

An Stier, Jungfrau und Steinbock – auch Wurzeltage genannt – sollte in Ihrer Kost die Farbe Rot nicht fehlen, weil sich das besonders günstig auf die Blutbildung auswirkt. Beeren, Früchte, rote Säfte usw.

Sollten Sie aus irgendwelchen Gründen generell sehr salzarm essen, dann achten Sie besonders auf diese Tage. Wenn es der Arzt verordnet hat, sind diese Tage für manche Patienten oftmals besonders heikel, weil Stier, Jungfrau und Steinbock die Wirkung von Salz verstärken, in diesem Fall schädlich. Später, wenn diese Tage vorbei sind, schadet Salz nicht mehr so.

Zusammengefasst: An Salztagen vertragen und brauchen Sie entweder mehr Salz als sonst oder weniger. Beobachten Sie und ziehen Sie Ihre eigenen Schlüsse.

Die Öltage – Zwillinge, Waage, Wassermann

Mancher liebt und verträgt fettreiche Speisen gerade an den Öltagen Zwillinge, Wassermann und Waage, während anderen in diesen Tagen schon der Geruch von Fett missfällt. Achten Sie genau darauf, was Ihnen in dieser Zeit besonders schmeckt und wie es auf Sie wirkt. Und stellen Sie es in Beziehung zu Ihrem Typ: Als Alpha-Typ vertragen Sie alle tierischen Fette und als Omega-Typ alle pflanzlichen Fette und Öle. Auf Dauer sollten beide Fette niemals gemeinsam gegessen werden.

Ausnahmen sind nicht so schlimm, wie immer bei der wirklich gesunden Ernährung. Lassen Sie sich also niemals ein schönes Mittagessen oder Abendessen mit Freunden vermiesen, nur weil nicht »Ihr« Fett auf den Tisch kommt. Ausnahmen machen den Körper wach und stabil. Er lernt so, sich auch auf für Sie Ungesundes einzustellen und damit umzugehen. Auch Sie selbst bekommen dann ein unbestechliches Gefühl dafür, was Ihnen bekommt und was nicht.

Wenn Sie (wie viele unserer Leser) schon wissen, ob Ihr Körper an Öltagen Fett gut oder fast gar nicht abbaut, haben Sie es jetzt gut. An Öltagen können Sie ab jetzt Fett möglichst ganz meiden oder »Ihr« Fett genießen. Beides ist möglich, aber wenn Sie es herausgefunden haben, dann ändert es sich nicht mehr. Auch als »Anfänger« kommen Sie schnell dahinter.

Zusammengefasst: An Öltagen vertragen und brauchen Sie entweder mehr Fett (tierisch oder pflanzlich, je nach Typ) als sonst oder weniger. Beobachten Sie und ziehen Sie Ihre eigenen Schlüsse.

Die Kohlenhydrattage – Krebs, Skorpion, Fische

Mancher verdaut Kohlenhydrate (Brot, Nudeln, Mehlspeisen, Kuchen) besonders gut an den Kohlenhydrattagen Krebs, Skorpion und Fische, dem anderen verschließt dagegen schon ihr Anblick den Magen. Wenn Sie mit Ihrer persönlichen Beobachtung erfolgreich waren (das kann Ihnen niemand abnehmen, auch keine Tabelle), dann wissen Sie, was zu tun ist: An Krebs, Skorpion, Fische »Ihre« Kohlenhydrate (Alpha-Typ oder Omega-Typ? Weizen oder Roggen?) entweder besonders bevorzugen oder besonders meiden.

Wenn Sie in diesen Tagen Mehlspeisen besonders zusprechen und sich gleichzeitig mit Gewichtsproblemen herumschlagen, dann richtet sich Ihr Hungergefühl auf das »Falsche«, aus welchen Gründen auch immer. Machen Sie in diesem Fall einen Versuch: Meiden Sie einige Monate lang an Krebs, Skorpion und Fische alle Speisen mit hohem Kohlenhydratanteil (Getreide, Kartoffeln etc.). Vielleicht genügt diese kleine Umstellung schon.

Zusammengefasst: An Kohlenhydrattagen vertragen und brauchen Sie entweder mehr Kohlenhydrate als sonst oder weniger. Beobachten Sie und ziehen Sie Ihre eigenen Schlüsse.

Die Frucht- und Eiweißtage – Widder, Löwe, Schütze

An den Frucht- und Eiweißtagen Widder, Löwe und Schütze vertragen manche Menschen Früchte oder Eiweiß besonders gut, andere besonders schlecht. Wiederum je nach Typ können Sie mit der Wirkung von tierischem oder pflanzlichem Eiweiß oder von Kernobst oder Steinobst Erfahrungen sammeln.

Wenn Sie »Ihr« Obst an diesen Tagen gut vertragen, dann nützen Sie die Gelegenheit, und legen Sie zwei oder drei Obst- oder Safttage ein. Säfte sind niemals so wirksam wie Obst in seiner Ganzheit, aber oftmals bequemer zu gebrauchen. Bevor man ganz auf eine solche Mini-Kur verzichtet, sollte man auf Säfte zurückgreifen.

Zusammengefasst: An Frucht/Eiweißtagen vertragen und brauchen Sie entweder mehr Eiweiß und Früchte als sonst oder weniger. Beobachten Sie und ziehen Sie Ihre eigenen Schlüsse.

Haben Sie nun etwas Geduld: Schon nach wenigen Wochen oder Monaten können Sie anhand des Vergleichs mit dem Mondkalender genau feststellen, welche Wirkungen die unterschiedlichen Nahrungsqualitäten für Sie persönlich haben, was Ihnen an welchen Tagen besonders gut oder schlecht bekommt.

Besonders für *Allergiker* kann die Erfahrung mit der Beziehung zwischen Verträglichkeit von Nahrungsmitteln und Mondkalender ein wichtiges Instrument werden: Nicht an allen Tagen des Monats schadet ein allergieauslösendes Nahrungsmittel gleich stark. Anhand des Mondkalenders ließe sich mühelos herausfinden, ob und in welcher Weise die jeweilige Nahrungsqualität den Konflikt zwischen Körper und Nahrungsmittel beeinflusst. Der Verzicht auf bestimmte Lebensmittel an wenigen Tagen des Monats ist sicherlich nicht so schwer zu ertragen wie ein lebenslanges hartes Diätregiment.

Jeder Mensch reagiert ganz persönlich auf Speisen und Getränke – ob Alpha-Typ oder Omega-Typ, ob der Mond gerade im Widder oder im Steinbock steht, ob die Nahrungsmittel Lebensmittel sind oder Stopf-Bläh-Kotzmittel. Wer an manchen Tagen nur Lust auf Salat oder Früchte hat und ein anderes Mal nur auf Brote oder Wurzelgemüse, der muss keineswegs fürchten, sich einseitig zu ernähren: Vielleicht ist es nur jemand, dessen natürliches Gespür erwacht ist.

Zum Schluss möchten wir in einer Tabelle die Ernährung für ein neues Jahrtausend zusammenfassen:

Regel Nr. 1:

Kaufen Sie Ihre Lebensmittel so frisch, so vollwertig und naturbelassen, so liebevoll ausgewählt und zubereitet wie nur möglich.

Regel Nr. 2:

Wählen Sie stets jene Lebensmittel, die Ihrem Typ entsprechen. Scheuen Sie aber Ausnahmen nicht. Als Alpha-Typ konzentrieren Sie sich auf drei Mahlzeiten täglich, als Omega-Typ auf fünf Mahlzeiten täglich.

Regel Nr. 3:

Essen Sie im Rhythmus des Mondes:

Mondphase	Grundregel	Förderlich
Vollmond ○	Essen Sie schon zwei, drei Tage vorher möglichst wenig und ab 18 Uhr nichts mehr. Fasten Sie am Vollmondtag, wenn es ohne Kreislaufprobleme möglich ist, und trinken Sie an diesem Tag mehr als zwei Liter.	Viel Vollmond-Tee bis etwa 19 Uhr, danach nur noch nach Durstgefühl. Obst-, Saft- oder Fastentage um Vollmond herum.

Mondphase	Grundregel	Förderlich
Abnehmender Mond ☾	Essen Sie wie gewohnt, und achten Sie auf die Nahrungsqualität des Tages. Wenn Sie sich wohl fühlen, dann brauchen Sie nicht darauf zu achten: Ihr Gespür ist schon erwacht. Essen Sie nach 17 Uhr nichts mehr.	Abnehmender-Mond-Tee bis etwa 19 Uhr, danach nur nach Durstgefühl. Täglich nach Belieben den ganzen Körper mit Entschlackungsöl »Vom richtigen Zeitpunkt« einmassieren.
Neumond ●	Essen Sie schon zwei, drei Tage vorher möglichst wenig. Fasten Sie am Neumondtag, wenn es ohne Kreislaufprobleme möglich ist, und trinken Sie an diesem Tag mehr als zwei Liter.	Die Teemischung für den Neumond. Obst-, Saft- oder Fastentage um Neumond herum.
Zunehmender Mond ☽	Essen Sie insgesamt weniger, und achten Sie auf die Nahrungsqualität des Tages. Essen Sie nach 18 Uhr nichts mehr. Trinken Sie täglich viel bis ca. 19 Uhr, danach je nach Durstgefühl.	Von der Teemischung für den zunehmenden Mond begleiten lassen, mindestens zwei Liter täglich. Täglich mit Gewebestraffö l »Vom richtigen Zeitpunkt« den ganzen Körper einmassieren.

Tabelle 5: **Die Ernährung für den ganzen Menschen**

3. Zeitlose Küchengeheimnisse – zeitlose Ernährungsregeln

Zu den Hauptproblemen der Umstellung auf gesunde Ernährung gehören die Unkenntnis von Zusammenhängen und die fehlende Einsicht in die Einfachheit. Heute sind wir vielfach so weit – auch in Kochbüchern –, dass einfache, gesunde Ernährung umständlich gemacht wird und der Griff zu Dose, Fertiggericht und Mikrowelle einfach.

Am Anfang der Umstellung steht der Wille zur Entscheidung. Machen Sie sich bewusst, dass gesunde Ernährung Sie herausholt aus Müdigkeit, Depression, Lustlosigkeit, Schmerzen an Körper, Geist und Seele. Und dann fällt es Ihnen leicht, sich den einen oder anderen Tipp aus diesem Kapitel zu Herzen zu nehmen. Er hilft, den Weg zu ebnen.

Jeder berühmte Drei-Sterne-Koch hat seine kleinen Geheimnisse, die er niemandem ausplaudert und die er sicherlich auch in keinem Buch aufschreibt. Sie gehören zum innersten Geheimnis seines Erfolges und können keine Nachahmer finden. In erster Linie deshalb, weil man sie nicht aufschreiben *kann*. Es sind Dinge des Gespürs und des genauen Zeitpunkts und nicht der Zutaten und Mengenangaben. Und vor allen Dingen: der Liebe zum Kochen. »Nur ein guter Mensch kann ein guter Koch sein« – das ist ein Ausspruch eines der berühmtesten Köche unserer Zeit.

Im Kapitel über die *lebendige Information* haben wir versucht, über die Kraft zu sprechen, die aus einem Stück Brot, Butter und einigen Schnittlauchhalmen eine Speise für Kaiser und Könige werden lässt. Diese Energie kennen die guten Köche ganz genau, sie ist der Grund dafür, warum einem Gast nichts Besseres passieren kann als ein frisch verliebter Koch.

Lebendige Information ist es auch, die für den Erfolg mancher Tipps steht, die wir auf den folgenden Seiten vorstellen wollen. Nachdem es schon Tausende von Kochbüchern und Millionen von guten Ratschlägen zum Thema gibt, haben wir nur diejenigen aufgenommen, die unserer Erfahrung nach weithin unbekannt sind.

Lassen Sie sich den Mut zum Ausprobieren nicht nehmen, und lassen Sie sich überraschen von der Wirkung, die vom Befolgen dieser Tipps ausgeht. Und wenn Sie nur einen einzigen in Ihren Alltag übernehmen, dann hat sich die Lektüre dieses Buches für Sie gelohnt.

Weisheit aus dem Land der bunten Speisen

Haben Sie schon einmal die Beobachtung gemacht – etwa im Fernsehen oder aus eigener Anschauung auf Reisen –, wie ungemein farbenprächtig es auf den Obst-, Gemüse- und Gewürzmärkten in fernen Ländern zugeht? Jede nur denkbare Farbe des Spektrums ist vertreten, auf den Märkten und Basaren des Ostens, in Japan und Indien wie in Marokko und Spanien, auch im Westen und Süden, in Afrika und Lateinamerika.

Vielleicht ist Ihnen aufgefallen, dass sich diese Farbigkeit auch auf den mit Speisen beladenen Tellern wiederfindet, in den Restaurants, Bodegas und Tandoor-Stuben ebenso wie in den Häusern und Hütten dieser Länder.

Und haben Sie schließlich bemerkt, dass es in all den »Ländern der bunten Speisen« sehr viel weniger übergewichtige Menschen gibt als etwa bei uns oder in den USA? Selbstverständlich gibt es für diesen Unterschied viele Gründe, unter anderem die verbreitete Armut in diesen Ländern, aber ein Grund ist sicherlich der, dass in vielen Ländern der Erde ein Geheimnis gesunder Ernährung aus Tradition oder bewusst und absichtlich bewahrt worden ist. Nämlich »Farben zu essen«. Die Grundregel lautet:

Im Laufe eines Tages sollte man in seiner Nahrung alle Farben des Regenbogens wiederfinden können – Blau, Grün, Gelb, Orange, Rot, Violett.

Dabei ist es völlig gleichgültig, welche Nahrungsmittel diese Farbe besitzen – ob Gemüse, Getreide oder Getränk. Selbstverständlich meinen wir damit echte Naturfarben und nicht chemische Lebensmittelfarben, deren Giftwirkung sich erst in Jahrzehnten zeigen wird – lange nachdem die Mitglieder der Zulassungsbehörden in Pension gegangen sind.

Manche angegriffenen Organe – besonders innere Organe – heilen überhaupt nur dann vollständig aus, wenn die Therapie durch entsprechende Farben unterstützt wird – auch in der Ernährung. So braucht beispielsweise die Galle die Farbe

Gelb, um optimal zu funktionieren. Ist die Galle belastet oder krank, so wird schon dann eine wesentliche Besserung eintreten, wenn man ein gelbes Hemd trägt oder gelbe Bettwäsche verwendet.

Vielleicht wird Ihnen nun bewusst, welche Folgen es hat, dass die vorherrschenden Farben auf unseren Tellern Braun, Beige und Grün sind. Und dass es nicht verwundert, wenn viele Menschen genau so gefärbt sind in ihrem Alltagsgewand.

Die Farben, mit denen wir uns täglich umgeben, beeinflussen unser Empfinden, beeinflussen unseren körperlichen und geistigen Zustand. Ein wenig sollte man über Farben Bescheid wissen, bevor man etwa Vorhänge aussucht, Tischtücher, Bettwäsche, Bekleidung für die Nacht, Farben oder Tapeten für Heim und Büro.

Farben beeinflussen auch, wenn wir sie nicht sehen können, etwa nachts oder bei einem blinden Menschen. »Langzeitwirkung« ist in unserer schnelllebigen Zeit fast ein Fremdwort geworden, deshalb wird das segensreiche Wissen um die Farbwirkung häufig außer Acht gelassen oder reinen Modeströmungen geopfert. Was nicht sofort beweisbar ist, existiert nicht. Aber nur Mut! Probieren Sie einfach aus, und der Erfolg wird Ihnen recht geben.

Die Farben der Tierkreiszeichen

Ein großes Wasserrad braucht sehr wenig fließendes Wasser, um in Schwung zu bleiben. Wenn es allerdings zum Stillstand kommt, ist die nötige Wassermenge zum »Anschubsen« größer als die Dauerlauf-Menge.

Ähnlich verhält es sich mit unserem Körper. Wenn Sie sich die Organe Ihres Körpers als Wasserräder vorstellen, dann kann es aufgrund mangelnder Energiezufuhr oder Überbelastung zu einer Art Stillstand kommen. Ein wunderbares Mittel, um den Anfangsschwung zu gewinnen, bis wieder alles läuft, ist das Wissen um die Anwendung von Farben in Harmonie mit dem Mondstand im Tierkreis.

Auch im Kapitel über Körperpflege (ab Seite 273) gehen wir noch genauer auf die Zusammenhänge zwischen Farben und der Gesunderhaltung des Körpers ein. Hier möchten wir Ihnen den Gedanken nahebringen, dass Sie viel zur guten Gesundheit beitragen können, wenn Sie in Ihrer Ernährung auch auf die Farben der verwendeten Lebensmittel und Getränke achten. Werfen wir nun einen Blick auf die Hauptfarben und welche Bedeutung sie haben können, generell und im Hinblick auf die gesunde Ernährung. Der Gebrauch der Tabelle auf Seite 213 erschließt sich dann von selbst.

• *Rot:* Rot regt schöpferische, vitale, erdhafte Energien an und fördert Leidenschaft und spontanes, mutiges Handeln. Es muntert auf, bringt Schwung und den Mut, neue Ideen umzusetzen.

Rot in der Nahrung aktiviert die Leber und unterstützt die Produktion roter Blutkörperchen. Als Farbe der entgiftenden, ausscheidenden Kraft befreit sie von Verstopfungen und Verschleimungen und ist günstig bei Eisenmangel. Für leicht reizbare Menschen ist die Farbe weniger geeignet. Zu viel Rot kann Unruhe, Hektik, Nervosität auslösen, man ist kurz angebunden, hat keine Ausdauer, wirkt oberflächlich, zappelig, möchte manchmal »alles hinschmeißen«.

- *Orange:* Orange, die Mischung von Rot und Gelb, wirkt sich harmonisierend auf den Körper aus. Besonders geeignet gegen Nervosität, Angst, Depressionen, gut für das Drüsensystem und die Lunge. Negative Einflüsse von zu viel Orange in der Nahrung kommen nicht vor, außer wenn die Farbe ausschließlich verwendet wird. Einseitigkeit ist bei der Wahl von Farben immer nachteilig, gleichgültig, um welche es sich handelt.
Ängstliche Menschen sollten orangefarbene Kleidung tragen, jedoch nicht von Kopf bis Fuß. Zu viel Orange kann die Abhängigkeit von anderen Menschen fördern. Verdauungs- und Hautprobleme und schlechter Stuhlgang werden durch Orange günstig beeinflusst, besonders in den Jungfrautagen. Orange wirkt appetitanregend und hilft deshalb gut bei Magersucht. Die wärmende Wirkung von Orange entkrampft und entspannt.

- *Gelb:* Gelb ist die Farbe der geistigen Inspiration, macht munter, unterstützt die Drüsenfunktion, stärkt die Nerven, aktiviert die Schleimhäute, baut auf, unterstützt Denkpro-

Tierkreiszeichen	Körperzone	Grundfarbe	Kontrafarbe
Widder	Kopf, Gehirn, Augen, Nase	Rot	Gelb/Blau
Stier	Kehlkopf, Sprachorgane, Zähne, Kiefer, Hals, Mandeln, Ohren	Blau	Rot (Gelb)
Zwillinge	Schulter, Arme, Hände, Lunge	Gelb	Rot/Blau
Krebs	Brust, Lunge, Magen, Leber, Galle	Grün	Violett oder Orange
Löwe	Herz, Rücken, Zwerch-fell, Blutkreislauf, Schlagader	Rot	Gelb/Blau
Jungfrau	Verdauungsorgane, Nerven, Milch, Bauch-speicheldrüse	Blau	Rot (Gelb)
Waage	Hüfte, Nieren, Blase	Gelb	Rot/Blau
Skorpion	Geschlechtsorgane, Harnleiter	Grün	Violett oder Orange
Schütze	Oberschenkel, Venen	Rot	Gelb/Blau
Steinbock	Knie, Knochen, Gelenke, Haut	Blau	Rot (Gelb)
Wassermann	Unterschenkel, Venen	Gelb	Rot/Blau
Fische	Füße, Zehen	Grün	Violett oder Orange

Tabelle 6: **Die Farbzuordnung der Tierkreiszeichen**
Zur genauen Anwendung: Das Violett sollte ein bläuliches Rot sein, mit anderen Worten: Die Farbe Rot sollte in der Mischung von Blau und Rot überwiegen. Das Orange sollte ein gelbliches Rot sein. Also auch hier sollte in der
Mischung von Gelb und Rot das Rot überwiegen.

zesse. Eine gute Farbe etwa, wenn Kinder Hausaufgaben machen. Negative Einflüsse von zu viel Gelb in der Nahrung kommen nicht vor, außer wenn die Farbe ausschließlich verwendet wird.

Gelb regt die Verdauungssäfte an und hilft bei Verdauungsstörungen und Darmträgheit, wirkt nervenberuhigend und gegen geistige und nervöse Erschöpfungszustände – eine gute Farbe in Klassen- und Studierzimmern. Bei depressiver Stimmung kann es gute Dienste leisten, besonders in der Bekleidung. Gelb wirkt als Beruhigungsmittel für die Milz, aktiviert das Lymphsystem und hilft bei Leberschäden. Eine belastete oder geschädigte Leber sollte regelmäßig mit Gelb behandelt werden, bis die innere Sicherheit und Entgiftungsbereitschaft zurückgewonnen ist.

- *Grün:* Grün wirkt ausgleichend und neutralisierend, die Farbe der Hoffnung, Harmonie, der Heilung und des natürlichen Reifens. Grün beeinflusst die Hirnanhangdrüse (Hypophyse) und greift damit regulierend in den Stoffwechsel ein. Es sorgt für ein Gleichgewicht zwischen Leber und Milz und wirkt regenerierend auf Muskeln und Bindegewebe. Für die Augen wirkt es wohltuend und beruhigend. Grün wirkt auf das vegetative Nervensystem und fördert das Wachstum. Zu viel Grün hat kaum negative Wirkungen. In seltenen Fällen wirkt es allzu dämpfend, fördert Unentschlossenheit. Manchmal reagiert man zu langsam, zu geduldig.

- *Blau:* Blau wirkt beruhigend, ausgleichend, schmerzstillend, schlaffördernd, entzündungshemmend. Generell hat ein Übermaß an Blau ähnlich wie bei Grün kaum negative Wirkungen. Nur in Ausnahmefällen kann es zu stark ermüden und zu Langeweile, Lustlosigkeit und auch zu niedrigem Blutdruck führen. Zu viel Blau in der Nahrung allerdings ist nicht günstig, weil es zu stark dämpft. Daher auch die stärker ermüdende Wirkung von Rotwein, während Weißwein als Muntermacher bekannt ist: Er trägt wie weißes Licht alle Farben in sich.

Blau wirkt kühlend, kann also bei Fieber und auch bei Verbrennungen eingesetzt werden. Wer viel mit Menschen zu tun hat, kann sich mit Blau in der Kleidung seelisch besser abschirmen. Blau macht ruhig und gelassen und öffnet den Geist für schöpferische Gedanken ohne Beeinflussung von außen.

- *Indigo/Violett:* Die Farbe wirkt beruhigend, ist gut für die Meditation, regt die Milztätigkeit an, wirkt entspannend und schmerzstillend, der Lymphkreislauf wird unterstützt, und sie fördert die Wahrnehmungskraft. Negative Einflüsse von zu viel Violett in der Nahrung kommen kaum vor, außer möglicherweise in einer zu starken Milztätigkeit. Violett in der Nahrung wirkt blutreinigend und bremst die Esslust. Auf künstlerisch tätige Menschen kann es beruhigend wirken, weil es das Nervensystem dämpft.

Farbwirkung im Mondrhythmus

Die Wirkungen der Farben von Nahrungsmitteln lassen sich besonders sinnvoll im Laufe der Wanderung des Mondes durch den Tierkreis einsetzen (siehe Tabelle auf Seite 213).

Um zu veranschaulichen, wie Sie dieses Wissen in die Praxis umsetzen können, unternehmen wir eine kurze Wanderung durch einen Mondmonat und beginnen im Tierkreiszeichen Widder:

Widder: Grundfarbe Rot – Kontrafarben Gelb/Blau

Wenn der Mond im Tierkreiszeichen Widder steht, wirkt die Farbe Rot in der Nahrung besonders stark, gleichgültig ob als Getränk (roter Johannisbeersaft u. a.) oder etwa als Gemüse (Tomaten u. a.). Rot hat immer die oben beschriebene Wirkung, aber an Widder, Löwe und Schütze besonders stark.

Andererseits wirken sich eine generell schlechte Durchblutung und belasteter Kreislauf besonders auf den Kopfbereich aus. Kopfschmerzen und Migräne kommen an Widder häufiger vor. Mit gezielter Anwendung von roten Lebensmitteln können Sie viel Gutes bewirken und Ihren Kreislauf in Schwung bringen.

Wenn das Gegenteil der Fall ist und Blutdruck und Durchblutung eher zu hektisch sind, dann kommt die Kontrafarbe zum Zug und kann als »Gegenmittel« eingesetzt werden. An Widder sind das die Farben Gelb oder Blau. Alle gelben und blauen Lebensmittel wirken sich dann günstig aus, dämpfen und beruhigen.

Also zusammengefasst: Bei Blutfülle im Kopf – Gelb oder Blau. Diese Farben verengen die Gefäße.

Bei Blutleere im Kopf – Rot. Rot erweitert die Gefäße.

Ein Tipp, weil wir uns gerade in der Kopfregion befinden: Bei Fieber wäre es sinnvoll, ein grünes Tuch über die Stirn zu legen, weil Grün immer ausgleichend wirkt.

Stier: Grundfarbe Blau – Kontrafarbe Rot (Gelb)

Alle blaugefärbten Speisen entwickeln im Tierkreiszeichen Stier eine starke Kraft. Blau in Nahrungsmitteln wirkt immer stärkend, aber besonders an Stier, Jungfrau und Steinbock.

Auf der Kontraseite herrscht an Stier eine ideale Zeit für alle, die weniger Rot essen sollten, beispielsweise Menschen mit zu hohem Blutdruck. An Stier wirkt Rot nicht so schädigend. Es ist nämlich wichtig, alle Farben zu sich zu nehmen, aber eben nicht alle Tage in der gleichen Dosis.

Im Halsbereich – »zuständig« das Tierkreiszeichen Stier – ist Grün immer gut. Blau eignet sich heute besonders zur Unterstützung bei entzündeten Mandeln oder Problemen im Mundbereich, bei Schilddrüse und Zunge.

Wenn Sie bei einer Unterfunktion der Schilddrüse rote Lebensmittel und bei einer Überfunktion blaue oder grüne Lebensmittel verstärkt berücksichtigen, dann hat das eine besonders günstige Wirkung an Stier.

Zwillinge: Grundfarbe Gelb – Kontrafarben Rot/Blau

Gelbe Lebensmittel haben bei Zwillinge, Waage und Wassermann ihre größte positive Wirkung.

An Zwillinge sollten Sie dem Schultergürtel etwas Gutes tun, und da die Farbe Rot die Durchblutung fördert, ist rote Farbe in der Kleidung für den Schulterbereich gut.

Über gelbe Lebensmittel freuen sich heute besonders Leber und Galle, aber auch Magen und Milz. Zwillinge ist zwar nicht direkt mit Leber und Galle verbunden, aber Zwillinge unterstützt wegen des gelben Farbeinflusses diesen Bereich.

Rot und Blau als Kontrafarbe zu Zwillinge-Gelb wirken genau an diesen Tagen nicht so stark. Besonders Rot wirkt an Zwillinge, Waage und Wassermann am wenigsten stark.

Diese Beispiele machen deutlich, dass auch sehr nervöse und hektische Menschen ruhig zu Rot in Kleidung und Lebensmitteln greifen können, wenn sie auf den Zeitpunkt achten. Zwillingetage mit dem Einfluss Gelb sollten auch zur Nervenstärkung und Unterstützung der Drüsenfunktionen genutzt werden.

Krebs: Grundfarbe Grün – Kontrafarben Violett oder Orange

Grün unterstützt besonders den Brustbereich. Die Zeit, wenn der Mond im Krebs steht, sollte deshalb genutzt werden, um das vegetative Nervensystem mit der Farbe Grün zu stärken. Gerade bei Grün mangelt es ja nicht an Angeboten im Lebensmittelbereich. Aber auch Grün in der Kleidung und Spaziergänge im Grünen haben an Krebs eine besondere Kraft (auch an Skorpion und Fische). Schützen Sie also den Brustbereich und dann hinaus in die Natur!

Tiefes Ein- und Ausatmen sollte zwar eine Selbstverständlichkeit sein, aber viele von uns haben im Alltag verlernt, wie das geht. Wenigstens die Krebstage sollten Sie nicht vergehen lassen, ohne an der frischen Luft einige Atemübungen zu machen. Alpha-Typen neigen besonders dazu, das tiefe Einatmen zu vernachlässigen. Omega-Typen dagegen atmen oft zu wenig intensiv aus. Probieren Sie einmal, diesen Tendenzen durch tiefes Einatmen oder intensives, pressendes Ausatmen entgegenzuwirken – besonders wenn Sie einen Müdigkeitsanfall haben. Anfangs kostet es manchmal große Überwindung, aber schon nach einigen Sekunden spüren Sie die positive Wirkung.

Einen guten Dienst leisten Sie Ihrem Körper, wenn Sie speziell an Wassertagen (und dazu gehört auch Krebs) für Ihr Nervenkostüm mehr übrig haben als sonst. Die Vitamine der B-Gruppe sind hier die Nothelfer. Sie sind wasserlöslich und beispielsweise in den Schalen der Getreidekörner enthalten, in Reishäutchen, Hefe und Kartoffeln.

Bei einer schwachen Lunge sind gekochte, warme Speisen besser verträglich als zu viel Rohkost. Ungünstig sind auch zu viele Südfrüchte, kalte und saure Speisen. Bei einer starken Lunge, meistens begleitet von einer geschwächten Leber oder Niere, verhält es sich genau umgekehrt.

Löwe: Grundfarbe Rot – Kontrafarben Gelb/Blau

Bei Neigung zu Herzbeschwerden und hohem Blutdruck sollten Sie besonders an Löwe alles Rote meiden, in Ernährung wie in der Kleidung. Gut geeignet ist dagegen die Kontrafarbe Gelb oder Blau, um für Ausgleich zu sorgen. So wären beispielsweise diese Farben auch gut geeignet als tonangebend in der Tischdecke. Auch Grün ist geeignet, es wirkt immer ausgleichend.

Wer generell unter niedrigem Blutdruck leidet, wer sich oft müde, unlustig und träge fühlt, kann dagegen nicht nur in Kleidung und Ernährung, sondern auch in der Wohnung die Farbe Rot gezielt einsetzen. Besonders wirksam bei Löwe.

Jungfrau: Grundfarbe Blau – Kontrafarbe Rot (Gelb)

Alle Verdauungsorgane können Sie an Jungfrau optimal unterstützen. Wenn beispielsweise Magen, Darm usw. nicht so gut arbeiten, dann regen Sie alles mit der Blau entgegengesetzten Farbe an – mit Rot in Kleidung und Lebensmitteln. Übertreiben Ihre Verdauungsorgane, dann beruhigen Sie Ihren Körper mit Blau, welches in den Jungfrautagen eine hebende Wirkung hat.

Bei Leber- und Gallenleiden, bei Magen- und Milzproblemen arbeiten Sie mit der Farbe Gelb. Entweder in Form von Umschlägen mit gelben Tüchern, mit gelben Nahrungsmitteln usw. Daneben wirken saure Nahrungsmittel ausgleichend auf Leber und Galle, sind erfrischend und verringern oftmals Hitzempfindungen, Heißhunger und Schlafstörungen. Kein anderes Tierkreiszeichen bringt so sehr an den Tag, ob Sie sich richtig oder falsch ernähren.

Für die Blutreinigung ist gerade an Jungfrau höhere Zufuhr von Vitamin K (fettlöslich) von Vorteil. Es ist besonders in grünen Pflanzenteilen zu finden.

Die Farbe Orange kann Verdauungsprobleme und schlechten Stuhlgang günstig beeinflussen, besonders wenn Sie sie in den Jungfrautagen tragen. Violett dagegen regt die Milz an und damit die Immunkraft.

Viele Menschen mit Darm- und Verdauungsproblemen neigen zu übertriebenen Maßnahmen. Meist steckt, wie so oft, Ungeduld dahinter, die Erwartung schneller Resultate. Jahrelang geübte Verhaltensweisen und Essgewohnheiten lassen sich jedoch nicht über Nacht ändern, und selbst wenn: Der Körper reagiert nur langsam auf Umstellungen. Er braucht Zeit, um sich wieder an das Natürliche und den Rhythmen der Natur Angepasste zu erinnern. Der Darm muss oft erst wieder die eigenen Signale wahrnehmen lernen.

Wenn Sie unter Verstopfung leiden: Die Schädlichkeit einer Dauereinnahme von Abführmitteln sei hier zum tausendsten Mal erwähnt. Wer seinen Muskeln, Knochen und Organen die ureigene Arbeit abnimmt, sollte sich nicht wundern, wenn sie sich schlafen legen oder gar verkümmern.

Die Abhängigkeit von Abführmitteln ist nicht als Suchtform anerkannt, weil sie in solch gewaltigem Ausmaß vorkommt. Die Schädigung und der Umsatzrückgang der Pharmazie wären zu groß. Dieser Drogenmissbrauch ist gewaltig, besonders bei älteren Menschen.

Ein Arzt, der leichtsinnig chemische Abführmittel verschreibt, ist ein Quacksalber und Kurpfuscher, ein Drogendealer. Ein Glas *lauwarmes Wasser*, etwa vor dem Frühstück getrunken, kann Wunder wirken. Sehr bewährt hat sich auch eine kurze Gymnastikübung: Ziehen Sie morgens vor dem Aufstehen im Liegen zuerst das rechte Knie eine Minute lang mit beiden Händen an die Brust, dann eine Minute lang das linke Knie und schließlich eine Minute lang beide Knie. Diese Übung hat sogar schon hartnäckige Fälle von Verstopfung behoben, manchmal innerhalb von zwei bis drei Tagen. Die Wirkung beruht wohl auf der sanften Druckbewegung von rechts nach links, in die der Dickdarm versetzt wird – der natürliche Wanderweg verdauter Nahrungsreste. Die Farbe Gelb in der Kleidung kann sich günstig auf eine träge Verdauung auswirken. Bei Durchfall allerdings sollten Sie Gelb meiden.

Waage: Grundfarbe Gelb – Kontrafarben Rot/Blau

Was auch immer Sie an Waagetagen für das Drüsensystem tun, wirkt besser als an allen anderen Tagen. Gelb in Kleidung und Lebensmitteln regt nicht nur die Inspiration an, sondern unterstützt auch Galle und Leber. Sie können damit ruhig schon bei Jungfrau beginnen. Der weit verbreitete Vitamin-C-Mangel lässt sich an Waage besser ausgleichen als an allen anderen Tagen. Zitronen haben zwar viel Vitamin C, aber bis sie bei uns auf den Tisch kommen, sind fast alle Vitamine schon verschwunden. Am besten, Sie decken den Vitamin-C-Bedarf aus Wildkräutern, die teilweise zehnmal mehr Vitamin C enthalten als die gleiche Menge Grüngemüse.

Vitamine und Mineralstoffe werden an Waage besser aufgenommen als an vielen anderen Tagen, besonders wenn auch noch zunehmender Mond herrscht. Sie wissen ja: bei zunehmendem Mond Aufbauen, bei abnehmendem Mond Entgiften und Entschlacken.

Haarausfall beruht oftmals auf einem nicht intakten Drüsensystem. Drüsen und Schleimhäute arbeiten eng zusammen und können mit Gelb gut unterstützt werden. Ebenso können die Abwehrkräfte gegen Infektionskrankheiten gestärkt werden.

Skorpion: Grundfarbe Grün – Kontrafarben Violett oder Orange
In allen grünen Gemüsesorten ist viel Vitamin E (fettlöslich) enthalten. Die Geschlechtsorgane brauchen Vitamin E für ihre Gesundheit, und man sollte an Skorpion nicht versäumen, sich viel Grünes zuzuführen, Auch in Weizenkeimen, Butter und Salaten ist Vitamin E zu finden. Die Farbe Grün fördert das Wachstum, und zu wenig Grün oder Vitamin E kann zu Früh- und Fehlgeburten führen. Vitamin E unterstützt die Fortpflanzung, sein Mangel kann sogar zur Sterilität führen.

Ein Tipp am Rande: Frauen, die zu Fehlgeburten neigen, sollten die Gewürze Liebstöckel und Thymian lieber meiden, obwohl sie auch grün sind. Sie würden das Ungeborene gerade an Skorpiontagen ungünstig beeinflussen. Früher gebrauchte man diese Kräuter gegen unerwünschte Schwangerschaften!

Wie bei jedem Wasserzeichen (Krebs, Skorpion, Fische) ist alles erfolgreicher, was man für das Nervenkostüm tut. Essen Sie also an Skorpion so viel grüne Lebensmittel, wie Sie Lust haben, und übertreiben Sie ausnahmsweise eher, bevor Grün zu kurz kommt.

Der Nierenbereich ist bei Frauen öfters geschwächt als bei Männern. Besonders viel Rohkost wäre da förderlich. Gesunde Nieren und dafür eine geschwächte Milz würden dagegen eher gekochte Lebensmittel verlangen. Mit dem Salz nicht zu übertreiben ist sinnvoll, gar kein Salz ist aber nicht förderlich. Wenn Sie gerne meditieren, dann wählen Sie an Skorpion eine grüne Unterlage. Wenn Sie Umschläge machen, richten Sie sich mit der Farbwahl der Tücher nach den Beschwerden. Bei Nieren- und Blasenschwäche arbeiten Sie mit orangefarbenen Tüchern, bei Leber und Galle gelb usw. Grün ist immer ausgleichend und besonders bei Fieber geeignet.

Schütze: Grundfarbe Rot – Kontrafarben Gelb/Blau

Die Schütze-Energie schärft die Sinnesorgane und unterstützt mit der Kraft der Farbe Rot die Durchblutung im ganzen Körper. Der besondere Einfluss auf die Venenregion sollte unbedingt genutzt werden.

Nicht selten spürt man an Schütze die Venenregion unangenehm. Umso wichtiger ist es, sämtliche Körperenergien zum Fließen zu bringen und Stauungen aufzulösen. Eine Massage wirkt da oft Wunder, allerdings nicht nur an Schütze.

Die Eiweiß- und Fruchtqualität an Schütze sollten Sie ebenfalls nützen. Sorgen Sie jedoch dafür, in Ihrer Nahrung tierisches und pflanzliches Eiweiß nicht zu mischen. Sämtliche roten Früchte und Gemüsesorten besitzen an Fruchttagen (Widder, Löwe, Schütze) mehr Kraft als an anderen Tagen. Rot im Übermaß ist für hektische und ungeduldige Menschen an Schütze weniger sinnvoll. Sie sollten sich eher mit der Kontrafarbe Blau oder Gelb beruhigen, bevor Sie an solchen Tagen am liebsten alles hinschmeißen würden.

Steinbock: Grundfarbe Blau – Kontrafarbe Rot (Gelb)

Die Steinbocktage mit der blauen Farbenergie sind die besten Tage für jede Form der Hautpflege. Eine gesunde Haut ist zwar

Folge und Ausdruck unseres gesamten Körperempfindens und Zustands, aber unreine Problemhaut können Sie auch von außen kräftigen und heilend unterstützen. Wir wollen nicht verschweigen, dass das allerdings vergebliche Liebesmüh ist und Symptombekämpfung, wenn Sie keine ausgeglichene Lebensweise und gesunde Ernährung befolgen.

Vitamin E ist für eine gesunde Haut sehr wichtig. Man findet es in Hefe, Bananen und Kartoffeln. Besonders wenn Steinbock im zunehmenden Mond steht, nimmt der Körper dieses Vitamin gut auf – ebenso alle Nährstoffe aus blauen Lebensmitteln.

Wassermann: Grundfarbe Gelb – Kontrafarben Rot/Blau

Die Grundfarbe Gelb an Wassermann lässt vieles beschwingter, aktiver und leichter erscheinen. Die Farbe hemmt aber die Durchblutung manchmal, was sich beispielsweise durch Belastung der Unterschenkel und in Krampfadern äußern kann. Die Kontrafarbe Rot würde hier vorbeugend und lindernd wirken, weil sie die Gefäße erweitert.

Wenn Sie allerdings schon Krampfadern haben und sie entfernen wollen, meiden Sie die Wassermanntage, und wählen Sie einen Termin im abnehmenden Mond (siehe auch unser Buch *Aus eigener Kraft*).

Die eigentliche Ursache von Krampfadern und Venenproblemen ist allerdings schlechtes Blut, das man nur durch Entgiften und gesunde Ernährung in Ordnung bekommt. Alle Lebensmittel mit gelber Farbe wirken an Wassermann unterstützend für Ihren Körper, ebenso Gelb in der Kleidung oder gelbe Umschläge.

Fische: Grundfarbe Grün – Kontrafarben Violett oder Orange

Grün ist zwar die Farbe des Tierkreiszeichens Fische, doch in den Füßen kommen so viele Einflüsse und Energielinien zusammen, dass Grün gar keine so große Rolle mehr spielt. Die Fischetage berühren zwar nur eine relativ kleine Körperzone, doch diese hat es im wahrsten Sinne des Wortes in sich. Vielleicht liegt es daran, dass die Füße Endpunkte aller Körpermeridiane enthalten, dass praktisch jede Körperzone, jedes Organ über die Reizung bestimmter Punkte an den Füßen vorbeugend, lindernd und heilsam angeregt werden kann.

Die Fußreflexzonenmassage kann von größtem Nutzen für eine erfolgreiche Entgiftung des Körpers sein. Jedes Körperorgan und jede Körperregion »endet« in einer ganz bestimmten, engbegrenzten Fläche in unseren Füßen. Ähnlich wie bei der Akupressur (Druck auf bestimmte Punkte am ganzen Körper) kann man diese Zonen durch sanften Druck und Reibung gezielt reizen und damit die jeweiligen Organe und Körperbereiche mit Energie durchfluten und zu normaler Funktion anregen. Die Kraft der Fischetage unterstützt die gute Wirkung dieser Massageform sehr. An diesen Tagen sollte man jedoch mit besonderer Vorsicht massieren, weil man empfindlicher ist. Fußreflexzonenmassagen zur Anregung entgiftender und ausleitender Organe sind generell bei abnehmendem Mond wirksamer als bei zunehmendem Mond.

Zur gezielten Behandlung von Organstörungen und Lösung von Blockaden ist es äußerst wirkungsvoll, die Mondrhythmen genauer zu beachten. Mein Bruder Georg Koller betreibt in Bissendorf bei Osnabrück eine Praxis als Masseur und arbeitet seit zwanzig Jahren nach diesen Regeln, mit allergrößtem Erfolg. Seine Frau ist eine sehr gute Kosmetikerin mit eigenem Studio, die inzwischen ebenfalls die Mondeinflüsse gezielt einsetzt. Dabei verwendet sie als erste Kosmetikerin überhaupt Kosmetika »Vom richtigen Zeitpunkt«.

Zur Zusammenfassung schließlich die wichtigsten Farbwirkungen und Farben unserer Lebensmittel in Form einer kleinen Tabelle:

Farbe	Eigenschaft	Nahrungsmittel
Rot	durchblutungsfördernd, blutbildend, energieliefernd, ermutigend	Tomaten, rote und schwarze Johannisbeeren, Himbeeren, Erdbeeren, rote und schwarze Kirschen, rote Bete, rote Paprika, Preiselbeeren, Radieschen, rote Apfelsorten
Blau/ Violett	entzündungshemmend, schmerzstillend, beruhigend, schlaffördernd, ausgleichend	Heidelbeeren, Blaubeeren, Holunderbeeren, schwarze Johannisbeeren, schwarze Kirschen, blaue Weintrauben, Zwetschgen, Pflaumen, Blaukraut, Auberginen
Gelb/ Orange	nervenstärkend, inspirierend, schleimhautaktivierend	gelbe Paprika, Aprikosen (Marillen), Karotten, Äpfel, Birnen, Mais, Kohlrabi, Bananen, gelbe Erbsen, Zwiebeln, Sellerie, Knoblauch, weiße Weintrauben, Zitronen, Orangen, Mandarinen, Grapefruit, Ananas, Pfifferlinge
Grün	beruhigend, ausgleichend, wachstumsfördernd	Spinat, Brennnessel, Bohnen, grüne Erbsen, Lauch, Artischocken, Zucchini, Kräutergewürze wie Liebstöckel, Salbei, Dill, Bärlauch, Schnittlauch, Petersilie u. v. a.

Tabelle 7: **Farbwirkungen und Farben der Lebensmittel**

Kräuterpower

Draußen vor Ihrer Tür wachsen Kräuter – besondere Pflanzen, von niemandem beachtet. Sie arbeiten sich durch Asphalt, sie wuchern am Nachbarzaun, sie wachsen auch dort noch, wo kein Gras mehr wächst. Und ganz gewiss wachsen einige dieser kleinen grünen Kraftzwerge nur für Sie und sonst niemanden.

Ein Freund von uns kennt seinen kleinen Hinterhof-Garten am Rande der Großstadt ganz genau und pflegt ihn wie andere den Porsche Baujahr 1956. Der Natur ihren Lauf lassen, davon hält er nur etwas, wenn es ums Flirten geht. Um so überraschter war er eines Tages, als mitten auf der kleinen, kurzrasierten Rasenfläche ein Büschel eines seltenen Krautes aufging und schon bald blühte, scheinbar aus dem Nichts. Etwa einen Monat danach bekam er gesundheitliche Probleme, und sein Arzt verschrieb ihm ein relativ teures pflanzliches Therapeutikum, das auch gute Dienste tat und die Beschwerden zum Verschwinden brachte, unterstützt von etwas mehr Achtsamkeit bei seinen Ernährungsgewohnheiten. Wenig später entdeckte unser Freund in einem Kräuterlexikon, dass das seltene Kraut in seinem Garten früher als mächtiges Heilkraut Verwendung gefunden hatte und dass man kürzlich darin genau jene Wirkstoffe identifiziert hatte, die einen Hauptbestandteil seiner Medizin bildeten.

Dieses Zusammentreffen erinnerte ihn an eine Stelle aus unserem Buch *Aus eigener Kraft*. »Die Natur lässt in der Umgebung eines freistehenden Hauses stets Heilkräuter in einer ganz bestimmten Vielfalt wachsen – vorausgesetzt, der Boden ist noch naturbelassen, wird nicht künstlich gedüngt oder gespritzt. Welche Kräuter das sind, richtet sich danach, wer in diesem Haus wohnt und welche Pflanzen seine Bewohner für ihr Wohlergehen, zur Vorbeugung und für die Linderung und Heilung eventuell bestehender Krankheiten brauchen. Wenn einer der Bewohner eine körperliche Schwachstelle besitzt oder eine bestimmte Krankheit bekommt, taucht gleichzeitig, manchmal auch schon einige Zeit vorher, das entsprechende Heilkraut in der Nähe auf – wie aus heiterem Himmel. Wenn die Bewohner ausziehen und eine andere Familie einzieht, ändert sich auch Art und Zusammensetzung der Kräutervielfalt in der unmittelbaren Umgebung und passt sich den gesundheitlichen Erfordernissen der neuen Bewohner an.«

Unsere klare Empfehlung deshalb: Wann immer Sie können, wo immer Sie können – verwenden Sie beim Kochen auch frische oder getrocknete Kräuter aus der Umgebung. Diese Empfehlung gehört zu den wesentlichen Umstellungen von einer »modernen Küche« zur natürlichen, gesunden Küche. Nur am Anfang scheint die Verwendung von frischen oder selbst getrockneten Kräutern etwas umständlich. Schon nach einigen Tagen macht es Ihnen Freude, einige Stängel hier, einige Körner oder Blätter da abzuzupfen oder aus Tüten und Gläsern zu entnehmen. Zu jeder Zeit haben Sie die kleinen Kraftwerke der Natur zur Verfügung, und daraus lassen sich herrliche Gerichte zaubern, die Wohlgeschmack mit Gesundheit verbinden. Damit unsere Nahrung wieder zu unserer Medizin wird, wie es sich alle großen Heilkundigen der Geschichte gewünscht haben.

Es gibt keine Wohnung, in der nicht mindestens zwei verschiedene Kräuter frisch gezogen werden können. Notfalls müssen Sie die Kräuterkästchen oder -töpfe zwei- bis dreimal jährlich ersetzen. Doch es lohnt sich. Gerade im Frühling bieten viele Gärtnereien Schnittlauch, Basilikum, Petersilie, Majoran usw. an. Die glänzend grünen Kräutertöpfe mancher Supermärkte sind allerdings stark gespritzt und manchmal sogar bestrahlt, also Vorsicht!

Normalerweise werden Sie vor solchen Dingen nicht gewarnt, dafür aber begegnet man immer wieder Ärztewarnungen, dieses oder jenes Kraut doch nur ganz, ganz vorsichtig anzuwenden, weil sich irgendein Inhaltsstoff im Labor als »krebserregend« bei Ratten herausgestellt hat.

Vorsicht bei der Dosierung?

Ein Beispiel ist das wunderbare Geschenk der Natur, der Huflattich, der in Österreichs Apotheken sogar nicht mehr verkauft werden darf (lachen Sie nicht!). Gott sei Dank, dass dieses Kraut in solchem Überfluss überall wächst und niemand daran gehindert ist, sich das Kraut frisch zu besorgen und einen kleinen Wintervorrat anzulegen. Die Wissenschaftler verschweigen natürlich, dass man zehn Kilogramm Huflattich täglich essen oder 100 Liter Huflattichtee täglich trinken müsste, um auf die »krebserregende« Dosis zu kommen.

Hinter solchem Irrsinn steckt Methode: So gibt es jetzt beispielsweise nach dem riesigen Erfolg des Teebaumöls, der die Ärzteschaft viele Patienten gekostet hat, eine neue Verordnung von »oben«: Teebaumöl, Teebaumöl-Produkte und -Kosmetika sind mit einem Warnhinweis zu versehen, dass es »nicht bei Säuglingen und Kleinkindern unter drei Jahren anzuwenden ist und nur auf die intakte Haut gebracht werden darf«. Die Ureinwohner Australiens müssen schon rechte Toren gewesen sein, weil sie jahrtausendelang genau das mit Erfolg taten – nämlich Teebaumöl für Wunden, Ekzeme, Ausschläge, Insektenstiche aller Art einzusetzen, sicherlich auch bei Babys. Unsere eigene Erfahrung in Bezug auf Teebaumöl deckt sich mit der der Ureinwohner.

Aber die Wissenschaft mag es nicht, wenn ein wunderbar wirksames Produkt nicht patentfähig ist und ihr gewaltige Summen durch die Lappen gehen, weil es der Menschheit hilft, sich selbst zu helfen. Wann immer ein wildwachsendes Heilkraut sich als besonders wirksam und heilkräftig erweist und vollkommen einfach in der Anwendung ist, da mischt sich die Pharmazie ein und lässt über willfährige »Wissenschaftler« Warnungen aussprechen.

Kürzlich wagte ein Wissenschaftler zu behaupten, dass die Arzneimittelindustrie selbstverständlich auf künstlich-chemische Produkte und Genmanipulation angewiesen ist, um den Herausforderungen durch Krebs, AIDS usw. zu begegnen. Und wörtlich begründete er: »… weil es ja in Wirklichkeit nicht stimmt, dass Gott gegen jede Krankheit ein Kraut wachsen ließ.« Unsere Antwort auf diesen Schwachsinn ist: Nehmen Sie das größte Kräuterlexikon, das Sie in der Bücherei finden können. Es beschreibt etwa tausend Wildkräuter aus aller

Welt. Nicht *ein* Kraut ist dabei, das nicht vielfältig heilkräftige Wirkung hat und seit Jahrhunderten verwendet wird. Tausend Kräuter – das ist jedoch nur ein winziger Bruchteil aller Kräuter mit Heilwirkung. *Aber jetzt kommt's: Erst etwa ein Zehntel aller Kräuter der Welt sind auf ihre mögliche Heilwirkung untersucht.* Was ist also von der Aussage des Wissenschaftlers zu halten? Machen Sie sich Ihr eigenes Bild.

Jede große Arzneimittelfirma der Welt bezahlt heute weltweit Hunderte von Experten, die nichts anderes zu tun haben, als sich bei Eingeborenenstämmen einzuschmeicheln und die Geheimnisse der Heilkundigen des Stammes auszuforschen. Wird ein heilkräftiges Kraut entdeckt, versucht man sofort, die Wirkstoffe zu identifizieren und Produkte zu patentieren.

Unser Rat: Verwenden Sie, ohne Patentrecht zu verletzen, die Kräuter in Ihrer Umgebung, die nur für Sie wachsen – wie sie alle heißen, von Liebstöckel über Salbei, Petersilie, Kümmel, Dill bis zu Krauseminze für den erfrischenden Tee. Und dosieren Sie nach Gefühl und Geschmack. Die Natur verlangt keine Lizenzgebühren.

Drei Kräutergeheimnisse

Ein Geheimnis aller erfolgreichen Kräuterkundigen verbirgt sich in der Einsicht, dass jede Pflanze ihre ganze Kraft nur als *Ganzheit* entfaltet, dass die enthaltenen Wirkstoffe für sich allein bei weitem nicht dieselbe Wirkung haben und niemals ausüben werden. Natürlich enthalten Pflanzen Stoffe, die scheinbar nutzlos oder wirkungslos sind. Manche dieser scheinbar überflüssigen Stoffe haben sogar je nach Dosierung eine mehr oder weniger schwache Giftwirkung. Die Wissenschaft ignoriert hier wieder einmal, dass die Natur viel intelligenter ist, als sie es ihr zugesteht. In ihrer Weisheit hat sie solche Giftstoffe auch deshalb in die Pflanze eingebaut, damit sie als Schutz und Gegengift gegen die Überdosierung der heilenden Wirkstoffe in der Pflanze wirken. Das Zusammenspiel, den Gleichklang aller Bestandteile einer Pflanze zu zerreißen ist wirklich sinnlos. Die Natur arbeitet nicht so umständlich, uns zuerst zu zwingen, Heilkräuter mit viel Mühe, Aufwand und Kosten erst in Bestandteile zu zerlegen, bevor sie uns dienstbar werden. Diese Mühe macht sich nur jemand, der sich das Ergebnis teuer bezahlen lassen will. Aber glücklicherweise schreibt uns niemand vor zu glauben, dass Salbei seine Wirksamkeit erst entfaltet, wenn er in Großplantagen angebaut, mit Pestiziden gespritzt wird und in Tuben- und Pillenform zu uns kommt.

Scheuen Sie sich also nicht, und wenden Sie immer auch die Ganzheit einer Heilpflanze oder eines ihrer Teile an – Frucht, Wurzel, Blatt oder Blüte oder alles gemeinsam im ätherischen Öl der Pflanze. Welches Teil bei welchem Kraut die beste Wirkung erzielt, darüber sollten Sie sich kundig machen, denn unterschiedliche Teile helfen bei unterschiedlichen Störungen und Leiden.

Ein zweites Geheimnis aller Kräuterheilkundigen: Der richtige Zeitpunkt von Ernte, Verarbeitung und Anwendung eines

Krauts in Harmonie mit den Mondrhythmen entscheidet in hohem Maße über seine Wirkkraft. Wenn Sie selbst die Möglichkeit haben, auf den richtigen Zeitpunkt im Umgang mit Kräutern zu achten, erfahren Sie in unserem Buch *Aus eigener Kraft* alle damit zusammenhängenden Regeln. Inzwischen steht uns ein kleines Sortiment von Heilkräutern »Vom richtigen Zeitpunkt« zur Verfügung (siehe Seite 378 und 382).

Das dritte Geheimnis der Kräuterheilkunde ist nicht leicht zu beschreiben. Den Versuch werden wir trotzdem unternehmen, denn hier verbirgt sich ein wichtiger Zusammenhang, der in vielen anderen Lebensbereichen von Bedeutung ist – auch im Bereich gesunder Körperpflege.

Angenommen, Sie leiden gerade unter starken Kopfschmerzen und Schafgarbe wäre das Kraut, das die Schmerzen lindern oder beseitigen kann. Es ist nun durchaus möglich, dass der *bloße Anblick* des Krauts schon wirkt. Oder es reicht, einige Male seinen Geruch tief durch die Nase einzuatmen, ohne es abzureißen. Oder es genügt, eine Dolde des Krauts in Papier oder ein Lederbeutelchen gehüllt einige Zeit um den Hals zu tragen.

Menschen, die die Kraftfelder von lebendigen Dingen in Farbe und Ausdehnung wahrnehmen können, *sehen* beispielsweise, dass gerade manche Heilkräuter Energiefelder mit großer Ausdehnung um sich herum besitzen. Sie können daran auch die Unterschiede zu Glashaus-Kräutern erkennen, deren Energiefeld viel weniger weit reicht.

Diese Kraftfelder mit ihrer Ausstrahlung sind es, die in vielen Fällen dafür sorgen, dass die bloße Anwesenheit eines Heilkrauts genügt, um lindernd und heilend zu wirken – gleichgültig, in welcher Form es anwesend ist.

Viele Menschen, besonders bei naturverbundenen Völkern, kennen die Zusammenhänge ganz genau. Sie tragen deshalb beispielsweise Kräuter in Beutelchen um den Hals oder sprechen nur kurz mit einer Pflanze. Die Bachblütentherapie funktioniert aufgrund dieses Prinzips. Die Pflanzen sind »anwesend« – in Form der *lebendigen Information*, die von ihnen ausgeht.

Hierin liegt auch die eigentliche Funktionsweise von Kräuterkosmetik. Ob Sie es glauben oder nicht, Kosmetika ziehen eigentlich nicht in die Haut ein. Das dürfen sie gar nicht, denn sonst würden sie sofort als Arzneimittel eingestuft und dürften nicht frei verkauft werden. Aber bedenken Sie: Was für ein Glück, dass die normalen Kosmetika nicht »unter die Haut« gehen, denn was würde der Körper sonst mit all den Chemikalien im Blutkreislauf anfangen?

Aber Sie wissen jetzt, dass es manchmal schon genügt, wertvolle Kräuterheilstoffe einfach in die Nähe des Körpers zu bringen – etwa verteilt in einer Creme, die gleichsam als Vehikel, als Klebstoff für das Kraut dient, damit es einige Zeit anwesend bleibt und sein Kraftfeld zur Wirkung kommt, damit sein Geruch kurze Zeit anwesend ist. Oder in Form eines Kräuterkissens, das mit verschiedenen Kräutern gefüllt ist – je nach Anwendungszweck. Kräuter können schon wirken, wenn

Sie sie in getrockneter Form in Lederbeutelchen oder Leinen-
säckchen eingenäht um den Hals tragen. Auch naturbelassene
Baumwolle erfüllt den Zweck – ein altes Indianerrezept.

Sprechen Sie innerlich die Einladung an die Pflanze aus, sich
mit Ihren Selbstheilungskräften zu verbinden: Dann hilft bei
einer Erkältung manchmal schon das Kauen einiger Schnitt-
lauchhalme. Bei chronischen, nicht heilenden Krankheiten ist
allerdings der richtige Sammelzeitpunkt von ganz besonderer
Bedeutung und sollte unbedingt Beachtung finden (siehe *Aus
eigener Kraft*, Seite 191). Die Erfolge der Kräuterheilkundigen
sprechen hier für sich selbst.

Dennoch: Nichts spricht dagegen, sich in besonders in-
timen Kontakt mit der großen Vielfalt unserer Gewürzkräuter
zu bringen – indem wir sie mit Lust verspeisen. Heilkräuter
haben roh gegessen, als Gemüse (Salbei), Salat (Brunnenkres-
se, junger Löwenzahn) oder Spinat (Brennnesseln, Bärlauch)
oftmals die beste Wirkung.

Vom richtigen Zeitpunkt im Umgang mit Küchenkräutern

Wer sich allmählich mit der Verwendung von Kräutern bei
der gesunden Ernährung vertraut gemacht hat, für den sind
die folgenden Informationen besonders wichtig. Denn mit ein
wenig Kenntnis des Zusammenhangs zwischen Ernte, Kauf,
Verarbeitung und Lagerung von Kräutern und dem jeweiligen
Mondstand lassen sich mühelos Wintervorräte anlegen, die uns

die Kraftwerke der Natur jederzeit zur Verfügung halten. Die Haltbarkeit ist dann gewährleistet, die gute Wirkung ebenso.

Kräuter, die nicht zur sofortigen Anwendung bestimmt sind, sollten Sie entweder kurz vor Vollmond, bei Vollmond oder bei abnehmendem Mond sammeln.

Bei abnehmendem Mond geerntet, birgt die Pflanze zwar nicht die größte Heilkraft, doch was nützt Ihnen eine auf Vorrat bei zunehmendem Mond gesammelte Pflanze, die nicht richtig trocknet und nach kurzer Zeit zu schimmeln und verrotten beginnt?

Pflanzen besitzen zudem unterschiedliche Trocknungszeiten. Achten Sie deshalb unbedingt darauf, die Trocknungszeit bei zunehmendem Mond geernteter Kräuter auch in den abnehmenden Mond zu verlängern. Machen Sie vor dem Verpacken und Abfüllen den Rascheltest: Getrocknete Kräuter, die nicht rascheln oder knistern, wenn abnehmender Mond und Neumond schon vorüber sind, eignen sich nicht für längere Lagerung und sollten dann sofort verwendet werden.

Beim Haltbarmachen, Trocknen, Lagern und Aufbewahren ist Sorgfalt oberstes Gebot. Wenn ein Fehler größere Mengen dieser wertvollen Geschenke der Natur zerstört, wäre das wirklich bedauerlich. Zum Trocknen bringen Sie die Pflanzen an einen schattigen Ort und wenden sie öfters. Luftdurchlässiges Naturmaterial, etwa ein Holzrost oder Papier, ist als Unterlage geeignet, keinesfalls jedoch irgendwelche Metall- oder Kunststofffolien!

Der richtige Zeitpunkt des Lagerns und Abfüllens in Gläser oder Kartons ist immer der abnehmende Mond, unabhängig vom Erntetermin. Nie bei zunehmendem Mond in Gefäße füllen, weil sonst die Gefahr von Fäulnis besteht! Höchste Vorsicht bei Jungfrau. Dann sollten Kräuter nie geerntet werden, auch nicht bei abnehmendem Mond!

Dunkle Gläser, Kartons und Papiertüten sind als Behältnisse am besten geeignet. Die Pflanzen bleiben trocken und lichtgeschützt, Aroma und Heilkraft bleiben erhalten. Bei vielen Heil- und Küchenkräutern (etwa Majoran, Thymian, Liebstöckel und Petersilie) genügt es übrigens, mehrere Pflanzen wie einen Blumenstrauß gebunden kopfunter an einen luftigen Ort zu hängen, bis sie getrocknet sind. Die Methode ist Platz sparend, bietet einen schönen Anblick, das Aroma sorgt für ein angenehmes Raumklima (*Lebendige Information* füllt den Raum!). Schnelltrocknende Kräuter sind dazu am besten geeignet, weil keine Fäulnisgefahr besteht. Ständig verwendete Küchenkräuter etwa hängen Sie einfach auf und streifen nach Bedarf ab.

Darüber hinaus gibt es aber noch viele weitere, ebenso wirksame Zubereitungs- und Anwendungsarten, über die zahlreiche Kräuterbücher wertvolle Ratschläge geben, etwa welche Anwendungsform den besten Erfolg bei bestimmten Problemen verspricht, beispielsweise als Tee und Aufguss, Abkochung, Kaltauszug, als Rohsaft, Tinktur, in Salbenform und Pflastermischungen.

Kraut und Rüben: Tipps in bunter Folge

Verwenden Sie dünnwandige Gläser und Tassen für Getränke aller Art

Den Grund für diesen Ratschlag können Sie erfühlen, wenn Sie warten, bis Sie so richtig durstig sind und sich nach einem Glas kühlem Wasser sehnen. Stellen Sie nun einen dickwandigen Becher neben ein dünnwandiges Glas, füllen Sie beides mit kaltem Wasser, und nehmen Sie aus den Gefäßen jeweils einige Schluck. Fühlen Sie den Unterschied? Stellen Sie sich einfach einmal vor, Sie würden Wein aus einem dickwandigen Gefäß trinken. Dickwandiges Steingut ist übrigens gut für Wasser, besonders zur Aufbewahrung (etwa in Steinkrügen). Nur auf dem Tisch sollte dünnwandiges Material verwendet werden.

Die Wissenschaft vom guten Platz

Ob man liebevoll, gelassen, einfallsreich, ausdauernd und künstlerisch am »Arbeitsplatz Küche« arbeitet oder nervös, hektisch, widerwillig – das prägt den Alltag der ganzen Familie, zum Guten wie zum Schlechten. Ideen, Einfallsreichtum und Ausdauer können Sie von niemandem verlangen, der Küchen- und andere Arbeiten auf einem »schlechten Platz«, auf einer Erdstrahlen-Störzone erledigt. Wir empfehlen Ihnen das entsprechende Kapitel aus unserem Buch *Aus eigener Kraft – Die Wissenschaft vom guten Platz* (Seite 281).

Die Prüfung, ob die Speisekammer Störzonen aufweist, ist ebenfalls von zentraler Bedeutung. Wer keine Möglichkeit hat, dort gute und schlechte Plätze ausforschen zu lassen, sollte jenen Platz meiden, an dem Lebensmittel immer wieder schnell verderben, auch wenn sie bei abnehmendem Mond gekauft oder geerntet sind. Lagern Sie an diesem Platz Geschirr, das nur selten gebraucht wird.

Verwenden Sie zum Umrühren von Gemüse, Suppen, Teig usw. möglichst Kochlöffel aus Holz

Holz ist ein Material mit sehr langsamer innerer Energie. Schneller als Stein, langsamer als Metall. Holz lässt sich gleichsam »nicht nervös« machen. Selbst beim Eintauchen in sehr Heißes wird es nicht zu hektischer innerer Bewegung angeregt – im Gegensatz zu Edelstahlgeräten. Es wäre allerdings auch schon viel gewonnen, wenn Sie während und nach dem Kochen kein Metallbesteck im Topf zurücklassen – etwa nach dem ersten Herausschöpfen. Auch in den Resten der Mahlzeit, die auf später heimkehrende Schulkinder warten, sollten Sie keine Metalle zurücklassen.

Holz ist entgegen allen Aussagen der Industrie viel hygienischer – unter allen Umständen. Ein Kunststoffhackklotz beispielsweise fördert das Bakterienwachstum, während ein Holzhackklotz fast steril ist – so wenige Krankheiterreger lässt er zu. Peinlichste Sauberkeit nach jedem Arbeitsgang sollte selbstverständlich sein.

Ein weiterer Grund, warum Sie Holzlöffel und -geräte verwenden sollten: Haben Sie schon einmal mit einem Kunststoffgriff hart gearbeitet, etwa beim Sandschaufeln oder Schneeräumen? Bei solchen Arbeiten erlebt man hautnah, welche innere

Energie Holz besitzt. Unbehandeltes, geglättetes Holz verschmilzt mit der Energie der Hand und wird zum verlängerten Körperteil, Blasen bilden sich nicht so schnell. Metalle und besonders Kunststoff arbeiten immer mehr oder weniger stark der Kraft und Absicht des Menschen entgegen. Warum zieht Kunststoff Staub magnetisch an, Holz dagegen bleibt neutral? Warum kommen Arbeitsblasen bei Kunststoff- und Metallgriffen häufiger vor? Lackiertes (in Kunststoff verwandeltes) Holz zeigt ähnliche Wirkungen.

Lassen Sie sich von uns nichts einreden. Machen Sie Ihre eigenen Erfahrungen.

Lauschen Sie dem Klang des Löffels

Wenn Sie etwas anrühren oder umrühren, dann verursachen Löffel, Kochlöffel, Rührstab usw. beim Anstoßen an die Gefäßwand einen Klang. Sobald dieser Klang den tiefsten Ton erreicht hat, haben Sie lange genug umgerührt. Solange der Klang immer noch tiefer wird, ist das Umrühren noch nicht beendet. Nicht viele Menschen können diesen Klang hören. Wenn man es probiert, geht es nicht. Wenn man es nicht versucht, kann es von selbst geschehen. Diese Fähigkeit ist ein besonderes Geschenk, eine Gabe.

Sauber zum richtigen Zeitpunkt

Verzichten Sie auf alle größeren Reinigungsarbeiten kurz vor oder bei Vollmond, auch bei Krebs, Skorpion und Fische, besonders in der *Speisekammer*. Sollte sich dennoch Feuchtigkeit oder Schimmel bilden, unbedingt bei abnehmendem Mond an

Zwillinge, Waage und Wassermann oder Widder, Löwe und Schütze intensiv reinigen und gut lüften mit Durchzug.

Holzschüsseln: Oftmals verlieren heutzutage die Heimköche die Lust am Backen, weil hinterher immer eine »Sauerei« zu beklagen ist. Das passiert fast immer nur deshalb, weil man warmes Wasser zum Reinigen verwendet hat. Bei Mehlrückständen immer nur kaltes Wasser verwenden, das ist das Geheimnis! Nur in größeren Abständen sollte man ein ganz leichtes Spülmittel dazugeben, aber mit viel Wasser nachspülen. Ausscheuern mit einem leichten Schwamm, nicht mit einem Lappen, der Fusseln hinterlässt.

Holzgefäße und *Nudelbretter* niemals nur einseitig mit kaltem Wasser reinigen, immer beide Seiten! Danach auf einen Rost stellen, damit sie gut abtropfen können und gleichmäßig trocknen. Niemals der Sonne aussetzen! Gutes Holz regeneriert sich selbst und ist viel hygienischer als Kunststoff, der mit kochendem Wasser überschüttet oder in der Spülmaschine gespült wird. Holz darf allerdings nicht lackiert sein, sonst ist es nicht besser als Kunststoff. Im Gegenteil: Es ist in Sondermüll verwandelt worden, den man nur schwer oder gar nicht mehr in die Kreisläufe der Natur zurückbringen kann.

Vom Nacheinander der Speisen

Würden Sie zuerst das Bild aufhängen und dann den Nagel einschlagen? Natürlich nicht. Es gibt für alles nicht nur den richtigen Zeitpunkt, sondern auch die richtige Reihenfolge. So sollte es auch bei den guten Dingen sein, die bei Ihnen auf den Tisch kommen, wenn Sie sich selbst und Ihren Lieben mehrere

Gänge anbieten wollen. Ihr Magen und Ihr Körper werden es Ihnen danken. Und so geht's:

Rohes sollte immer vor Gekochtem kommen. Das Leichtverdauliche vor dem Schwerverdaulichen – »der Schnellzug vor dem Güterzug«. Eine denkbare Reihenfolge sieht so aus:

- Obst oder Nüsse vor Salat und Rohgemüse.

- Danach Sauermilch, Brot oder Milch, wenn diese Nahrungsmittel zu Ihrem Speiseplan gehören.

- Und erst jetzt die etwas schwerer verdaulichen Speisen wie Fettreiches, Fleisch, gekochte Gemüse, Eier und Käse.

- Süßspeisen, Kaffee usw. gehören immer an das Ende.

Wenn Sie eine andere Reihenfolge gewohnt waren oder Rohes und Gekochtes gleichzeitig gegessen haben, probieren Sie einmal einige Wochen lang diese Reihenfolge aus. Das Ergebnis wird für sich selbst sprechen.

Vom Nebeneinander der Speisen

Wenn Sie ein Puzzle zusammensetzen, zwicken Sie dann hier und da Ecken und Kanten ab, damit Sie schneller fertig werden? Natürlich nicht, oder? Auch das »Bild«, das die einzelnen Puzzleteile, die Lebensmittel, auf Ihrem Teller abgeben, wird oftmals erst dann wahrhaft ansehnlich und bekömmlich, wenn die Teile harmonisch zusammenpassen. Und nicht nur was die angenehme, farblich abgestimmte Wirkung aufs Auge betrifft.

Jeder Bauer und Gärtner weiß es: Pflanzen schützen sich gegenseitig vor Schädlingen, wenn man sie nur lässt und auf solche Gemeinschaften achtet. Die richtige Pflanzengemeinschaft in Garten und Landwirtschaft trägt viel dazu bei, der Rückkehr zum naturgemäßen Anbau den Weg zu ebnen. »Mischkultur« nennt man heute, was früher selbstverständlich war. Sie ist von unschätzbarem Wert für uns.

Die Regel ist sehr einfach: In der Natur harmonierende Nahrungspflanzen gehen auch auf unseren Tellern eine harmonische Kombination ein. Sie haben sicherlich schon erlebt, dass bestimmte Gemüsesorten auf einem Teller versammelt nicht für jeden verträglich sind. Gemüse, die auch im Garten keine harmonische Pflanzengemeinschaft eingehen, gehören nicht nebeneinander auf den Teller.

Als Faustregel gilt, dass unter- und oberirdisch wachsende Feldfrüchte auch auf dem Teller ein gutes, ausgewogenes Verhältnis eingehen sollten. Also Kartoffeln mit Spinat oder Karotten mit Kopfsalat. Jedes Ungleichgewicht in dieser Beziehung (etwa *nur* »Kartoffeln und Zwiebeln« oder *nur* »Tomaten und Bohnen«) hat weit reichende Folgen, die sich auf den ganzen Menschen auswirken, auf Körper und Grundstimmung.

Welche Pflanzengemeinschaften im Garten und damit auch auf dem Teller günstig sind, das steht in vielen Gartenbüchern. Die gute Kombination wird aber nicht nur von der guten Pflanzengemeinschaft im Garten bestimmt. Einen kleinen Ausschnitt der vielfältigen Möglichkeiten zeigt die Tabelle auf Seite 245.

Gemüse	günstig neben:
Kartoffeln	Kohlarten, Spinat, Brechbohnen, Kohlrabi, Dill, Fenchel, grünen Bohnen, Rotkraut, Linsen, Paprika, Spargel, Brokkoli, Löwenzahn, Bärlauch, Kresse, grünem Salat.
Karotten	Zwiebeln, Spinat, Kopfsalat, Auberginen, Fenchel, Kohlrabi.
Gurken	Zwiebeln, Stangenbohnen, Sellerie, roten Rüben, Petersilie, Kopfsalat, Kohlrabi, Kohlarten, Buschbohnen.
Erbsen	Sellerie, Kopfsalat.
Sellerie	Buschbohnen, Spinat, Zwiebeln, Stangenbohnen, Tomaten, Lauch, Kohlrabi, Blumenkohl, Gurken.
Spinat	Tomaten, Stangenbohnen, Kohlrabi, Karotten, Kartoffeln, Kohlarten.
Tomaten	Sellerie, Spinat, Zwiebeln, Petersilie, Kohlarten, Kohlrabi, Kopfsalat, Lauch, Buschbohnen, Karotten, Grünkern.
Kopfsalat	Zwiebeln, Tomaten, Stangenbohnen, Buschbohnen, Radieschen, Rettich, Dill, Erbsen, Gurken, Erdbeeren, Karotten, Kohlarten, Lauch.
Zwiebeln	Tomaten, Erdbeeren, Gurken, Petersilie, Kopfsalat, Kohlrabi.
Auberginen	Tomaten, Erdbeeren, Gurken, Petersilie, Kopfsalat, Kohlrabi.
Fenchel	Kartoffeln, Karotten, Kürbis, Sellerie, Zucchini, Grünkern, Tomaten.
Kohlrabi	Kartoffeln, Karotten, Lauch, Grünkern.
Lauch	Kartoffeln, Linsen, Mais, Sellerie, Tomaten, Grünkern.

Tabelle 8: **Günstige Pflanzengemeinschaften im Garten und auf dem Teller**

Weißkraut, Blaukraut, Kohlsprossen und Rote Rüben sind »Einzelgänger« und sollten nur mit Vorsicht kombiniert werden. Besonders bei Kraut sollte mit Kümmel nicht gespart werden.

Ungünstig im Garten wie auf dem Teller sind

- Bohnen neben Zwiebeln,

- Petersilie neben Kopfsalat,

- Kohl neben Zwiebeln,

- Rote Rüben neben Tomaten,

- Kartoffeln neben Zwiebeln,

- Tomaten neben Erbsen,

- Blaukraut neben Tomaten,

- Erbsen neben Bohnen.

Durch den Mixer Gedrehtes sollte einige Zeit »rasten« und nicht sofort verarbeitet werden und auf den Tisch kommen – diese Zeitdauer richtet sich nach dem Gefühl

Das Mixgerät hat die Energie der Nahrungsmittel in eine hektische Drehung versetzt, die sich auf uns überträgt. Drehen Sie sich selbst einmal schnell im Uhrzeigersinn, legen Sie sich dann auf den Boden, und schließen Sie die Augen. Als Kind haben Sie das sicher oft getan. Dieselbe »Schwindel erregende« Energie hat der Mixer auf das Nahrungsmittel übertragen. Vielleicht können Sie sich an den Unterschied erinnern? Denken Sie an Hackfleisch, das durch den elektrischen Mixer gedreht wird, und an Hackfleisch, das den Fleischwolf passiert hat. Wie schmeckt der Unterschied? Wenn Sie keinen finden können, dann essen Sie ab jetzt Hackfleisch nur noch durch den Wolf gedreht, und probieren Sie nach einigen Monaten einmal ein durch den Mixer gedrehtes Gericht.

Hierin verbirgt sich auch der Hauptgrund für die Schädlichkeit von Mikrowellenherden. Sie versetzen Nahrungsmittel auf der Molekülebene in eine solch schnelle Drehung, dass sie sich dabei sogar erhitzen. Diese Energie macht uns noch nervöser und rastloser, als es die modernen Zeiten ohnehin schon sind.

Bedeutsame Anschaffungen fürs gesunde Leben – die Getreidemühle, die Zirbenschalen

Gute Getreidemühlen sind teuer – aber sie sind eine Anschaffung fürs Leben, für die Lebendigkeit Ihrer Nahrung. Vollkornmehl verliert schon nach kurzer Lagerung viel von seinem ursprünglichen Wert. Sie tun sich deshalb viel Gutes, wenn Sie Ihr volles Korn erst kurz vor dem Verbrauch mahlen. Die Mühle sollte unbedingt einen festen, gut erreichbaren Platz bekommen. Man verliert schnell die Freude am Mahlen, wenn man die Mühle jedes Mal irgendwo umständlich hervorkramen muss.

Für den Anfang leistet jede Schüssel zum Mehlauffangen gute Dienste, aber später, wenn Sie das gute Gefühl vom Wert des eigenen Mehls gewonnen haben, leisten Sie sich eine Schüssel aus wintergeschlagenem Zirbenholz. Zirbenschalen oder -schüsseln brauchen Sie nur auszuleeren und mit einem trockenen Tuch auszuwischen. Sie regenerieren sich von selbst – wie jedes gesunde, wintergeschlagene Holz. Chemische Reinigungsmittel sind nicht nur überflüssig, sie richten großen Schaden an. Gleichgültig, ob Sie gerade Weizen gemahlen haben und jetzt Dinkel klein kriegen wollen – gesundes Getreide verträgt sich auch untereinander.

Machen Sie es sich zur Gewohnheit, nach dem Mahlen um die Mühle herum sauberzumachen. Getreidestaub lockt immer Schädlinge an.

Machen Sie aus den Mahlzeiten keine starren Rituale

Gerade für Kinder wird das Essen oftmals zu einer ungeliebten Prozedur, weil von ihnen gefordert wird, sich immer und allezeit »richtig« zu benehmen. Wenn die Notwendigkeit, gemeinsam in Frieden essen zu können, zur seelischen Belastung wird, weil sich jeder irgendwie beobachtet fühlt und die Nudel auf dem Teppich als mittlere Katastrophe empfunden wird, dann wandert viel *zerstörerische Information* in das Essen. Viele kranke, übergewichtige Erwachsene hatten allzu strenge Eltern, denen Tischmanieren wichtiger waren als die Freude am Kochen und Essen. Tischmanieren sind wichtig und helfen, in Frieden essen zu können. Aber ihre Einübung darf nicht zur Fessel werden.

Sprechen Sie beim Essen so wenig wie möglich

Wenn Sie dennoch sprechen, dann immer etwas Sinnvolles und Positives und Fröhliches. Ganz im Ernst: Klatsch beim Essen macht dick. Und zu den negativsten Gewohnheiten heutiger

Tage gehören »Geschäftsessen«. Beobachten Sie Menschen, die häufig an solchen Essen teilnehmen. Ist es nicht merkwürdig: Vielfach wird dabei qualitativ gutes Essen aufgetragen, dennoch müssen sich fast alle dieser Menschen mit Verdauungs- und Gewichtsproblemen herumschlagen.

Die oft ausgesprochene Empfehlung, langsam zu kauen und eventuell Trennkost einzuhalten, hat ihren Sinn. Der Körper kann sich über die Botschaft der Geschmacksnerven ideal einstellen auf das, was kommt.

Lesen Sie beim Essen nicht, schalten Sie nicht den Fernseher ein

Lesen beim Essen hat denselben Effekt wie das Beimischen von chemischen Zusatzstoffen: Der Verdauungsapparat gerät durcheinander, weil er zu viele und widersprüchliche Informationen auf einmal bekommt.

Wenn Sie obendrein nichts Schönes und Förderliches lesen, sondern die Tageszeitung oder dergleichen oder gar den Fernseher laufen haben, dann wird Ihr System mit *zerstörerischer Information* geradezu überschwemmt. Sogar ein liebevoll zubereitetes Essen kann sich in Belastendes verwandeln, weil das Lebensmittel die Information erhält: »Du bist mir gleichgültig.« Welche Pflanze, welches Tier verwandelt sich dann noch gern in Lebenskraft für uns?

Ärgern Sie sich vielleicht schon seit Jahren über irgendjemanden, der beim Essen die Zeitung liest? Und obwohl Sie gekocht und den Tisch gedeckt haben, Sie gar nicht beachtet werden? Wenn Sie dabei noch weitere Jahre zuschauen wollen, ist das in Ordnung. Wenn Sie aber genug davon haben, warum schütten Sie ihm nicht einmal die Suppe über Zeitung oder Kopf – absichtlich? (Vorher etwas abkühlen lassen!) Anschließend bitte nicht aufräumen. Eine etwas radikale, aber wirkungsvolle Methode. Vielleicht handeln wir uns jetzt einige ungehaltene Leserbriefe ein, aber mal ehrlich: Wer könnte sich über diesen Rat wohl ärgern?

Kaufen Sie nur Früchte, die noch duften

Eine Merkwürdigkeit gespritzter Agrarindustrie-Früchte ist, dass sie fast keinen Eigengeruch mehr haben. Kaufen Sie deshalb nur Früchte, die duften. Man kann es täglich erleben: Der Supermarkt bietet manchmal zehn verschiedene Apfelsorten an, von denen nicht eine einzige duftet. Diese Information wird die Industrie veranlassen, neben den Pestiziden auch Duftstoffe über die Früchte zu sprühen. Das ist nicht zu verhindern, bis dahin aber ist vielleicht Ihr Gespür schon so erwacht, dass Sie sich davon nicht irreführen lassen. (Wenn auch die Kiste selbst duftet, Finger weg!)

Grüner Salat ist für die Verdauung bekömmlicher, wenn er vorher von Hand zerrissen wird

Das Zerreißen lässt die Zellen intakt und bewahrt die Lebenskraft der grünen Speise. Viele Vitamine bleiben so erhalten.

Noch einmal: Niemals jemanden gegen seinen Willen zum Essen verleiten – besonders Kinder nicht!

»Ein Löffel für die Oma, ein Löffel für die Tante …« oder das berühmte Flugzeug, das jetzt gleich in den Mund fliegt: Alles zutiefst gewaltsame Methoden, um Kindern das Gespür fürs Essen zu betäuben. Kinder sind da bestechlich: Wenn sie fühlen, dass sie *Ihnen* zuliebe essen sollen, dann tun sie es. Die Liebe ist ihnen wichtiger als der übervolle Magen (außer sie ergreifen die Chance, Sie zu provozieren). Diese wunderbare Eigenschaft von Kindern zu missbrauchen ist elend.

Ebenso sollten Sie Besucher nicht allzu sehr überreden, kräftig zuzulangen. Viele Menschen betrachten Neinsagen als unhöflich.

Natürliches Fleischaroma

Naturvölker kochen ihr Fleisch zuerst, bevor sie es braten. Unser Rat: Gebratenes Fleisch dreimal einkochen lassen, dreimal aufgießen. Nur auf diesem Weg erhalten Sie natürliches Aroma von Ihrem Fleisch. Zu viele Gewürze und chemische Geschmacksverstärker sind dadurch überflüssig.

Wenn dann immer noch kein Aroma da ist, dann bringen Sie das Fleisch zurück, und wechseln Sie den Metzger.

Gut abgehangen ist ein Muss, kein Luxus

Wenn Fleisch richtig behandelt und ausgelesen wird, existiert darin nicht mehr ein einziger Tropfen Blut. Dass Blut auch heute noch mit dem eigentlichen Fleischsaft verwechselt wird, ist Ursprung zahlreicher Krankheiten. Roh bedeutet nicht blutig. Blut kommt beim Tier nur in den Adern vor. Vor dem Zerlegen des Tieres, vor der Weiterverarbeitung muss es unbedingt vollständig ausrinnen können. (Nur die Innereien können sofort entfernt werden.) Der Fachausdruck ist »Abhängen«. Das ist natürlich ein Zeitfaktor, auf den in den heutigen Schlachthöfen kaum geachtet wird.

Wenn Sie also davon hören, dass jemand ein »gut abgehangenes« Stück Fleisch verlangt, dann seien Sie sich bewusst, dass er etwas Selbstverständliches verlangt. Auf dem Küchentisch hat Blut nichts verloren.

Unser Rat: Legen Sie das Hauptgewicht in Ihrer Ernährung auf heimische Erzeugnisse – wo auch immer Ihre wahre Heimat liegt

Alle Pflanzen, die in einer bestimmten Region dieser Erde gedeihen, besitzen sämtliche schützenden und nährenden Eigenschaften, die die Menschen dieser Region brauchen – vorausgesetzt, die Pflanzen und Tiere wachsen weitgehend unbeschädigt durch chemische Düngemittel und Spritzgifte heran.

Von weither importierte Nahrungsmittel entstammen Pflanzen und Tieren, die sich anderen Gegebenheiten und Notwendigkeiten angepasst haben als den heimischen. In manchen Fällen so sehr, dass sie, in großen Mengen genossen, im Importland eine regelrecht schwächende Wirkung haben. Auch hier ist der goldene Mittelweg der Weg zum Ziel: Selbstverständlich sollen Sie nicht völlig auf Bananen, auf exotische Gemüse und Früchte verzichten. Doch das Stichwort ist Maß und Ziel. Legen Sie das Hauptgewicht auf Einheimisches, Ihrer Gesundheit zuliebe. Zumindest die frischen Kräuter, die Sie verwenden, sollten immer aus der Umgebung stammen, am besten aus dem eigenen Kräuterbeet (das sich mit großem Gewinn auch in der Stadtwohnung auf dem Fensterbrett ziehen lässt).

Der zweite Grund für den Rat, heimische Nahrungsmittel zu verwenden: Sie treffen damit die Entscheidung, die eigene Landwirtschaft zu fördern und so Ihr eigenes Land und langfristig seine Bewohner gesunden zu lassen. Was weltweit auf dem Gebiet der Landwirtschaft geschieht, ist schreckenerregend. Die Agrarpolitik hat ihren Namen nicht verdient. Sie wird von Menschen ausgeübt, die keinerlei Vertrauen in die Natur haben und deshalb alle Entscheidungen den Wissenschaftlern und Statistikern überlassen – Menschen, die ihrerseits weder die Natur noch den Menschen kennen. Ihr Handeln wird von wirtschaftlichen Interessen diktiert.

In jedem Land der Erde sind es die Kleinbauern und Kleinbetriebe, die uns in Zukunft echte Lebensmittel bringen werden, weil nur sie die Möglichkeit haben, Lebensmittel von hoher Qualität in Harmonie mit den Naturgesetzen, ohne Schaden für die Umwelt, zu produzieren. Landwirtschaftliche Großbetriebe existieren nicht wegen der Qualität der Produkte, sondern wegen der Quantität des Umsatzes.

Das Argument, dass heutzutage kaum noch jemand Landwirt sein möchte, ist elende Volksverdummung. Wer mit seiner Politik fruchtbaren Boden in eine Wüste verwandelt, sollte nicht klagen, dass dort nichts wächst. Wer die Menschen knebelt, sollte sich nicht wundern, wenn ihre Stimme nicht hörbar ist. Zu allen Zeiten gibt es genügend Menschen mit Herz und kräftiger Hand, denen das Glück und die Befriedigung, Qualität und Gesundheit in Eintracht mit der Natur zu produzieren, viel wichtiger sind als die Größe ihrer Felder und Stallungen und die Zahl der Programme im Fernsehen.

Diese Menschen angemessen zu entlohnen für ihre unschätzbaren Dienste sollte zu den vornehmsten Aufgaben von Politikern gehören, die schließlich von uns bezahlt werden und unsere Helfer sein sollten.

Wie nennt man aber eine Politik, die den Bauern Geld dafür gibt, Höfe und Felder aufzugeben, und die uns Letzteres auch noch als umweltschützende Tat verkauft? Felder brachliegen lassen und auch noch dafür zu bezahlen! Es ist eine Frechheit!

Mit Ihrer Entscheidung für einheimische, biologische Nahrungsmittel gewinnen Sie nicht nur Kontrolle über das, was bei Ihnen auf den Tisch kommt, über seine Herkunft und Qualität, Sie können auch mitbestimmen, ob zahllose unnötige Transporte weiter die Luft verschmutzen, ob unsere Böden austrocknen und zu Industrie- und Brachlandwüste werden oder ob die Erde für uns so da ist, wie es sich Gott gewünscht hat und der Mensch sie braucht.

Brot schmeckt besser und ist bekömmlicher, wenn man es mit der Hand bricht

Was auch immer Sie rühren – vom Zucker im Tee bis zum Eintopf –, rühren Sie im Uhrzeigersinn

Die Bewegung im Uhrzeigersinn ist die Bewegung der Übermittlung von Energie. Auf diesem Weg können Sie lebendige Information in den Kaffee bringen. Gegen den Uhrzeigersinn gerührt, entziehen Sie dem Lebensmittel Kraft.

Trinken Sie in großer Hitze nichts Kaltes

Sie kennen Bilder aus den Straßen US-amerikanischer Städte, auf denen eine große Zahl mächtig übergewichtiger Menschen zu erkennen ist. Hauptgründe für solche Extreme sind nicht nur die elende Fast-Food-Unkultur und der Mangel an Nährwert, sondern auch die Tatsache, dass in den USA bei großer Hitze jeder zu *eisgekühlten* Getränken greift. Die Kälte schwächt die Verdauungs- und Entgiftungsorgane. Nicht umsonst nehmen die Bewohner heißer Wüstenländer warme und heiße Getränke zu sich – etwa warmen Pfefferminztee, der durch die Pfefferminze erfrischt. Generell ist zu heiß und zu kalt von Schaden, unabhängig vom Typ.

»Nichts wird so heiß gegessen, wie es gekocht wird!«

Dieses Sprichwort sollten Sie wörtlich und als Aufforderung nehmen. Das Tischgebet hatte auch den Sinn, die Speisen ein wenig abkühlen zu lassen. Am schädlichsten allerdings, für Alpha-Typ und für Omega-Typ gleichermaßen, ist das Kombinieren von heiß und kalt. Widerstehen Sie der Versuchung, mit kalt zu »löschen«, wenn Sie versehentlich etwas zu Heißes geschluckt haben.

Verzichten Sie auf Schweinefleisch!

Schweinefleisch, sosehr wir uns auch daran gewöhnt haben mögen, ist ein minderwertiges Nahrungsmittel. Die negative Wirkung erfasst nicht nur die körperliche, sondern auch die geistig-seelische Ebene. Beobachten Sie selbst, machen Sie Ihre eigenen Erfahrungen: Welchen Eindruck machen Menschen,

Völker auf Sie, die sich vorwiegend von Schweinefleisch ernähren?

Wenn Sie sich in den Wert dieser Empfehlung nicht hineinfühlen können, so hat sie wenigstens den Sinn, dass die Schweine bei uns dann nicht mehr so viel aushalten müssen. So gesehen, wäre es allerdings sinnvoll, auf *jeden* Fleischkonsum zu verzichten, wenn man die Herkunft des Fleisches nicht kennt.

Wenn ein Rezept nach Eiern verlangt, verwenden Sie immer weniger als angegeben. Wenn ein Rezept nach Milch verlangt, verwenden Sie immer nur die Hälfte Milch, die andere Hälfte Wasser oder Sojamilch

Viele Gerichte wären viel lockerer und weniger belastend, wenn Sie sich nach diesem Tipp richten. Kaiserschmarrn beispielsweise kann so fest werden, dass es einem schon beim Anschauen die Kehle zubetoniert. Mit Milch und Wasser halbe-halbe wird er so richtig locker und verdaulich (aber Kaiserschmarrn trotzdem niemals abends essen!).

Wenn Sie Liebhaber von Omelettrezepten (Fritatten, Pfannkuchen) sind und Ihr Omelett oftmals zäh wird: Nehmen Sie Hälfte Wasser, Hälfte Milch, und schlagen oder quirlen Sie die Eier nicht, sondern ziehen Sie sie nur langsam unter. Der Teig sollte nicht sämig, sondern fast flüssig sein.

Pfannkuchen-Ökonomie

Sie *mögen* Pfannkuchen? In großen Familien kann einem das Zubereiten schon mal den Schweiß auf die Stirn treiben. Einerseits soll jeder schon bald etwas auf den Teller bekommen, andererseits soll nicht nach dem zehnten Pfannkuchen die Sichtweite in der Küche unter einen Meter sinken. Um zu verhindern, dass Pflanzenfett oder Butter (je nachdem, ob für Alpha- oder Omega-Typen gekocht wird!) schwarz werden, geben Sie in die Pfanne etwa 10 Erbsen, eventuell einige mehr. Ein Schuss Cognac im Teig macht die Pfannkuchen übrigens zart und pikant. Und nicht vergessen: Hälfte Milch, Hälfte Wasser und weniger Eier als angegeben.

Nach dem ersten Aufstoßen sollten Sie aufhören zu essen

Eine alte Regel, die nichts von ihrer Gültigkeit verloren hat. Würden Sie jetzt weiteressen, dann ist es, als ob Sie im Keller Platz schaffen für einen »neuen Raum«. Selbst wenn Sie nur noch wenig weiteressen – der neue Raum erzeugt ein besonderes Gefühl, das sich wie Hunger anfühlt, aber kein echter ist.

Haben Sie nicht schon einmal beim Essen bemerkt, dass man nach einer längeren Pause, kurz vor dem Sattsein, aus irgendeinem Grund wieder damit anfing – und verzehrte dann eine solche Menge, als ob man noch *gar nichts* gegessen hätte? Das ist mit dem »neuen Raum, der gefüllt werden will«, gemeint.

Noch einmal: »Aromatisiert« – wo auch immer dieses Wort draufsteht, verzichten Sie auf den Kauf!

Künstliche Aromastoffe sind fast immer *zerstörerisch informiert*, vor allem wegen der grundlegenden Absicht, mit der sie zugesetzt werden. Da ist nichts Lebendiges in Sicht. Ihr Vorhandensein in Nahrungsmitteln ist überflüssig.

Sie verwirren zudem den Geschmackssinn und geben dem Körper falsche Informationen über den Wert der Nahrung. Und machen Sie sich bewusst:

Aromastoffe werden in erster Linie zugesetzt, weil das Nahrungsmittel selbst minderwertig ist.

Sie würden Ihr blaues Wunder erleben, könnten Sie probieren, wie das Gekaufte schmeckt – ohne chemische Geschmacksbomben. Die gesamte Erdbeerernte der Welt eines Jahres würde gerade genügen, um das Aroma von einem Prozent aller Erdbeergeschmack-Produkte (Eiskrem, Joghurt u. a.) zu liefern. Und so ist es mit Pilzgeschmack, Fleischaroma, Marillenduft und so weiter und so fort.

Kaum einer dieser Stoffe ist geprüft auf seine Langzeitwirkung in unserem Körper, auf das negative Reagieren mit anderen Stoffen, und kaum einer dieser Stoffe muss auf dem Inhaltsstoffe-Etikett draufstehen.

Jungen unter zwei Jahren sollten keine Eier erhalten

Jungen unter zwei Jahren werden von Eiern negativ in ihrer Entwicklung beeinflusst. Die Wirkung richtet sich offenbar auf die Entfaltung des männlichen Hormonhaushalts, der sich nicht in Ruhe entwickeln kann. Die Folgen sind an erhöhter Aggressivität erkennbar, auch in späteren Jahren.

Verzichten Sie auf besonders »rieselfähiges« Salz und Zucker

Die Rieselfähigkeit wird meist mit hohen Anteilen chemischer Zusatzstoffe erzielt, besonders beim Puderzucker (siehe Aufschrift). Mischen Sie dem Salzstreuer, den Sie beim Kochen verwenden, einige Reiskörner bei. Das erhält das Salz rieselfähig.

Sie haben zu salzig gekocht?

Versalzene Speisen werden wieder genießbar, wenn man ein Silberbesteck (Löffel, Gabel usw.) eine Zeitlang mitkocht. Schadet weder dem Essen noch dem Löffel.

Die guten, scharfen Brot- und Fleischmesser niemals in die Spülmaschine geben

Sie verlieren sofort ihre Schärfe und sind auch nur noch schwer so scharf zu bekommen wie nach dem Kauf.

Vom Umgang mit Zwiebelgeruch

Wenn an Messern Zwiebelgeruch haftet, zieht man die Klinge einige Male durch eine Karotte. Danach immer kalt abwaschen. In jedem Haushalt sollte es fürs Zwiebelschneiden ein extra Brett und ein extra Messer geben. Beides nicht gemeinsam mit Brotzeitmessern und -brettern aufbewahren.

Zu Kartoffeln immer Kräuter fügen

Wenn Kartoffeln zu Hauptelementen Ihres Speiseplanes gehören, dann sollten Sie immer grüne Küchenkräuter (Petersilie, Schnittlauch usw.) zugeben, am besten aus selbstgezogenen

Vorräten, frisch oder getrocknet. Sie wissen jetzt: Die Kräuter tragen starke Kräfte in sich, die die unterirdische, »erdenschwere« Betonung der Kartoffeln aufwiegen können. Sie haben Probleme zu erfühlen, was diese Wirkung von Kartoffeln ist? Beobachten Sie Menschen und Völker, die sich hauptsächlich von Kartoffeln als Beilage ernähren (im Gegensatz etwa zu Reis, Nudeln, Getreide). Welche Ausstrahlung geht von diesen Menschen aus? Zum richtigen Zeitpunkt geerntete, getrocknete und abgefüllte Kräuter gibt es übrigens inzwischen (siehe Seite 382).

Ein Wort zu Wasser und Kohlensäure

Kohlensäure zählt in ihrer negativen Wirkung auf Magen und Körper zu den am meisten unterschätzten Stoffen. Sie bringt die Magenschleimhaut in einen schleichenden Dauerreizzustand. Verzichten Sie, wann immer es leichtfällt, auf kohlensäurehaltige Getränke. Zumindest trinken Sie sie nicht täglich und regelmäßig.

Wir empfehlen Quellwasser oder Leitungswasser als Hauptgetränk. Mineralwasser ist meistens noch nicht reif, es eignet sich nicht gut für den menschlichen Konsum, zumindest nicht als Dauergetränk. Es ist für einige der Krankheiten mitverantwortlich, die gehäuft bei Menschen auftreten, welche es sich leisten, nur Mineralwasser zu trinken.

Vom Umgang mit Lebensmitteln

Das allmähliche Vergessen der einfachen und natürlichen Konservierungsmethoden von Erntefrüchten und Fleisch hat den

Konservierungsstoffen, Bestrahlungen, Schwefeln* usw. alle Wege geebnet. Obwohl heute jährlich Milliarden Transportkilometer mit Nahrungsmitteln zurückgelegt werden, bekommen Sie nur mit Mühe die frische unbehandelte Erntefrucht aus der Umgebung.

Haben Sie schon einmal darüber nachgedacht: Wir sind nicht mehr auf Pferd und Fuhrwerk angewiesen, trotzdem bekommen wir kein frisches, naturbelassenes Obst und Gemüse, sondern zigmillionen Pferdestärken, die unsere Luft verpesten, bringen Milch von Norddeutschland nach Italien, Äpfel von Neuseeland nach Deutschland, Knoblauch von Spanien nach Italien. Darüber vergeht viel Zeit und fließt viel Geld, mit dem Ergebnis von leeren Geldbeuteln beim Verbraucher und von unbrauchbaren Nahrungsmitteln. Ganze Bücher ließen sich mit Beispielen dieses Irrsinns füllen. Was soll's. Wir wollen andere Menschen nicht ändern, aber wir selbst können das Richtige tun.

Die Nachfrage diktiert das Angebot. Der über die Zusammenhänge wohl informierte Nachfragende diktiert das sinnvolle und gesunde Angebot.

Hauptsache, Sie selbst machen es anders, wenn möglich und wo machbar. Das fängt bei der Kaufentscheidung an und geht mit der natürlichen Lagerung weiter. Wir haben heute allen Grund einzukaufen im Vertrauen darauf, dass wir nichts lagernd brauchen. Versuchen Sie einfach immer der Jahreszeit entsprechend zu essen. Das hält Sie gesund und munter, und

---

* Das Schwefeln zum Haltbarmachen (Trockenobst u. a.) zerstört das lebenswichtige Vitamin B_1 – nicht nur im Produkt, sondern auch im Körper.

wir brauchen nicht viel. Dennoch können einige Tipps sinnvoll sein, was sachgerechte und natürliche Lagerung betrifft, etwa bei großen Familien.

Die Grundregeln zur Lagerung nach dem richtigen Zeitpunkt lauten:

Wenn Sie in den 14 Tagen des zunehmenden Mondes einkaufen, dann oft frisch und möglichst nichts lagern. Bei zunehmendem Mond verdirbt alles schneller als bei abnehmendem Mond.

Bei abnehmendem Mond können Sie etwas mehr einkaufen und einige Tage Vorrat halten, ohne dass frische und biologische Lebensmittel darunter leiden.

Bei hohen Temperaturen im Sommer ist generell die Vorratshaltung schwieriger. Besonders den Jungfrau- und Löwetagen sollten Sie aus dem Weg gehen, wenn Sie auf Vorrat einkaufen. Bitte dann niemals gekochte Speisen für den nächsten Tag aufbewahren. Wenn auch noch Gewitter im Anmarsch sind, kann Gekochtes sogar schon am selben Tag verderben! Auch Milch wird dann schneller sauer. Bedenken Sie, dass der Körper im Sommer ohnehin mehr Frisches braucht, von Natur aus lange Lagerfähiges dagegen nicht so sehr.

- *Damit Äpfel lange halten:* Äpfel stellte man früher unters Bett oder auf Schränke im Schlafzimmer. Aus Erfahrung wusste man, was heute von Apfeltransporteuren angewendet wird: Kohlendioxid bremst das Verfaulen von Äpfeln, Sauerstoff macht sie schneller kaputt. Und Kohlendioxid ist in verbrauchter Atemluft stärker enthalten.

- *Damit Öle nicht ranzig werden:* Nur Olivenöl sollte zugekorkt werden, alle anderen Öle mit einem doppelten Leinenläppchen bedecken und mit einem Gummi befestigen, dann werden sie lange nicht ranzig.

- *Frische Butter:* Können Sie wochenlang haltbar machen, wenn Sie Salzwasser kochen, abkühlen lassen und dann die Butter einlegen.

- *Eier:* Wenn Sie im Kühlschrank unverpackte Eier haben, kann es vorkommen, dass eines schon zu lange lagert. Den Frischezustand von Eiern können Sie einfach prüfen: Legen Sie das Ei in ein breites und hohes Gefäß mit kaltem Wasser. Frische Eier bleiben am Boden und rühren sich nicht, weniger frische, aber noch brauchbare Eier heben ein Ende ein wenig nach oben. Hochsteigende Eier schnellstens entsorgen, wegen Salmonellengefahr! Eine Salmonellenverseuchung ist übrigens geruchlos. Sie kann schon Eier befallen haben, die noch gar nicht verdorben riechen.

- *Gekochte Kartoffeln:* Sollten nicht aufgewärmt werden, auch nicht, wenn Schulkinder zu unterschiedlichen Zeiten heimkehren. Aus kalten Kartoffeln kann man mit heißer Butter separat ein neues Gericht zaubern.
Gekochte Kartoffeln halten sich lange heiß und frisch, wenn der Topf in heißes Wasser gestellt und mit einem sauberen

Küchentuch zugedeckt wird. Darauf kommt dann der passende Topfdeckel.

- *Rohes Fleisch:* Wurde früher mit Farnkraut sehr erfolgreich frisch gehalten. Man wickelte es entweder ein, legte es in Lagen dazwischen oder verwendete es einfach als Unterlage. Wenn Sie einwickeln, dann das Farnkraut nur einmal verwenden. Als Unterlage mehrmals verwendbar.

  Heute steht Farnkraut unter Naturschutz und ist in den Städten ohnehin nicht zu bekommen. Sollten Sie aber in Regionen leben, wo viel Farn wächst, probieren Sie es ruhig mit einigen Blättern aus. Auf den Almen fressen die Kühe den Farn, und unserer Meinung nach ist der Naturschutz in diesem Fall übertrieben worden. Bei vielen, vielen Tieren und anderen Pflanzen wäre er viel notwendiger.

  Fleisch können Sie speziell im Sommer frisch halten, indem Sie es für ein paar Sekunden in kochendes Wasser legen. Es bleibt dann im Kühlschrank länger genießbar. Das ist besonders übers Wochenende im Sommer wichtig, speziell bei gewittrigem Wetter und bei zunehmendem Mond.

- *Hefe:* Ob sie noch gute Treibkraft besitzt, können Sie prüfen: Steigt die Hefe in heißem Wasser noch hoch, ist sie gut.

- *Luftdichte Flaschen:* Flaschen können luftdicht abgeschlossen werden, wenn man die Korken vorher anwärmt und in Öl einlegt.

- *Selbstgemachtes Sauerkraut:* Sollte nur bei abnehmendem Mond im Tierkreiszeichen Steinbock eingeschnitten und gestampft werden. Zumindest sollten Sie niemals bei zunehmendem Mond und auch generell nicht in den Tierkreiszeichen Jungfrau und Löwe Sauerkraut machen. Die Gärung verläuft sonst zu schnell, das Kraut wird sehr sauer, oder es trocknet aus.

- *Vorratsschutz:* Wenn Sie die Vorräte in der Speisekammer eines Wochenendhauses schützen wollen, lagern Sie dort offen Pfefferminze und wilde Kamille. Am besten ist die Wirkkraft dieser einfachen Maßnahme, wenn die Kräuter bei zunehmendem Mond an einem Blütentag (Zwillinge, Waage, Wassermann) gesammelt worden sind.

- *Nüsse:* Sollten Sie in trockenem Sand aufbewahren, weil sie dann nicht so schnell ranzig werden. Die Nüsse in lange haltbaren Schokoladen und anderen Süßigkeiten sind übrigens fast alle bestrahlt und werden damit zu einem erstrangigen Kopfschmerzverursacher.

- *Erkennen Sie Qualität:* Bei Gemüse sollten im Laden immer noch die Schutzblätter vorhanden sein, auch wenn sie schon welk sind! Das gilt besonders für Salate, Blumenkohl, Rosenkohl, Weißkohl, Blaukraut und Kohlrabi. Lauch sollte noch alle Wurzelfäden aufweisen, selbst Karotten sollten Sie möglichst mit dem Grünzeug kaufen.
Alles wegschneiden, das tun nur Händler, die schlechte Qualität verkaufen oder etwas zu verbergen haben. Blumenkohl beispielsweise braucht Schutzblätter unbedingt, weil seine Vitamine verschwinden, wenn er dem Licht ausgesetzt ist. Folgen Sie nicht dem verrückten Argument mancher Kun-

den, die Schutzblätter für überflüssig halten, weil sie sonst mitgewogen werden und das Gemüse verteuern. Ohne diese Blätter mag es einen halben Cent weniger kosten – aber um welchen Preis, das wissen Sie jetzt.

- *Pyramidenenergie:* In unserem Mondversand bieten wir auch eine kleine Holzpyramide an, mit der sich Lebensmittel auf natürlichem Weg haltbarer machen lassen. Man kann sie bequem über eine Obstschale oder andere Speisen stellen. Wie wertvoll diese uralte Form des Haltbarmachens ist, davon können sich die Anwender unserer Kosmetikserie überzeugen, die in den Produktionsstätten mit Pyramiden- und Farbenergie haltbar gemacht wird.

Wollen Sie einen großen Schritt in die Zukunft machen? Essen Sie nach 16 Uhr nichts mehr!

Sie tun Ihrer Gesundheit viel Gutes, wenn Sie allmählich darauf hinsteuern, am späten Nachmittag zum letzten Mal zu essen. Alles, was später gegessen wird, bedarf größerer Verdauungsenergie und stärkerer Hormontätigkeit, die man ansonsten dafür nutzen könnte, sich geistig und seelisch vollständig zu regenerieren.

Probieren Sie diesen Rat einfach aus, und essen Sie eine Woche lang nach 16 Uhr nichts mehr.

Wollen Sie einen weiteren großen Schritt in die Zukunft machen? Essen Sie allerhöchstens nur noch einmal in der Woche Fleisch, oder verzichten Sie ganz darauf!

Verzichten Sie auf jeden Fall darauf, am Mittwoch oder Freitag Fleisch zu essen. Völlig unabhängig von religiösen Vorschriften wäre es sehr gesund, sich an diese alte Regel zu halten. Ein weiterer Grund: Tausend Quadratmeter Ackerland, auf dem Getreide wächst, ernähren zehn Menschen. Tausend Quadratmeter Ackerland als Viehweide genutzt, ernähren nur einen Menschen.

Die Zukunft liegt in »einmal umgewandeltem Sonnenlicht« (Pflanzen). »Zweimal umgewandeltes Sonnenlicht« (Tiere, die sich von Pflanzen ernähren) ist ein Luxus, den wir uns nicht mehr lange leisten können und der – viel wichtiger – unsere geistige Entwicklung bremst.

Zwei Rezepte fürs Leben

Wir sind schon oftmals gebeten worden, ein Buch fürs »Kochen nach dem Mond« zu schreiben. Das wäre sicherlich eine feine Sache, aber Sie wissen jetzt, dass es nicht so einfach ist (außer für Verlage, denen jedes Mittel recht ist, die Popularität des Mondes auszunutzen).

Etwas ganz anderes wäre ein Buch, das endlich jedermann zeigt, wie unglaublich einfach *Selberkochen* ist. Wer erinnert sich an Schulküchen, die Freude und Einfachheit vermittelt haben? Wo gibt es Köche und Kochbücher, die einem zeigen, wie man aus nichts das Beste zaubern kann? (Es gab einmal ein »Kochbuch für Wohngemeinschaften« Ende der sechziger

Jahre. Damit war was anzufangen!) Versuchen Sie, einfache Dinge zu verwenden und einfache Regeln zu befolgen. Es lässt sich dann alles mühelos und mit Freuden lernen.

Die Maßeinheiten in Rezeptbüchern sollten Sie nur als Anhaltspunkte für ungefähre Verhältnisse nehmen. Mit der Freude am Kochen sollten Sie allmählich überwechseln von Gramm und Teelöffel zu ungefähr Handvoll, Dreifingerviel und dergleichen. Arbeiten Sie ohne Waage, lassen Sie dem Gespür eine Chance. Sie haben das Salz vergessen? Es hat seinen Sinn. Kochen ohne Maße und Gewichte mit biologischen Frischwaren – das wäre was!

Wir möchten Ihnen dennoch zwei »Rezepte« vorstellen, um Ihnen zu zeigen, wie man aus nichts das Beste zaubert und wie man das Komplizierte einfach machen kann.

Hefeteig: »Ja, meine Mutter konnte ihn noch, den Hefeteig, aber ich trau mich nicht ran« – so oder ähnlich klingen die Entschuldigungen, wenn es darum geht, den für die gesunde Ernährung wichtigen Hefeteig nicht selbst machen zu wollen. Wir versichern Ihnen, es gibt kaum etwas Leichteres. Hefeteig geht leicht und schnell, die Arbeitszeit einschließlich Saubermachen beträgt maximal 30 Minuten. Wie so oft im Leben ist die richtige Einstellung alles.

Hefeteig braucht *Zeit* zum Gehen. Da hakt's schon bei vielen von uns: »Haben wir nicht!« Nur die Ruhe – nicht Sie brauchen Zeit, sondern der Hefeteig. Was der Hefeteig gar nicht verträgt, ist, dass Sie kontrollierend daneben stehen, »bis er geht«.

Wohlan denn: Geben Sie so viel frisch gemahlenes Mehl in eine große Schüssel, wie es Rezept oder Gefühl verlangen, und machen Sie einen kleinen Krater in die Mitte. Bröckeln oder streuen Sie die Hefe in die Mulde, geben eine Prise braunen Rohrzucker (auch wenn keine Süßspeise draus werden soll!), ein wenig lauwarme Milch (besser: Soja-Milch) oder Wasser (je nach Rezept) hinzu, und mischen Sie nun vom Muldenrand her ein wenig Mehl dazu, bis ein sehr weicher, aber nicht flüssiger Brei entstanden ist.

Ganz wichtig: Fügen Sie nicht jetzt schon das Salz hinzu, das eventuell im Rezept angegeben ist! Das Salz verhindert immer das »Gehen« des Teigs.

Und jetzt kommt's: In jedem Rezept steht »Mit einem Tuch zugedeckt gehen lassen« oder so ähnlich. Aber nirgends steht, dass dies beim Hefeteig der *entscheidende* Punkt ist. Er darf keine Zugluft bekommen! Sein Gelingen hängt davon ab. Wenn sich die Masse etwa aufs Doppelte erhöht hat (je frischer die Hefe, desto schneller, zwischen 5 und 20 Minuten), dann ist der Vorteig fertig.

Und zweitens: Der Teig muss es warm haben, nur dann geht er auf. Wenn Sie anschließend das Tuch heben, sollten alle Fenster und Türen geschlossen sein. Das heißt nicht, dass der ganze Raum warm sein muss. Er sollte aber auch nicht kalt sein und – wie gesagt – kein Luftzug! Hört sich umständlich an, aber wie lange brauchen Sie, um Fenster und Türen zu schließen?

Der aufgegangene Teig wird nun mit den restlichen Zutaten vermischt, mit dem Kochlöffel geschlagen oder der Teigrührmaschine geknetet und wieder an einen warmen Ort zum weiteren Aufgehen gestellt – etwa 30 Minuten lang. Sollten Sie nach dem zweiten Aufgehen gerade keine Zeit zur Endverarbeitung haben, schlagen Sie den Teig einfach nochmals klein. Er wird dadurch nicht schlechter, sondern eher noch besser und lockerer.

Je nach Übung dauert das alles fünf Minuten. Den Teig herzurichten dauert zweimal fünf Minuten. Die Endverarbeitung beansprucht dann je nach Vorhaben etwa zehn Minuten. Alles zusammen etwa eine halbe Stunde. Die Zeit dazwischen können Sie nach Belieben verbringen. Ergebnis ist ein Brot oder irgendein anderes Gebäck, das einmalig und gesund ist.

Zur Wiederholung: Verwenden Sie zum Reinigen mehliger Küchengeräte immer nur *kaltes* Wasser. Warmes Wasser verklebt alles, und es wird eine richtige Sauerei, die einem den Spaß verdirbt. Wenn Sie mit Holz-Nudelbrettern arbeiten, dann zuerst mit einem Spachtel abschaben und dann mit kaltem Wasser reinigen, und zwar *immer beide Seiten* kalt spülen! Gut gelüftet auf einen Rost stellen, bis es trocken ist. Auch von unten sollte Luft Zugang haben.

Dinkelsuppe: Die Dinkelsuppe ist die ungekrönte Königin unter den Suppen, das Aschenputtel, aus dem die Prinzessin wird, das hässliche Entlein, in dem der Schwan verborgen ist. Die Dinkelsuppe ist reine Medizin, sie kann begleitend bei vielen Beschwerden lindernd und heilend wirken. Zur Vorbeugung einmal in der Woche oder zweimal im Monat auf den Tisch gebracht, ist sie unschlagbar.

Wieder ist das Rezept ganz einfach: Dünsten Sie zwei kleine oder eine große gewürfelte Zwiebel in etwa zwei Esslöffel Butter (Alpha-Typ) oder Pflanzenfett (Omega-Typ) an, und geben Sie etwa acht Esslöffel Dinkelschrot dazu. Rühren Sie mit dem Schneebesen fortwährend um, und gießen Sie mit ein bis zwei Liter Wasser auf. Geben Sie gleichzeitig einen Bio-Gemüsebrühwürfel hinzu, einen Esslöffel Liebstöckel, etwas Salz, nach Geschmack auch Pfeffer. Die Suppe sollte nun etwa 20 Minuten lang leicht köcheln. Fertig!

Diese Suppe bringt jeden wieder auf die Beine, was auch immer ihn niedergedrückt hat.

Zum besten Schluss: Hören Sie fünf Minuten vor dem Sattsein auf zu essen!

Niemals mehr essen, als es das Hungergefühl vorschreibt – das wäre schon ein wunderbarer Schritt in Richtung Gesundheit. Der Körper braucht etwa fünf Minuten, um zu signalisieren, dass er die Grenze zum Sattsein überschritten hat. Wenn Sie also schon während der Mahlzeit satt sind, haben Sie zu viel gegessen!

Sie fragen vielleicht: Woher soll ich wissen, dass ich in fünf Minuten satt bin? Auch das ist eine Frage von Gespür, das sich entwickelt durch Selbstbeobachtung. Es ist wie beim Autofahren. Sie erinnern sich vielleicht noch an Ihre ersten Fahrstunden. Wissen Sie noch, wie sich langsam das Gefühl entwickelte, *wann genau* Sie mit dem Bremsen beginnen müssen, damit Sie auch tatsächlich am Strich vor der Ampel stehen bleiben?

Und heute? Heute würden Sie die Frage, woher Sie wissen, wann genau Sie mit dem Bremsen beginnen müssen, auch beantworten mit: Das hat man im Lauf der Zeit im Gefühl. Das »In-fünf-Minuten-bin-ich-satt«-Gefühl entwickelt sich in derselben Weise. Sie müssen nur Ihren Körper fahren, äh, kennenlernen *wollen* ...

Damit kommen wir zum Schluss des Kapitels über gesunde Ernährung für den ganzen Menschen. Wir wünschen Ihnen jetzt viel Freude beim kleinen Abenteuer, das auf Sie wartet. Und mit Ihnen freuen wir uns, wenn Sie allmählich fühlen, wie Ihr Körper auf diesem Weg längst vergessene Kräfte und Gefühle freisetzt – Gefühle und Kräfte, die das Kind in Ihnen noch genau kennt.

Kräfte und Gefühle, auf die ein lebenswertes Leben nicht verzichten kann.

Alles erlaubt – zum richtigen Zeitpunkt ...

TEIL III

Sich in seiner Haut wohl- fühlen – Körperpflege zum richtigen Zeitpunkt

> *Es gibt kein Körperorgan, das wertvoller*
> *ist als irgendein anderes und deshalb mehr*
> *Pflege verdiente. Aber müsste man einen*
> *ersten Preis vergeben, so würde er der Haut*
> *zustehen.*　　　　　　　　　　Ron Fischer

Sie fragen sich vielleicht, warum wir zwei scheinbar verschiedenartige Themen wie Ernährung und Körperpflege in einem Buch vereint haben?

Ganz einfach: weil sie zusammengehören, weil man sie nicht trennen sollte.

Gesunde Ernährung ist die direkteste und erfolgreichste Form der Haut- und Körperpflege. Wer sich und die Seinen nahrhaft, sinnvoll, naturbelassen – und vor allem liebevoll ernährt, hat schon fast alles getan, um auch Haut und Körper erfolgreich zu pflegen. Andersherum: Ohne gesunde Ernährung ist fast jede Form der Körperpflege nur Symptombehandlung, ist jede Mühe, zu schöner Haut, gesunden Haaren und Nägeln zu kommen, bestenfalls nur kurzfristig erfolgreich. Jahrzehntelange falsche Ernährung sitzt an der Wurzel fast jeder langwierigen Erkrankung.

Weisheit im Bereich der Körperpflege, sich selbst eine halbe Stunde täglich etwas Gutes tun – von der gründlichen Haarpflege übers sinnvolle Zähneputzen bis zu gepflegten Finger- und Zehennägeln –, lässt Erfahrungen gewinnen, entspannt und entstrahlt, schärft die Sinne und die Wahrnehmungskraft. Und erwachte, geschärfte Sinne und unbestechliche Wahrnehmungskraft sind die wichtigsten Voraussetzungen, um zu einer gesunden Ernährung zurückzukehren – wie Sie jetzt wissen. Ohne Wahrnehmungskraft und hellwache Sinne werden Sie nicht entdecken, was gesunde Ernährung für Sie bedeutet.

Wie bei jedem Geschöpf in der Natur, wie bei jedem einzelnen Organ des Menschen, so würde allein das gründliche Erforschen unserer Haut und ihrer Arbeit und Funktion genügen, um für alle Zeiten Ehrfurcht und Achtung vor demjenigen zu gewinnen, der sich dieses Wunderwerk ausgedacht hat. Unsere Haut hat es verdient, sich mit ihr eingehend zu befassen, sie kennenzulernen und vor allem – sie so zu pflegen, dass sie ihren lebenswichtigen Funktionen stets unbehindert nachkommen kann.

Mit chemischen Produkten zugeschmiert zu werden, bis sie betäubt auf Sparflamme dahinvegetiert, hat unsere Haut nicht verdient. Und so vernachlässigt zu werden wie heute vielfach üblich auch nicht.

Wir möchten Sie jetzt schon um Verzeihung bitten, wenn Sie viele Ratschläge auf den folgenden Seiten für überflüssig halten, weil sie Ihnen schon von Kindesbeinen an bekannt sind. Sie wären jedoch sehr überrascht, wie viele Menschen nicht einmal die Anfangsgründe einer sorgfältigen Körperpflege beherrschen. Warum? *Weil es ihnen niemand beigebracht hat.* Kein Einzelfall ist der Junge aus unserem Bekanntenkreis, der erst im Alter von dreizehn Jahren durch »Eigenstudium« erfuhr, dass man sich die Ohren reinigen sollte und dass man die Vorhaut zurückziehen kann, um den Penis gründlich zu reinigen.

Nehmen Sie Ihre eigene Erfahrung und Ihre Nase zu Hilfe. Wie fühlen Sie sich morgens an einem regnerischen Tag in der überfüllten U-Bahn, im Bus, im Zug? Wonach riecht es da? Nach Menschen, die die Grundkenntnisse der Körperpflege beherzigen? Nach Naturstoffen oder chemischen Nasenbomben, die Kopfweh verursachen? Besonders ältere Menschen haben ihren Geruchssinn schon so betäubt, dass sie kein Gefühl mehr für die richtige Menge Parfüm besitzen.

Mark Twain hat einmal eine Wahrheit gelassen ausgesprochen: »Es gibt Lügen, es gibt faustdicke Lügen, und es gibt Statistiken.« Genauso wenig wie er vertrauen wir Statistiken, aber wenn sie plausibel erscheinen, dann tun wir es doch manchmal. Besonders dann, wenn eigene Erfahrung die Statistik bestätigt, was die Körperpflegegewohnheiten in den Städten der »zivilisierten« Länder betrifft. Die Statistik sieht so aus, dass sich der Steinzeitmensch schämen würde, so unter seine Leute zu gehen. Abgesehen davon, dass er auf der Jagd nichts gefangen hätte, weil jedes Wild schon über Meilen seine Ankunft gewittert hätte – auch gegen den Wind …

Es ist schon merkwürdig: Viele Menschen bemühen sich um die Schönheit und Pflege von Haut und Haar in mancherlei Beruf. Kosmetikerinnen, Friseure, Masseure – Menschen, die wir aus Freundschaft mit Haut und Haar aufsuchen. Doch warum fand man bei den Kosmetikerinnen der Vergangenheit die faltenreichste Haut, die großporigste Haut, die Haut mit den größten Problemen? Warum verbergen auch heute noch viele ihre Haut unter einer dicken Schicht Schminke? Warum müssen sich so viele Friseure und Masseure mit Hautausschlägen an den Händen und Allergien herumschlagen? Warum sind viele Menschen aus diesen Berufen zur Umschulung gezwungen oder gar zur Berufsunfähigkeit verurteilt?

Die Antwort ist dieselbe wie auf die Frage, warum so viele Bäcker den Beruf wegen »Weizen«-Allergien aufgeben mussten: Fast alle heutigen Kosmetika und Körperpflegemittel bestehen ausschließlich aus künstlich-chemischen Grundstoffen – von der Seife über das Haarshampoo bis zur Gesichtsmaske! Halten Sie sich das vor Augen. Was bei Ihnen im Badezimmer steht, was in Fläschchen, Dosen, Tuben enthalten ist, besteht so gut wie sicher fast ausschließlich aus Rohstoffen der chemischen Industrie – obendrein meist aus den billigsten. Die Rohstoffkosten eines Körperpflegeprodukts machen in der Regel etwa 5 Prozent des Ladenpreises aus. Die restlichen 95 Prozent verteilen sich auf Verpackung, Werbung und Gewinnstreben des Herstellers.

Halten Sie sich an dieser Stelle auch vor Augen, dass nur sehr wenige chemische Inhaltsstoffe auf die langfristige Wirkung auf der Haut und im Körper getestet sind, geschweige denn darauf, wie sie mit anderen Stoffen reagieren und was mit ihnen geschieht.

Viele chemische Stoffe – auch in Kosmetika – haben sich andererseits als sehr nützlich erwiesen. Bestimmte Kosmetikgrundstoffe müssen sogar sein, wenn das Körperpflegemittel nicht nur in winzigen Mengen hergestellt werden soll, die gerade ausreichen, sich selbst und die weitere Familie zu versorgen. Auch wir verwenden in unserer Kosmetikserie *Vom richtigen Zeitpunkt* solche Stoffe, sonst könnten wir sie gar nicht anbieten (siehe Seite 378ff.).

Aber *welche* chemischen Stoffe verwendet werden und wie viel, darauf kommt es an. Und natürlich spielt die Informiertheit des Käufers auch eine Rolle. Wer nicht weiß, was künstliche Duftstoffe in seiner Lunge und in seinem Körper langfristig anrichten, der ist leichter zum Kauf zu verführen. Ein Liter echtes Rosenöl kostet etwa 5000 Euro, ein Liter künstliches Rosenöl kostet dagegen nur 1000 Euro. Anfangs merkt es keiner. Der Unterschied ist kaum feststellbar, deshalb ist das Rosenöl in den Produkten fast ausschließlich künstlich hergestellt.

Wir sind jedoch der Meinung, dass sich Qualität immer auszahlt. Grüner Tee, Gemüse, Früchte und viele andere gute Dinge ernähren Körper und Haut von innen, Körperpflege und Kosmetika ernähren und schützen Körper und Haut von außen. Warum geben wir ihr dann Chemie zu essen?

Es ist irgendwie verrückt: Noch nie in der Geschichte der Menschheit hatten wir so umfangreiche und genaue Methoden der Prüfung, ob dem Menschen etwas bekömmlich ist oder nicht. Andererseits ist der heutige zivilisierte Mensch vergifteter als jeder Angehörige einer »primitiven« Eingeborenengesellschaft. Nach den geltenden Müllentsorgungsgesetzen ist unser Körper Sondermüll, und die Unzahl von Allergien

haben wir der »Veredelung« von Nahrungs- und Körperpflegemitteln zu verdanken.

Wir fliegen auf den Mond, aber das Wissen um die Notwendigkeiten der alltäglichen Körperpflege wird im zwanzigsten
Jahrhundert an keiner Schule gelehrt. Und so kann es geschehen, dass auch heute noch viele Menschen täglich nur kurz
Zähne und Gesicht befeuchten, alle Gerüche mit künstlichen,
abstoßenden Düften zudecken und einmal wöchentlich in die
Badewanne steigen. Manche erfahren beim Zahnarzt zum ersten Mal, wie richtiges Zähneputzen überhaupt funktioniert.

Sie haben die Wahl, ob Sie mit wenigen, natürlichen Kosmetika
die naturgemäßen Aufgaben der Haut unterstützen oder sich
mit Produkten der chemischen Industrie zupflastern und alle
natürlichen Hautfunktionen betäuben oder gar zerstören. Das
gilt auch für die Wahl Ihrer Kleidung: An Ihnen liegt es, ob
Sie nur Naturfasern an Ihre Haut lassen – Wolle, Baumwolle
und Seide –, natürlich gewonnen und verarbeitet, wärmend und
schützend, oder ob Sie sich mit Kunstfasern elektrisch aufladen,
die Hautatmung unterbinden und ihren Organismus mit zahllosen chemischen »Ausrüststoffen« belasten, die in der Kleidung enthalten sind. Da sollen Kinder nicht nervös werden?

Lassen Sie uns deshalb in diesem Kapitel einige Hinweise für
die tägliche Grundpflege Ihres getreuen Vehikels geben – in
Verbindung mit Tipps zum richtigen Zeitpunkt und zu zeitlosen Weisheiten im Umgang mit dem Körper, die schon fast
in Vergessenheit geraten sind.

Nie aus den Augen verlieren sollten Sie dabei, dass die Beschaffenheit von Haut, Haaren und Nägeln immer auch Kennzeichen und Symptom des gesamten Gesundheitszustands ist. Die Haut wird von außen und von innen ernährt. Ohne »Schönheit von innen«, ohne gesunde Ernährung sind Maßnahmen zur Körperpflege häufig nur »Make-up« – sie überdecken die wahren Ursachen blasser, fettiger oder unreiner Haut oder brüchiger Nägel. Die zahlreichen Tipps und Hinweise zur gesunden Ernährung aus vergangenen Kapiteln sind somit gleichzeitig eine große Hilfe, um von innen für gesunde Haut und kräftige Haare zu arbeiten. Wir haben es oft erlebt: Die wundersame äußerliche Verwandlung von Menschen, die sich mit *Freude* einer gesunden Ernährung zugewandt haben.

Ein Geheimnis von erfolgreicher Körper- und Hautpflege besteht in maßvoller Regelmäßigkeit. Wenn man dann auch noch die Wirkungen des jeweiligen Mondstands kennt, kann der Erfolg nicht ausbleiben.

Auf seinen Körper zu achten, ihm zu geben, was er braucht, ist eine Urpflicht, mit der wir zur Welt kommen. Manchmal hat man das Gefühl, die Pflicht, ein Auto sachgerecht zu pflegen, wird ernster genommen als die Pflicht, dem Körper zu geben, was er braucht.

Wer sich nicht täglich insgesamt ein halbes Stündchen Zeit für die echten Bedürfnisse seines Körpers nimmt, wird wohl an Krankheit mehr Lust und Nutzen haben als an Gesundheit. Das ist die Wahrheit, auch wenn sie vielleicht hart klingt.

1. Unsere Haut – was sie ist und was sie kann

Die Haut ist das größte Organ des Körpers, was seine Oberfläche betrifft. Bei einem erwachsenen Mann bedeckt sie durchschnittlich eineinhalb Quadratmeter und wiegt etwa drei Kilogramm – sechs bis acht Prozent des Körpergewichts. Zahl und Vielfalt ihrer Funktionen sind enorm. Eine pfenniggroße Hautfläche enthält drei Millionen Zellen, hundert Schweißdrüsen, fünfzig Nervenendungen, umgerechnet eine Länge von neunzig Zentimetern Blutgefäße und dieselbe Länge von Lymphgefäßen. Die gesamte Haut enthält etwa 640 000 Empfangsplättchen für Sinnesreize, die über 500 000 Nervenfasern mit dem Rückenmark verbunden sind. Zwischen sieben und 135 Tastpunkte bedecken einen Quadratzentimeter Haut. Die Haardichte reicht von wenigen Haaren auf dem Handrücken bis zu 135 000 auf der Kopfhaut. Am schmalsten – etwa ein Zehntel Millimeter – ist der Haarkanal auf den Augenlidern, am dicksten – drei bis vier Zehntelmillimeter – auf dem Handrücken und an den Füßen.

In Teamarbeit erfüllen die verschiedenen Bestandteile der Haut beeindruckend vielfältige Aufgaben:

- Die Haut bildet die wasserdichte und reißfeste Schutzschicht für alle tiefer liegenden Gewebe. Sie schützt vor dem Eindringen von Fremdstoffen und übermäßigem Flüssigkeitsverlust. Die meisten chemischen Kosmetika betrachtet sie als »Fremdstoff«, gegen den sie sich wehren muss.

• Die Steuerung der Körpertemperatur. Die Haut enthält viel mehr Blutgefäße, als zu ihrer Ernährung erforderlich wäre. Diese können sich bei Bedarf zusammenziehen, um Blut in tiefere Schichten zu pumpen und Wärme zu speichern. Oder sie erweitern sich, um Wärmeüberschüsse aus dem Inneren abzustrahlen. Zusätzlich befeuchten Schweißdrüsen die Haut und kühlen den überhitzten Körper durch Verdunstung ab.

• Die Haut dient als Ausscheidungsorgan, vorwiegend über die Schweißdrüsen. Sie bildet einen wichtigen Teil unseres Immunsystems, in erster Linie mit Hilfe eines dichten Netzwerks von Lymphgefäßen und chemischen Bestandteilen des Hautgewebes. Der Säureschutzmantel mit seinem leicht säuerlichen pH-Wert von 4,8 bis 6,0 wehrt chemische und bakterielle Angriffe ab. Wird der Säuremantel durch die falsche Pflegemethode oder ungeeignete Pflegemittel ständig gereizt oder zerstört, dann ist Chaos die Folge.

• Die Haut dient als Stoffwechselorgan, ist an Stoffwechsel, Speicherung und Abbau von Fett und an der Anpassung des Wasser- und Salzspiegels durch Schweißabsonderung beteiligt.

• Durch die Umwandlung von Sonnenlicht ist die Haut der Ort der lebenswichtigen Vitamin-D-Erzeugung. Gleichzeitig sorgt die Haut für den Schutz vor schädlichen Sonnenstrahlen. Mit anderen Worten: Sie kann sich selbst schützen, wenn man sie nicht überlastet durch die Dauer der Bestrahlung. Sonnenschutzmittel unterstützen diese Eigenschutzfunktion nicht, sie ersetzen sie! Und machen Sie so noch empfindlicher in Zeiten der Sonnenbestrahlung ohne Schutzmittel. Deshalb verwandelt sich auch bei vielen Frauen im Laufe der Zeit speziell das Dekolletee in eine Problemzone.

- Die Haut hilft bei der Steuerung des Blutdrucks – das Öffnen und Schließen der Blutgefäße in der Haut kann bei großen Umstellungen der Gesamtdurchblutung mitwirken. Wer beispielsweise überwiegend die Farbe Rot in der Kleidung trägt, verengt die Blutgefäße zusätzlich, während es bei Blau genau umgekehrt ist.

- Die Haut dient als Befeuchtungs- und Gleithilfe, besonders wichtig an Handflächen und Fußsohlen.

- Am wichtigsten jedoch und darüber werden wir später noch ausführlicher sprechen: ihre Aufgabe als Sinnesorgan. Über die Haut und ihre liebevolle Berührung, über Massage und Pflege kann man jedes innere Organ positiv beeinflussen und sogar heilen.
Die Haut selbst kann zwar nicht denken, doch ihr Empfindungsvermögen in Kombination mit der Fähigkeit, eine große Vielfalt von Signalen aufzunehmen und zu übermitteln und eine breite Palette von Reaktionen zu zeigen, ist so groß, dass sie alle anderen Sinnesorgane übertrifft und in ihrer Vielseitigkeit die zweite Stelle nach dem Gehirn einnimmt.

Kein Körpergewebe ist anpassungsfähiger als die Haut. Von der beneidet straffen Samtigkeit der Babyhaut bis zum trockenen Faltenreichtum falscher Pflege – sie ist einem ständigen Wandel in Größe, Gestalt, Eigenschaft und Funktion unterworfen. Je nach Anforderung, Belastung, Ernährung und Pflege kann sie zart und empfindsam oder verhornt und gefühllos bleiben oder werden.

Wundersame Mechanismen in ihr heilen die verschiedensten Verletzungen und passen sich an mannigfaltigste Umweltbedingungen an. Die zarteste Haut kann sich an die Arbeit im Bergwerk gewöhnen. Der abgehärtetste Holzfäller kann sich zum subtilen Feinmechaniker umschulen lassen, wenn er das Talent hat. Und selbst die »Problemhaut« kann sich in den samtigen Mantel verwandeln, der sie sein soll – wenn man sie pflegt und ernährt, wie es richtig ist.

Pausenlos wirft die Haut ihre Oberflächenzellen ab und erneuert sie; ein siebzig Jahre alter Mensch hat etwa 850 Hautschichten getragen und ersetzt – jede von ihnen etwas anders beschaffen als die vorhergehende und Wachstum, Gewohnheiten und allgemeinen Gesundheitszustand des Organismus widerspiegelnd.

Ihre Zähigkeit verdankt die menschliche Haut in erster Linie einer fortschreitenden Kreuz-und-Quer-Anordnung. Die oberste Schicht, die *Oberhaut*, besteht in der Regel aus vier verschiedenen Lagen. Die unterste Lage der Oberhaut ist gänzlich aus lebenden Zellen zusammengesetzt, die sich pausenlos teilen. Sie lösen sich und wandern langsam durch die beiden mittleren Schichten, in denen sie allmählich Flüssigkeit verlieren und zu jenen äußerst zähen Plättchen (Schuppenzellen) abtrocknen, aus denen schließlich die letzte, wasserdichte Hornschicht besteht. Die Oberhaut als Ganzes wetzt sich ständig ab und erneuert sich. Auf der tiefsten Ebene kommt es pausenlos zu Zellteilungen; die neuen Zellen wandern nach oben, passieren die mittleren Schichten, verwandeln sich in Schuppenzellen und fallen schließlich ab. Der gesamte Zyklus dauert etwa achtundzwanzig Tage – einen *Mondmonat*!

Bei der ach so seltenen Normalhaut liegen die Hautschuppen relativ glatt auf der Hautoberfläche an. Bei *trockener* Haut stellt sich die Hornschicht auf mit der Folge, dass Bakterien und Keime tiefer eindringen und zu allerlei Pickeln und anderen Unreinheiten führen können. Jetzt gewinnen Sie vielleicht ein Gefühl dafür, was zu häufiges Peeling anrichten kann. Gleichsam, als ob Sie sich absichtlich schnell altern lassen.

Zwischen den Zellen des Oberhautsockels liegen die Pigmentzellen, die den Farbstoff der Haut bilden. Etwas darüber tummeln sich Fresszellen, die das Knochenmark direkt hierhergeschickt hat und die sich als erster Vorposten des Immunsystems um unerwünschte Eindringlinge kümmern. Diese Fresszellen sind es auch, die als Erste unter dem Angriff chemischer Kosmetika zu leiden haben. Wenn diese Kosmetika Hautfunktionen ersetzen, statt zu unterstützen, gibt das Immunsystem der Haut irgendwann einmal resigniert auf. Unnötigerweise viel zu früh.

An stärker belasteten Stellen verdickt sich die Hornschicht zur Hornhaut, aber auch starke Sonnenbestrahlung, chemische

Einflüsse, Teer, Tabakrauch und innere Einflüsse können die Hornschicht verdicken lassen. Eine geschwächte Leber zeigt sich oftmals als Hornhautverdickung an den Fußsohlen – an genau jener Stelle, die als »Fußreflexzone der Leber« bezeichnet wird. Kundige Masseure können aufgrund des Zustands der Haut an den Füßen auf belastete oder kranke Organe schließen.

Die Pigmentzellen bilden den braunen Farbstoff Melanin. Je nach Bedarf erhöht oder senkt sich die Produktion dieses Farbstoffs, der sich als wichtigster Schutz gegen die Ultraviolett-Strahlen der Sonne wie ein Schirm über die Hautzellen legt. Dunkelhäutige Menschen sind deshalb nicht so sonnenempfindlich, können aber genau wie Hellhäutige einen Sonnenbrand erleiden.

Die Oberhautschichten enthalten keine Blutgefäße, ihre Ernährung erfolgt durch die tiefer liegende *Lederhaut*. Diese Schicht im »Hauterdgeschoss« ist dicker als alle anderen und birgt alle Blut- und Lymphgefäße zur Versorgung der Oberhaut. Diese Lymphgefäße sind wichtig zur Entgiftung des Körpers. Besonders ideal wäre der abnehmende Mond für eine Lymphmassage.

Die Oberhaut enthält den Haarkanal, dessen begleitende Talgdrüsen und Aufrichtemuskeln. Die Schweißdrüsen und die meisten Nervenenden der Haut wandern durch sie hindurch.

Die Talgdrüsen halten mit ihrem Sekret die Haut geschmeidig. Nachdem sie nur begleitet von einem Haar vorkommen, gibt es an Fußsohlen und Handflächen keine Talgdrüsen. Täg-

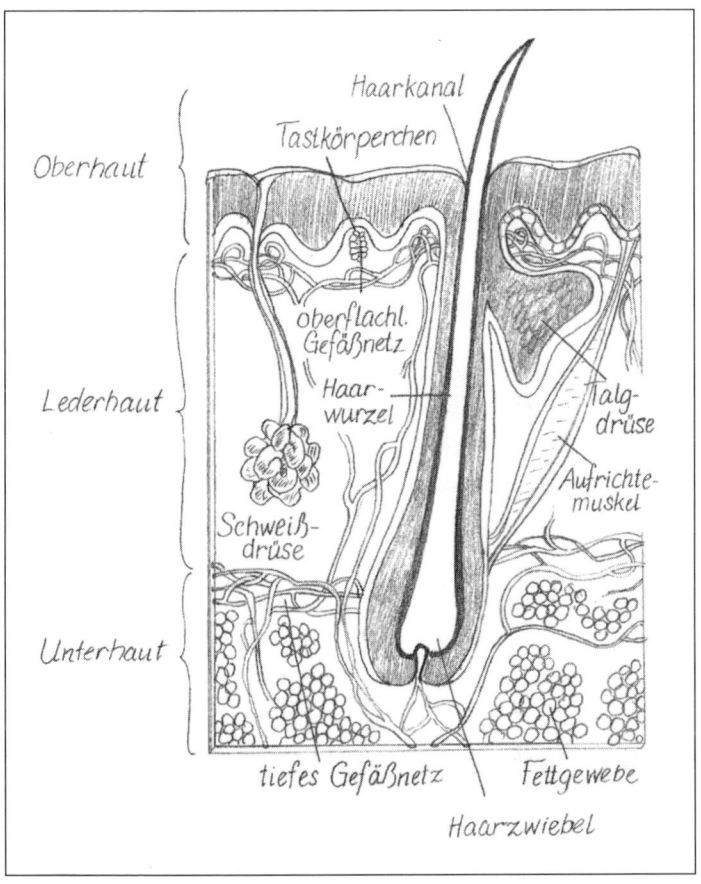

lich werden ein bis zwei Gramm Talg gebildet, das sich auf der Hautoberfläche gleichmäßig ausbreitet. Es besteht aus Fett, Wasser, Salz, Eiweiß und Harnstoff. Als natürlicher Feuchthaltemechanismus dient Talg als Wasser-Fettschutzmantel der

Haut. Bei Wärme breitet er sich schnell aus, bei Kälte lang-samer. Daher kann es im Winter auch leichter zu Ekzemen kommen. Bei Akne ist die Talgbildung gestört, die Talgdrüsen verstopfen und entzünden sich. Falsche Pflegemittel beschleu-nigen diesen Prozess noch, während milde, auf die Hautfunk-tion abgestimmte Pflegemittel ohne Alkohol und ohne che-mische Duft- und Farbstoffe die normale Talgbildung optimal unterstützen.

Oberhaut und Lederhaut sind wie bei einem dreidimensio-nalen Puzzle ineinander verzahnt, wodurch sich die »Berüh-rungsfläche« vergrößert. Darüber hinaus ist die Lederhaut dicht durchzogen von einem netzartigen Bindegewebe, das der Haut Zugfestigkeit, Geschmeidigkeit und Elastizität ver-leiht. Dieses Bindegewebsnetz ist im *Unterhaut-Bindegewebe* verankert, das seinerseits an tieferen Schichten haftet und die Haut sicher befestigt.

Das Bindegewebsnetz der Lederhaut sorgt nicht nur für Spannkraft und festes Anhaften, es birgt auch die Hauptmecha-nismen für die Heilung von Verletzungen aller Art. Hier finden sich auch die Zellen, die neue Bindegewebsfasern produzieren und bei abnehmendem Mond am aktivsten sind. Diese Zellen finden sich gehäuft in der Lederhaut; über den Blutstrom und eine allgemeine Entzündungsreaktion gelangen sie an den Ort der Verletzung. Sogleich beginnen sie mit der Produktion von Bindegewebsfasern, die den Wundspalt überbrücken und die Wunde ausfüllen. Darin erfolgt nun die Reparatur von Ner-ven und Kapillaren in langsamerem Tempo; schließlich ersetzen andere, erneuerte Gewebe einen Teil des Bindegewebes, bei schweren Verletzungen bleibt stützendes Narbengewebe zurück. Die Größe der Narbe hängt auch von der jeweiligen Mondphase ab. Natürlich kann man sich den Zeitpunkt von Unfällen nicht aussuchen, aber den von eventuellen Folgeoperationen schon. Lassen Sie möglichst immer bei abnehmendem Mond operieren, dann bleiben fast nie Narben zurück.

Das Verbundnetz der Lederhaut ist auch für das Erscheinungsbild von alternder Haut verantwortlich. Mit dem Alterungsprozess geht immer mehr Gewebefeuchte verloren; das Hautvolumen verringert sich bei diesem Vorgang, die Haut wird dünner, trockener und faltiger. Zudem verdichtet sich das Bindegewebe im Alter, haftet immer stärker aneinander, die Elastizität nimmt deutlich ab. Ernährungsweise (besonders Vitamin-E-Mangel!), Krankheit, Verletzung oder körperlicher und emotionaler Stress können die Lederhautalterung unabhängig vom Lebensalter unterschiedlich stark fortschreiten lassen. Über die Altersangabe im Reisepass hinaus kann das Austrocknen und Aneinanderhaften des Hautbindegewebes deutlich Auskunft über das »biologische« Alter eines Individuums geben. Durch die richtige, natürliche Hautpflege kann dieser ebenso natürliche Prozess sehr positiv beeinflusst werden, wie Sie noch sehen werden.

Die Unterhaut besteht aus Fettgewebe und wird durch Bindegewebsstränge in einzelne Fettläppchen unterteilt. Sie enthält Schweißdrüsen und Blutgefäße. Sie dient vor allem der Temperaturisolierung, als Nahrungsdepot und schützendes Polster vor mechanischer Einwirkung. Wenn mit zunehmendem Alter hier das Fett schwindet, erschlafft die Haut, und es kommt zur Faltenbildung. Ihre Dicke richtet sich nach Geschlecht, Alter, Hormonveränderungen, Ernährung und jeweiliger Körperregion. Wie immer kommt es darauf an, womit Sie sich ein Leben lang ernährt haben und welche Fettpolster die Haut eventuell überdehnt haben.

Ein häufiger Grund, warum sich viele übergewichtige Menschen bewusst oder oftmals auch unbewusst gegen das Abnehmen sträuben, ist die Angst, hinterher zehn Jahre älter auszusehen. So wird es vielleicht auch geschehen, wenn man die Sache nicht richtig anpackt. Die Verwendung eines hochwertigen Gewebestraffföls und ein wenig Gymnastik würden schon genügen, und die Gefahr wäre gebannt.

Unsere *Schweißdrüsen* existieren in zwei Formen. Die eine verteilt sich regelmäßig über die ganze Körperoberfläche, besonders an Händen und Füßen. Sie liegt knäuelförmig in der Unterhaut und mündet an der Oberfläche als »Schweißpore«. Diese Form dient als Wärmeregulator und wird durch das Nervensystem und Gefühlsreaktionen aktiviert.

Für den typischen Schweißgeruch ist die zweite Form der Schweißdrüsen verantwortlich, die in erster Linie in den Achselhöhlen und im Genitalbereich zu finden sind. Allerdings muss ihr Sekret erst bakteriell zersetzt werden, bevor die Nase Unangenehmes wahrnimmt. Deshalb funktioniert auch das Lüften getragener Kleidung nur bei Rauch oder anderen von außen kommenden Gerüchen – und auch nur, wenn der Stoff sich selbst reinigen kann. Verschwitzte Kleidung muss immer in die Wäsche, sonst riecht sie sofort wieder bei der Erwärmung durchs Tragen.

Wie gesagt und für die Körperpflege von entscheidender Bedeutung: Besonders wichtig ist die Aufgabe der Haut als Sinnesorgan und vor allem als »Liebesbote«.

Ohne Berührung, bis hin zu den zarten Genüssen, die die Haut erleben und an den ganzen Körper weitergeben kann, gibt es keine echte Gesundheit.

Und damit meinen wir bei weitem nicht nur jenes wunderbare Reich, jenes Lebenselixier fröhlich gelebter Sexualität. Nein, Berührung ist von allem Anfang an wichtig.

Geistige und körperliche Zustände wirken sich direkt auf die Haut aus – von innen nach außen. Kurzfristige Stimmungen lassen uns erblassen, erröten, zeigen sich in Gänsehaut, kalten Schauern und Schweißausbrüchen. Angstzustände und Erschöpfung verdunkeln die Zonen unter den Augen ebenso sehr wie zu viele wertlose Milchprodukte und belastete Nieren. Ein gesunder Kreislauf färbt die Hautoberfläche rosig und wärmt sie; eine belastete Leber macht sie gelb und feuchtkalt. Schlechte Ernährung kann sie zu trocken oder zu fettig machen. Ein gedrücktes Gemüt kann sie sowohl fast taub als auch überempfindlich machen.

Aber warum vergessen wir so oft den umgekehrten Weg, von außen nach innen? Zustand und Empfindungen der Haut üben starke Wirkungen auf innere Organe, auf den Kreislauf, auf Stimmung und Gefühl aus.

Was geschieht, wenn ein geliebter Partner Ihre Füße, Ihr Gesicht massiert?

Die streichelnde Hand beruhigt ein verschrecktes Tier oder ein verletztes Kind, ein kühlendes, blaues Tuch kann einen rasenden Kopfschmerz lindern – Wirkungen, die jeder von uns kennt. Solche innige Verschmelzung von Haut und Zentralnervensystem erinnert uns daran, dass die Zusammenhänge über diese vertrauten Mittel weit hinausreichen. Aus vielen Himmelsrichtungen erhalten wir Zeichen, dass sie sehr viel weiter reichen. Nicht zuletzt berichtet sogar die Bibel davon, dass die Ärzte der Zukunft nur noch mit ihren Händen heilen …

Jedes Mal, wenn wir etwas berühren, nehmen wir sowohl uns selbst wahr als auch das Objekt, das wir berühren. So machen wir die Erfahrung, dass wir fester sind als Wasser, weicher als Eisen, härter als Baumwolle, wärmer als Eis, glatter als Baumrinde, gröber als Seide, feuchter als Mehl und so fort. Wir berühren also niemals nur eine Sache, sondern immer zwei gleichzeitig: uns selbst und das Berührte. So und nicht anders lernt der Mensch die Welt kennen. Mit Augen, Ohren, Nase, Zunge und der *Haut* und ihrem Tastsinn berührt er die Welt und lernt sie so kennen – *und sich selbst.*

Ohne Berührung keine Wirklichkeit. Ohne Haut keine Welt.

Und ohne Berührung kein Leben. Manche unserer Leser kennen die folgende Geschichte schon. Kurz nach dem Ersten Weltkrieg arbeitete ein junger Arzt in einem der zahlreichen überfüllten Waisenhäuser Europas. Eines Tages fiel ihm auf, dass die Kleinkinder einer bestimmten Abteilung fröhlicher und lebhafter wirkten, besser genährt aussahen und viel seltener krank waren als alle anderen Kinder der gleichen Altersstufe. Seine medizinische Ausbildung ließ den jungen Mann die Überzeugung gewinnen, dass irgendjemand die Kinder zusätzlich zur kargen Kost des Waisenhauses aus privaten Beständen ernährte.

Nach einiger Zeit stellte er jedoch fest, dass das nicht der Grund für den besseren Zustand der Kinder war. Ihre Ernährung war genau dieselbe wie bei den anderen. Es gab nur *einen einzigen* Unterschied: Im Gegensatz zum übrigen Personal machte sich der zuständige Betreuer des hoffnungslos unterbesetzten Heimes die »zusätzliche Mühe«, jedes Kind vor dem Füttern aus dem Bett zu heben und es liebevoll zu *streicheln*, bevor er ihm das Fläschchen gab und es wieder zurücklegte.

Von Herz zu Herz, über den kleinen Umweg Haut.

Hautberührung ist für unsere Existenz ebenso lebenswichtig wie Nahrung, Wasser und Sauerstoff. Kein Tier, kein Mensch kann sich entwickeln zu dem, was er oder sie ist – ohne Berührung, ohne Tasten, Fassen, Bewegung, Streicheln. Ohne Berührung würde unser Nervensystem zugrunde gehen wie eine Blume ohne Licht.

Merkwürdig, dass wir die Überzeugung entwickelt haben, je älter der Mensch, desto weniger Berührung braucht er. Besonders wenn es ein männliches Wesen ist. Was für eine absolute Verarmung! Nichts könnte der Wahrheit ferner sein, und nur wenige Überzeugungen richten auf diesem kleinen Planeten mehr Schaden an als diese. Würde jeder Mensch nur einmal am Tag gedrückt und gestreichelt werden, vom ersten Lebenstag an bis zu seinem hundertsten Geburtstag und noch danach – *glauben Sie uns: Es gäbe keine Kriege mehr!* Kriege entstehen nicht aus Gier, sondern aus Mangel an Liebe und Berührung. Jede Form von Gier nach materiellen Dingen ist nichts anderes als ein verborgener Wunsch oder der abgetötete Rest eines Wunsches nach Berührung und Geliebtwerden. Nach dem Frieden, der sich einstellt, wenn man weiß, man wird aufrichtig gemocht.

Fahren wir jetzt fort, Ihnen einen Weg zu erfolgreicher, sinnlicher und weiser Körperpflege zu zeigen.

2. Die drei wichtigsten Hauttypen und ihre Pflege

Besonders wichtig für die erfolgreiche und weise Körperpflege ist die Bestimmung Ihres Hauttyps, wobei nicht vergessen werden sollte, dass sich der Hauttyp bei ein und demselben Menschen im Laufe der Zeit ändern kann.

Ihren Hauttyp zu kennen erleichtert vor allem die Wahl der richtigen Pflegemethode und der richtigen Pflegeprodukte. Sie müssen nicht viel Geld für unnötige Kosmetik ausgeben und belasten vor allem nicht Haut und Körper.

Wenn Sie Ihren Hauttyp nicht kennen, dann waschen Sie Ihre Haut mit wärmerem Wasser, tragen Sie eine bis zwei Stunden nichts auf und beobachten Sie dann, welche Fähigkeit die Haut hat, sich selbst zu fetten.

Sprechen wir kurz über den größten Fehler, den man beim Pflegen jedes Hauttyps machen kann: *Alkohol*. Jedes Körperpflegemittel, das Alkohol enthält, zerstört bei andauernder und regelmäßiger Anwendung ihre Hautfunktionen. Das Stichwort ist »regelmäßig«. Ein- oder zweimal monatlich – etwa als Einreibung oder bei rheumatischen Beschwerden – ist Alkohol als Trägersubstanz von Kräutertinkturen usw. unschädlich. Alkohol täglich auf dieselbe Hautregion – das ist, was den Schaden bringt. Die Regenerationskraft der Haut wird in der permanenten Austrocknung durch den Alkohol schleichend zerstört.

Ein seltener Fall: normale Haut

Beginnen wir mit dem seltensten Fall, der »normalen« Haut. Warum sie so genannt wird, obwohl sie nur bei wenigen Menschen vorkommt und eben nicht die »Norm« ist, wissen wir nicht. Aber sie existiert, und vielleicht gehören Sie ja zu den glücklichen Besitzern.

Normale Haut ist zart, feinporig, gut durchblutet. Der natürliche Säureschutzmantel funktioniert, nur selten kommt es zu Rötungen oder Reizungen, die ersten Fältchen tauchen erst sehr spät auf.

Fast ausschließlich kann man beobachten, dass Menschen mit einem guten Gespür fürs Essen, für echte Lebensmittel und gesunde Ernährungsgewohnheiten ohne fanatische Übertreibungen eine normale Haut aufweisen. Ihre Pflegegewohnheiten sind optimal, sie verwenden keine chemischen Kosmetika.

Trockene Haut

Trockene Haut erkennt man am Spannen und Jucken nach dem Waschen, Duschen oder Baden. Vor allem an den Beinen bilden sich kleine Schüppchen, die beim An- und Ausziehen herabrieseln. Sie glänzt nicht und wird bei Sonne, Wind, Kälte und trockener Heizungsluft im Winter schnell rau und papierartig. Wer sich nicht an das Gefühl gewöhnt hat, meint ständig, er müsse sie einschmieren. Trockene Haut ist der wohl häufigste Zustand der Haut in westlich zivilisierten Ländern.

Abgesehen von der Sanierung »von innen« – durch gesunde Ernährung usw. –, braucht trockene Haut von außen Feuchtigkeit *und* Fett. Wichtigstes Gebot für trockene Haut: Reinigungsöl oder Reinigungsmilch. Schauspieler verwenden zum Entfernen von Theaterschminke Speiseöl oder Babyöl. Das Grundprinzip ist einfach: Wasser löst Fett nicht. *Fett* löst Fett. Wo man mit Seife oder Waschlotion radikal rubbeln muss, arbeitet Öl »wie von selbst«.

Im Zeitalter der Allround-Produkte (»Ganzjahresreifen«) herrscht heute die Mode, 24-Stunden-Cremes zu verwenden. Die sollten Sie nicht mitmachen, denn gerade für trockene Haut gibt es wunderbare Naturkosmetik-Nachtcremes, die mit ihrem Fettgehalt eine Wohltat für die ausgetrocknete Haut sind. Es versteht sich von selbst, dass Sie auf chemische Industrieprodukte verzichten sollten, die der Haut jede Chance nehmen, jemals wieder selbst genügend Fett zu produzieren.

Trockene Haut pflegt man am besten mit fetthaltigen und feuchtigkeitsspendenden, natürlichen Mitteln.

Ein großer Fehler bei trockener Haut ist die Verwendung eines der zahlreichen Pflegeprodukte, die »sofort in die Haut einziehen und Feuchtigkeit spenden« – ohne Fettanteil. Kurzfristig fühlt sich die Haut gut an, langfristig kann man sie stark schädigen! Widerstehen Sie dieser Versuchung.

Peeling (siehe Seite 315ff.) sollten Sie bei trockener Haut überhaupt nicht anwenden. Der dünne natürliche Schutzfilm wird noch dünner oder gar zerstört, die Haut noch trockener. Manchmal reagiert die Haut auf solche mechanische Reizung mit Ekzemen. Warum Peeling immer noch empfohlen wird, versteht keiner, der in Zusammenhängen denkt.

Fettige Haut

Wie regt man fettige Haut dazu an, noch mehr Fett zu produzieren und das Problem zu verstärken? Genau, man entfernt das überschüssige Fett auf Teufel komm raus, mit scharfen, alkoholhaltigen Reinigungsmitteln, wie sie speziell für junge Menschen in der Pubertät pausenlos angepriesen werden. Diese Mittel legen den Grundstein für die Problemhaut des Erwachsenen, die ohne die Produkte der Kosmetikindustrie nicht mehr auskommt. Die Haut ist »süchtig« geworden.

Fettige Haut neigt zu Pickeln und Mitessern, glänzt ölig und ist meist blass aufgrund schlechter Durchblutung. Nicht nur bei Jungen und Mädchen in der Pubertät, sondern auch bei einem kleinen Teil der Erwachsenen findet sich diese Problemhaut.

Fettige Haut sollte morgens und abends gereinigt werden. Öfter ist von Schaden, obwohl das manchmal geraten wird. Die Ursachenforschung von fettiger Haut sollte sich auch auf bestimmte Medikamente richten. Also lieber die Haut sinnvoll reinigen, statt mit radikalen Mitteln den Säureschutz- und Wasser-Fett-Mantel der Haut zerstören und dann mit künstlichen Kosmetika wiederaufbauen. Das ist der direkte Weg in die Sklaverei der Haut, in die Abhängigkeit der Haut von Mitteln von außen.

Für sehr fettige Haut eignet sich dennoch ab und zu das Mittel des Peelings. Das kann verhindern, dass sich die Poren verstopfen und aus Mitessern entzündete Pickelchen entstehen. Es sollte aber eher selten eingesetzt werden. Jedenfalls sind Herstellerempfehlungen von »zwei- bis dreimal pro Woche« schamlos übertrieben und schaden mehr, als sie nützen. Peelings dienen der Entfernung von Hautschüppchen und klären das Hautbild. Die Anwendung sollte am besten abends nach der Reinigung erfolgen. Bei Anwendung unserer Produkte ist Peeling so gut wie überflüssig, Reinigungsmilch und Gesichtswasser würden genügen.

Ein kleiner Tipp: Eine Bürstenmassage vor dem Duschen trägt die Hautschuppen auf natürliche Weise ab, macht die Haut widerstandsfähiger und glatter.

Bei fettiger Haut kann man besonders viele Fehler machen, deren Abstellen vielleicht schon zur Beseitigung des Problems führt. Stark alkoholhaltige Reinigungsmittel sind wie gesagt langfristig sehr schädlich, ebenso die allzu häufige Reinigung, die höchst anregend auf die Fettproduktion wirken kann. Es funktioniert dann genauso wie bei der Milchproduktion der Mutterbrust, wenn das Baby zu wenig bekommt: Man lässt das Baby nuckeln, man streift die Milch ab, und schon steigt die Milchproduktion.

Fetthaltige Produkte sind natürlich ganz fehl am Platz. Sehr wahrscheinlich können Sie viel zur Klärung Ihres Hautproblems beitragen, wenn Sie Ihre Ernährungsgewohnheiten unter die Lupe nehmen und zu natürlicher Ernährung finden. Stoffwechselstörungen, Ernährungsfehler und Vitaminmangel sind die Hauptursachen von zu fettiger Haut.

Vielleicht tragen Sie zu viele Kunststoffanteile in Ihren Kleidungsstücken? Auch das kann zu fettiger und unreiner Haut führen, weil der Sauerstoffaustausch in den obersten Hautschichten gebremst wird und die Schweißbildung verstärkt.

Der richtige Zeitpunkt: Reinigung und Peeling bei sehr fettiger Haut gelingt an Erdtagen oftmals am besten: also bei Stier, Jungfrau und Steinbock. Unreine Haut kann an Wassertagen besonders von der Pflege profitieren: bei Krebs, Skorpion und Fische.

Feuchtigkeitsmangel in der obersten Hautschicht, in der Hornschicht, ist keine Frage des Alters. Trockene, zu Falten neigende Haut ist kein unabwendbares Schicksal. Zu viele Gegenbeispiele spazieren auf den Straßen dieser Welt. Und dass diese Menschen einfach »Glück« und passendes Erbgut hatten, ist eine schlechte Ausrede.

Schuld am Feuchtigkeitsverlust der Haut sind immer ungünstige Bedingungen, die wir selbst beeinflussen können: zu viel Sonne, Kälte, Klimaanlagen, unbefeuchtete Heizungsluft, falsche Ernährung, Medikamente. Zwischen 13 und 15 Prozent Feuchtigkeit müssen die scheinbar toten Hornzellen der Oberhaut enthalten. Es gibt heute natürliche Kosmetika, die der Haut helfen, diesen Prozentsatz aufrechtzuerhalten. Auch unsere Energie-Kosmetik gehört dazu.

3. Pflegemittel Nr. 1 – von der Kraft des Wassers

Wasser ist ein ganz besonderer Saft, wie Sie schon im Kapitel über die *lebendige Information* erfahren haben. Und natürlich spielt Wasser bei der Körperpflege die erste Geige, als *das* Reinigungsmittel schlechthin, darüber bräuchte man kein eigenes Kapitel zu schreiben. Wasser hat jedoch Eigenschaften, über die nur selten gesprochen wird. Wir möchten hier ein wenig näher auf jene besondere Eigenschaft von Wasser eingehen, die man seine »Fähigkeit zur Entstrahlung« nennen könnte. Diese Fähigkeit ist es nämlich, die Wasser im Bereich der Körperpflege zu etwas weit Bedeutenderem macht als nur zu einem Medium der Körperreinigung von Staub, Bakterien, Schweiß und anderem: *Wasser nimmt Strahlung fort und entlädt uns.*

Denken Sie kurz an das Kapitel über die *lebendige Information* zurück. In gewissem Sinne könnte man die *Information*, die von einem Lebewesen ausgeht oder in einem Objekt (Nahrungsmittel, Medikament, Heilkraut usw.) enthalten ist, auch als eine Form von *Strahlung* bezeichnen. *Lebendige* und auch *zerstörerische Information* kann sich nämlich sammeln und anreichern.

Denken Sie ein wenig nach: Warum singen Menschen in der Badewanne oder unter der Dusche gerne? Auch dann, wenn sie normalerweise nicht zu den Geräuschvollen im Land gehören. Etwa, weil man sie dort nicht hört? Nein, Wasser zählt bekanntlich zu den besten Schallüberträgern. Das Haus wackelt, wenn man in der Badewanne singt. Warum also?

Wie fühlen Sie sich, wenn Sie morgens aufstehen und *sich in Ruhe die Zeit* nehmen, um genussvoll zu duschen, die Haare zu waschen, gründlich die Zähne zu putzen, sich zu rasieren, vielleicht zu schminken und überhaupt – um dem Körper Gutes zu tun? Wie fühlen Sie sich danach im Auto, im Bus, in den ersten Stunden am Arbeitsplatz?

Und wie fühlen Sie sich, wenn Sie es nicht tun?

Wie ist die Nacht, wie schlafen Sie, wenn Sie abends einmal ausnahmsweise ungeduscht, nicht abgeschminkt ins Bett sinken, ohne Zähneputzen, ohne Naseputzen, einfach weil es sich so ergeben hat? Wie wachen Sie morgens auf (natürlich wollen wir Ihnen die Ausnahmen nicht verderben)?

Warum machen zehn Kinder in einem Kinderschwimmbecken dreimal mehr Radau als auf einem Kinderspielplatz?

Wenn wir mit Wasser in Berührung kommen, dann haben wir es mit dem stärksten Informationsträger und -überträger auf dieser Erde zu tun. Man kann Wasser alle Sorgen, alle Last, alle bedrückende Vergangenheit anvertrauen und fortschwemmen lassen. Sie können Wasser bitten, Sie zu kräftigen und zu stärken für kommende Aufgaben, und es wird Ihnen diesen Gefallen tun. Wasser kann *lebendige Information* bringen und *zerstörerische Information* mitnehmen.

Diese Kraft von Wasser ist unterschiedlich verteilt. Es gibt Quellen und Wasserläufe, die physikalisch gesehen sauber sein, Trinkwasserqualität besitzen müssen, um dem Menschen nutzbar zu werden. Manche Quellen sind jedoch so stark *lebendig informiert*, dass selbst eine grobe Verschmutzung ihre heilende und befreiende Eigenschaft nicht behindert. Viele, teils wundertätige Heilquellen bezeugen diesen Umstand, unter anderem der Fluss Ganges in Indien, in dessen stark verschmutztem Wasser man ohne Probleme baden und sich intensiv körperlich und seelisch reinigen kann. Totes Wasser tut sich allerdings schwer, Ihnen etwas abzunehmen – auch das gibt es.

Wasser befreit. Unter anderem von »Strahlungen«, mit denen wir uns tagtäglich aufladen und wieder entladen. Uns fallen keine besseren Begriffe ein als »Strahlung« und »Aufladung«. Das sind immer noch die genauesten Begriffe, um die Wirklichkeit zu beschreiben. Im Alltagssprachgebrauch ist uns der Ausdruck »geladen sein« ja durchaus geläufig.

Nach und nach werden Ihnen Ihr Gespür und Ihre Erfahrung die Einsicht vermitteln, welch große Rolle Ihre eigene Gedankentätigkeit bei der Aufladung mit Strahlung spielt – aus welcher Richtung auch immer die Gedanken kommen mögen. Sensible Kinder beispielsweise, die Nägel kauen, versuchen damit, die Aufladung und Verstrahlung ihrer Hände – eine Folge innerer Anspannung, die kein Ventil findet – auf die Zähne umzuleiten. Häufig kaltes Wasser über die Hände laufen lassen, könnte hier helfen. Wenn man Gedanken hegt, deren Verwirklichung zu stärkeren Konflikten führen würde, dann kann eine Dusche stark zur Entladung beitragen.

Horn ist ein lebendiger Stoff, der speichern kann, Schmutz, Staub – vor allem aber: Strahlungen. Lange Haare beispielsweise können sich im Laufe eines Tages sehr stark aufladen, besonders wenn man zusätzlich Chemie und Kunststoffe in Form von Haarfestigern, Gels und dergleichen verwendet. Kennen Sie nicht das Bedürfnis, die Haare radikal zu kürzen! Oft bekommt man einen solchen Anfall, der aber – merkwürdig, nicht wahr? – nach der nächsten Haarwäsche verschwunden ist. Wenn Sie allerdings oft unter Kopfschmerzen oder Migräne zu leiden haben, probieren Sie es einmal mit einem Kurzhaarschnitt, verzichten Sie auf alle Haarpflegemittel, die im Haar bleiben, und lassen Sie morgens und abends kühles Wasser über den Kopf laufen.

Der letzte Tropfen, der einen gewaltigen Staudamm zum Brechen bringt, ist eine winziges, unscheinbares Ding. Der letzte Anstoß, der eine schwere Krankheit zum Ausbruch bringt, kann eine winzige, unscheinbare Sache sein. Zum Beispiel die ständige Aufladung eines *Schnurrbartes*, der nicht täglich intensiv gewaschen wird. Bartträger sollten also mit Wasser nicht sparen und ihr gutes Stück sooft wie möglich pflegen.

Wer viele Hände schütteln muss, lädt sich innerhalb kurzer Zeit stark auf und sollte öfter die Hände waschen. Die häufigen Handekzeme von Friseuren haben ihre Ursache nicht nur in chemischen Pflegemitteln, sondern auch in der Tatsache, dass sie mit ihren Händen die Ladungen der Kunden übernehmen.

Manche Objekte, Kunststoff, Metall, Holz und sogar Lebensmittel können sehr stark verstrahlt sein – je billiger, desto wahrscheinlicher. Die Ladung, die sie auf den Menschen übertragen, der mit ihnen umgeht, kann durch Wasser abgeleitet werden. Das ist der Hauptgrund, warum man unter Kinderbetten niemals Spielzeug aufbewahren sollte. Unruhiger Schlaf der Kinder hat hierin oftmals seinen Grund.

Fließendes Wasser ist eine mächtige Hilfe, um sich von unsichtbaren Lasten zu befreien, die wir tagtäglich aufnehmen. Fließendes Wasser kann auch einen Teil der Strahlung neutralisieren, die wir durch »schlechte Plätze« aufnehmen – durch die *Erdstrahlung*.*

Erdstrahlen sind nicht sichtbare und auf herkömmliche Weise nicht messbare Strahlen. Vorhandensein und Wirkung lassen sich heute wie in der Vergangenheit nur durch Erfahrung feststellen. In freier Natur, in unseren Städten und Dörfern, in jedem Haus, in jeder Wohnung – überall gibt es für den Menschen gute und schlechte Plätze, unabhängig davon, was sich auf diesem Platz befindet – sei es Feld, Baum, Mauer, Tisch, Bürostuhl, Bett, Toilette, Küchenzeile oder Teppich. Längere Aufenthalte auf schlechten Plätzen haben fast immer eine negative Wirkung, bis hin zur Gesundheitsschädlichkeit. Sie schwächen unseren Körper, unsere Selbstheilungs- und Immunkräfte. Es gibt allerdings die Möglichkeit, solche Plätze zu erkennen und ihnen aus dem Weg zu gehen.

Bei körperlichen Störungen und Krankheiten sollte man daher immer auch das Schlafen oder Arbeiten an einem »schlechten Platz« in Betracht ziehen. Viele Eltern haben es schon beobachtet: Manche Babys drehen und wälzen sich im Bett,

---

* Diesem für unsere Gesundheit so bedeutsamen Aspekt haben wir in unserem Buch *Aus eigener Kraft* ein eigenes Kapitel gewidmet (Seite 281).

schreien viel, liegen oft morgens in einer Ecke des Bettchens. Kleinkinder, aber auch sensible Schulkinder halten es oft nachts in ihrem Bett nicht aus, fallen aus dem Bett und schlafen dort weiter oder schlüpfen bei Eltern oder Geschwistern unter, ohne dass es eine erkennbare seelische Ursache dafür gäbe. Schulkinder, die in eine neue Klasse aufrücken und einen anderen Platz einnehmen, werden dort oftmals besser, oder sie werden schläfrig und bleiben scheinbar grundlos in ihren Leistungen zurück. In all diesen Fällen sollte man bei der Ursachenforschung zuerst an das Schlafen oder Sitzen auf einem schlechten Platz denken, bevor man andere Maßnahmen ergreift.

Sie haben in der Regel Grund zu der Vermutung, dass Sie auf einem schlechten Platz schlafen oder arbeiten, wenn Sie folgende Symptome bei sich oder Ihrem Kind beobachten: unruhiger Schlaf, der keine echte Erholung bringt, lange Anlaufzeiten am Morgen, häufige Konzentrationsschwäche, chronische Müdigkeit, Druckgefühle in Kopf und Herz, häufige Kopf- und Kreuzschmerzen oder Wirbelsäulenbeschwerden, Depressionen.

Als Abhilfe ist ein guter Rutengeher immer noch der beste Weg, um einen guten Platz von einem schlechten Platz zu unterscheiden. Eine Umstellung zum strahlenfreien Platz befreit den Körper allerdings nicht sofort von der – manchmal über Jahre aufgenommenen – Strahlendosis. Auch hier können Wasseranwendungen segensreich wirken, beispielsweise häufiges *Händewaschen* nur mit kaltem Wasser, ohne Seife, bis zum Ellenbogen.

Viel Strahlung staut sich in Schulter, Händen und Armen (manchmal sichtbar an stark angeschwollenen Handrückenvenen). Sooft Ihr Gespür in diesem Bereich ein unangenehmes Gefühl signalisiert, etwa Jucken, Brennen oder Schweregefühl, gönnen Sie sich diese Wohltat: fließendes, kaltes Wasser über die Hände, bis sich das Gefühl bessert. Besonders für Kinder ist es wichtig, vor dem Schlafengehen kurz Wasser über Hände und Arme bis zum Ellenbogen laufen zu lassen. Unruhiger Schlaf und Albträume treten dann viel seltener auf, weil ein Teil der Tagesladung verschwindet.

Duschen empfinden die meisten Menschen als belebend und entspannend, gerade weil es zu den besten entstrahlenden Maßnahmen zählt! Diese Wirkung kann mit dem stehenden Wasser in der Badewanne nicht so leicht erzielt werden. Das ist der Hauptgrund, warum Vollbäder manchmal als eher ermüdend empfunden werden, unabhängig von der Wassertemperatur. Man »schmort im eigenen Strahlensaft«. Deshalb nach dem Bad in der Badewanne nie vergessen: bei geöffnetem Abfluss nachduschen!

Duschen Sie sich ohne Seife, sooft Sie die Neigung dazu verspüren, besonders wenn sich Ihr Kopf »geladen«, schwer und dem Kopfschmerz nahe anfühlt – wenn Ihnen danach ist, dreimal täglich. Wenn Sie wie wir etwas kaltwasserscheu sind, sollten wenigstens die letzten Wasserstrahlen kühl bis kalt über Kopf und Haare rinnen. Wer oft schwimmen geht, tut das Bestmögliche, um sich weitgehend strahlenfrei zu halten.

Kinder laden sich schneller auf als Erwachsene und entladen sich unbewusst im Freien beim Spielen. Wenn Kleinkinder durch längere Schlechtwetterperioden viel zu Hause bleiben mussten und entsprechend nervös und missgelaunt sind, dann einfach eine Schüssel mit Wasser ins Zimmer stellen – Handtuch drunter, Spielzeug hinein. Jedoch eine zu starke Abkühlung der Hände vermeiden. Wir behelfen uns manchmal so, dass alle Kinder der Reihe nach in der Küchenspüle mit ein paar Schiffchen oder ähnlichem eine Zeitlang planschen. Das macht sie schon nach Minuten zufriedener und ruhiger.

Arbeit im Freien, Spaziergänge unter freiem Himmel, begleitet von guten Gedanken (besonders in der Nähe von Bäumen), zählen zu den wirksamen Entstrahlungsmethoden. Hilfreich ist auch die Nähe von Bächen oder Flussläufen: Am fließenden Wasser zu sitzen oder gar einmal zu übernachten, quer zur Fließrichtung, ist eine wunderbare Sache.

Grundsätzlich entstrahlt sich jeder Mensch auf seine eigene Weise. Wählen Sie die Methode, mit der Sie sich am wohlsten fühlen, folgen Sie Ihrem Gespür. Manche Menschen entladen sich beim Bügeln, manche beim Autofahren, manche durch langes Aufbleiben bis spät in die Nacht, manche beim Lesen, manche beim Schwimmen, Wandern oder Bergsteigen. Aber ganz sicher zählen Wasseranwendungen zu den besten Methoden, sich zu entladen und zu entstrahlen. Wasser ist unser Lebenselixier – in vielfacher Hinsicht. Hoffen wir alle, dass wir in Zukunft mit diesem wichtigen Naturstoff besser umgehen lernen.

4. Eine Wanderung durch Körper und Tierkreis

Nur dreißig Minuten am Tag sich selbst und der Körperpflege gönnen – das wäre die Basis für Schönheit bis ins hohe Alter. Nicht, weil Sie dann Ihr gutes Aussehen »konservieren« können und mit siebzig noch aussehen wie Miss World oder Mister Universum. Versprechungen dieser Art sollten Sie allmählich müde sein. Nein, weil die Tatsache, sich selbst diese Zeit zu gönnen, eine bestimmte Ausstrahlung mit sich bringt. Es bedeutet, sich selbst *lebendig zu informieren*. Es bedeutet sich selbst zu lieben. Es bringt die fröhlichste Ausstrahlung, es bedeutet, dass Sie zum Jungbrunnen für Ihre Umgebung werden können.

Vergegenwärtigen Sie sich vor Ihrem geistigen Auge: Welchen Eindruck machen Menschen auf Sie, die stets wohlgepflegt wirken, ohne hinter Schminkmasken zu stecken? Deren Gepflegtheit natürlich wirkt und nicht »aufgetragen«?

Wer den Morgen gut beginnt und sich auf die Körperpflege freut, verschafft sich auch den guten Start in einen meistens guten Tag.

Wie der Anfang, so das Ende
Steinaltes Sprichwort

Was eine intensive Morgentoilette ausmacht! Wie oft wird das unterschätzt! Nicht nur, dass der Körper von den Träumen der Nacht befreit, die Haut gereinigt und entstrahlt wird, auch der Kreislauf kommt gut in Schwung und damit Ihr Unternehmungsgeist und Optimismus.

Rituale sind sinnvoll und gut, wo sie angebracht sind. Ein allzu starres Morgenritual ist nicht gut. Wir möchten Ihnen empfehlen, im Rhythmus des Mondkalenders die jeweils regierte Körperzone (siehe Tabelle 1 Seite 40f.) besonders zu verwöhnen: Bei *Widder* beispielsweise eine intensive Gesichtspflege oder »ausnahmsweise« einmal ein gutes Haaröl in die Kopfhaut einmassieren vor der Haarwäsche, oder eine ausgedehnte Augengymnastik. Oder bei *Schütze* eine besonders intensive Massage der Oberschenkel, bei *Fische* eine Fußmassage. Manche Menschen, die noch vertraut mit dem Mondrhythmus aufwuchsen, pflegen sich bei Beschwerden die jeweils regierte Körperzone mit Obstbranntwein einzureiben.

Erstarren Sie nicht in Ihrem Ritual, aber gönnen Sie sich die dreißig Minuten täglich. In allen Dingen eingefahren zu sein tötet fast jede Beziehung, aber auch positive Eigenschaften müssen Wandlungen erleben. Sie fragen, woher die Zeit dafür nehmen? Wenn Ihnen Ihre Gesundheit und Lebensfreude nicht dreißig Minuten täglich wert sind, sind Ihnen schlechte Laune und Krankheit mehr wert.

Unsere Hinweise zu den Farben der Tierkreiszeichen im Kapitel zur gesunden Ernährung machen vielleicht deutlich, warum heute auch die *Farbtherapie* zur Methodenvielfalt zahlreicher

Heilpraktiker und auch Kosmetikerinnen zählt. Zahlreiche Punkte und Zonen auf der Körperoberfläche wirken wie Zugangstore zu bestimmten Energiekreisläufen und inneren Organen. Ihre Anregung – etwa mit Massage, Druck, Nadeln, elektrischem Strom oder eben Bestrahlung mit bestimmten Farben – wirkt sich günstig auf das jeweilige Organ aus.

Farbtherapie mit Auflegen und Tragen von farbigen Tüchern, mit Lichtbestrahlung, das durch gefärbte Folien wandert, oder mit farbigen Lampen hat sich besonders bei Krankheiten und Schmerzzuständen aller Art bewährt. Sie wird erfolgreich eingesetzt bei Knochen- und Gelenkschmerzen, zur Beschleunigung der Abheilung von Knochenbrüchen, bei Knorpelschäden, zur Nachbehandlung von Operationswunden und nach Transplantationen, bei Verbrennungen und offenen Beinen (offene Beine nur bei abnehmendem Mond behandeln!). Bei fast allen Hautkrankheiten (von Herpes über Ekzeme bis zu allergischen Reaktionen) kann sie lindern und heilend wirken.

Wir planen zur Wiederbelebung des alten Wissens um die Heilwirkung von Farben einige besondere Produkte in unseren Katalog aufzunehmen. Wünschen Sie uns Glück, dass wir für die Herstellung die richtigen Partner finden, denn es genügt nicht, einfach nur irgendeinen Stoff beliebig einzufärben. Einige besondere Verarbeitungsmethoden sind genauestens einzuhalten.

Widder

Die Widdertage beeinflussen die Kopfregion bis zum Oberkiefer, mit Augen, Ohren und Nase. Zu den Merkwürdigkeiten dieser Tage gehört, dass sich die Haare zwar in der Widderregion befinden, ihre allerbeste Pflegezeit aber in den Löwe- und Jungfrautagen liegt. Ein möglicher Grund dafür ist vielleicht, dass der Haarwuchs in engem Zusammenhang mit dem männlichen Hormonhaushalt steht und dass er stark beeinflusst wird von dem, was tief im Körper geschieht. Der männliche Hormonhaushalt wiederum »untersteht« der Löweenergie im Tierkreis, stark fühlbar an der aufwallenden Kreislauftätigkeit in den Löwetagen. Aber solche »Ausnahmen« sind das Salz in der Suppe der Naturvorgänge. Sie bestärken nur darin, der persönlichen Beobachtung den Vorrang vor allzu handlichen Patentrezepten zu geben.

Es gibt allerdings auch Erfahrungen, was das Haareschneiden an den Widdertagen betrifft, aber die sind nicht so gut: Wenn gleichzeitig abnehmender Mond herrscht, dann kann es zu kahlen Stellen führen, übrigens auch an den Stiertagen. Ebenso kann mehrmals hintereinander bei Widder Rasieren zu kahlen Stellen im Gesicht führen.

Natürlich gibt es auch Grundregeln bei jedem Tierkreiszeichen. Für die Widdertage lauten sie:

Was Sie an den zwei bis drei Widdertagen für Kopf, Augen- und Nasenregion tun, wirkt doppelt wohltuend,

314

vorbeugend und heilend. Mit Ausnahme von chirurgischen Eingriffen in diesem Bereich.

Alles, was Kopf, Augen und Nasenregion an den Widdertagen stärker belastet, wirkt schädlicher als an anderen Tagen. Hektik beispielsweise kann an Widder eher zu Kopfschmerzen und Migräne führen.

Peeling

»Peeling« ist ein Wort, das der englischen Sprache entstammt und so viel wie »Schälen«, »Abstreifen« bedeutet. In der Kosmetik ist damit eine Maßnahme gemeint, die darauf abzielt, das Abstoßen der abgestorbenen Hautteilchen nicht dem natürlichen Lauf der Dinge zu überlassen, sondern »in einem Arbeitsgang« zu erreichen.

Oftmals fühlt sich die Haut danach toll an, weich und samtig, und die Wirkung hält längere Zeit. Manchmal kann sich die Haut danach aber auch stark röten und schon nach kurzer Zeit wieder hart anfühlen und jucken. Gerade beim Peeling ist das Achten auf den richtigen Zeitpunkt wichtig. Wie auch der Körper bei abnehmendem Mond bereit ist, Überflüssiges und Giftiges, Schlacken etc. herzugeben, so ist auch die Haut bei abnehmendem Mond bereit, abgestorbene Hautzellen und Hornschicht abzugeben. Die Haut muss dabei nur noch ein wenig unterstützt werden. Sie bleibt dann länger glatt und geschmeidig. Auch die Gefahr einer Hautentzündung ist bei abnehmendem Mond kaum gegeben. Voraussetzung ist selbstverständlich, dass dazu nur reine Naturprodukte verwendet werden. Alle energetisch hochwertigen Kosmetika sind geeignet für eine Behandlung. Die Grundregeln fürs Peeling lauten:

- *Gut:* bei abnehmendem Mond, nicht jedoch an Krebs- und Fischetagen.

- *Schlecht:* bei zunehmendem Mond und bei Krebs und Fische im abnehmenden Mond.

- *Sehr schlecht:* bei zunehmendem Mond in Krebs und Fische.

- Und niemals öfters als einmal im Monat!

Dass Sie natürlich keine Produkte verwenden sollten, die der Tierversuch als »menschentauglich« beweisen soll, versteht sich wohl von selbst. Wir glauben, dass solche Produkte heutzutage keine Chance mehr hätten, wenn der Kunde besser über die Brutalität solcher Versuche aufgeklärt wäre. Tragen Sie mit an der Verantwortung, die wir alle haben, und lassen Sie an Ihre Haut nur Kosmetika, hergestellt ohne Tierversuche, mit Naturstoffen und nichtschädigender Chemie, denn ganz ohne Chemie geht es nicht, auch wenn Ihnen das versprochen wird.

Nachdrücklich möchten wir feststellen: Es gibt keinen einzigen Grund, mit dem man Tierversuche bei der Herstellung von Kosmetika rechtfertigen könnte. Zutiefst schämen sollten sich nicht nur die Verteidiger von Tierversuchen, sondern alle Menschen, die durch den Kauf solcher Produkte Tierversuche indirekt unterstützen. Sie haben als Kunde großen Einfluss auf solche Entscheidungen. Halten Sie sich vor Augen, dass Ihr Geld die Tierversuche und das Beimischen von Haltbarmachern überhaupt erst möglich macht. Haben Sie ab sofort den Mut, im Laden zu fragen. Dann bewegen Sie mehr Gutes, als tagelang gegen die Chemie und Tierversuche auf der Straße zu demonstrieren.

Was tun bei Akne?

Unter Akne leiden oft Kinder und Jugendliche in der Pubertät, häufig weil sie sich nicht angenommen fühlen und mit ihrem neuerwachten Körpergefühl nicht umgehen können. Akne nur von »außen« zu behandeln packt die Ursache nicht bei der Wurzel. Eine Blutreinigungskur, etwa mit Brennnesseltee, wäre sehr wichtig, damit das direkte Behandeln der Haut langfristig Erfolg hat. Zur Gesichtswäsche eignen sich Walnussblätter oder Löwenzahnwurzeln. Setzen Sie sie etwa zwölf Stunden lang in kaltem Wasser an. Anschließend abseihen und erwärmen oder kalt zur Gesichtswaschung verwenden. Sinnvoll ist die Behandlung bei abnehmendem Mond. Keinesfalls alkoholhaltige Produkte verwenden!

Gutes für die Augen

Augengymnastik und Sehübungen, die man zahlreichen Büchern zum Thema entnehmen kann, helfen teilweise sehr gut vorbeugend und bei geschwächten Augen, sogar dann, wenn man schon eine Brille trägt. Brillen zementieren oftmals eine Sehschwäche, die mit entsprechenden Übungen und der Fähigkeit, der Wirklichkeit ins Auge zu schauen, zu beheben wäre.

Jeder Mensch hat schon erlebt, dass manchmal das Sehvermögen etwas getrübt ist, dass man manchmal für Stunden oder sogar Tage weniger scharf sieht, dann aber wieder so gut wie zuvor. Auch Brillenträger haben das erlebt. Zu den Hauptgründen für Sehschwäche zählt, dass die freien Länder, in denen wir heute leben, so frei auch wieder nicht sind. Immer noch wird verfolgt, wer die Wahrheit sieht, spricht und danach handelt. Wer scharf sieht, kann durchaus zum Verräter abgestempelt werden.

Und so funktioniert es: Je schärfer jemand die Wahrheit sieht und fühlt, *sie dann aber nicht auszudrücken wagt*, desto eher ist man ein Kandidat für eine Brille. Das Sehvermögen lässt nach, weil man unter dem leidet, was man sieht, oder weil man sich entscheidet, nicht mehr so genau hinzuschauen. Ziehen Sie aus diesem Zusammenhang Ihre eigenen Schlüsse.

Ein altes, gut wirksames Mittel bei erschöpften und angestrengten Augen ist das Benetzen der geschlossenen Augenlider mit dem eigenen *Speichel*, morgens nüchtern vor dem Frühstück. Zwei *Pfefferkörner* vor dem Frühstück gekaut bringen Schwellungen unter den Augen (Tränensäcke) rasch zum Verschwinden.

Schönheitsoperationen – Gesichtskorrektur

Der berühmte griechische Arzt Hippokrates (460–370 v. Chr.) schrieb in sein Tagebuch: »Berühre nicht mit Eisen jenen Teil des Körpers, der von dem Tierkreiszeichen regiert wird, das der Mond gerade durchquert.« Die Übersetzung lautet: Keine chirurgischen Eingriffe an jener Körperregion, die von dem gerade herrschenden Tierkreiszeichen regiert wird. Also zum Beispiel: keine Herzoperationen, wenn der Mond in Löwe steht, keine Hüftgelenksoperationen an Waage, keine Operation an einem Kniegelenk an Steinbock – und keine Gesichtsoperation, wenn der Mond in Widder steht.

Die Regel lautet zwar, dass alles, was man für das Wohlergehen jener Körperregionen und Organe tut, die von dem Zeichen regiert werden, das der Mond gerade durchwandert, doppelt wohltuend, vorbeugend und heilend wirkt – aber eben mit Ausnahme von chirurgischen Eingriffen in dieser Körperzone. Operationen geschehen zwar in der Absicht, dem Wohlergehen des Körpers zu dienen, aber der Körper empfindet sie als künstliche und nicht natürliche Maßnahmen. Im Augenblick der Operation und in der ersten Zeit danach wirken sie sich stark belastend für die jeweilige Körperzone aus.

Die Regel für körperliche Eingriffe lautet generell:

Wenn man die Wahl hat, sollte man bei abnehmendem Mond operieren. Ungünstig ist die Zeit des zunehmenden Mondes, je näher am Vollmond, desto ungünstiger. Der Vollmondtag selbst hat die negativsten Auswirkungen.

Chirurgische Eingriffe an der Körperregion, die von dem Zeichen regiert wird, das der Mond gerade durchwandert, wirken sich belastend und schwächend aus, sind somit schädlicher als an anderen Tagen. Die ungünstige Wirkung gilt auch, wenn das Tierkreiszeichen im abnehmenden Mond steht.

Warum ist eigentlich das Achten auf den richtigen Zeitpunkt einer Operation so wichtig? Jeder Chirurg hat im Laufe seiner Praxis entsprechende Erfahrungen gesammelt: Komplikationen und Infektionen nach Operationen sind bei zunehmendem Mond weit häufiger, Heilungs- und Genesungsphasen dauern in der Regel länger. Gegen Vollmond zu kommt es häufiger zu stärkeren, schwer stillbaren Blutungen. Bei zunehmendem Mond verläuft auch die Vernarbung nicht ungestört, die Gefahr hässlicher, bleibender Narben ist viel größer. Deshalb ist diese Information für die Schönheitschirurgie interessant: Nach schweren Unfällen sind oft mehrfache Operationen notwendig, um ein einigermaßen befriedigendes Äußeres zu gestalten.

Besonders Jugendliche sind oft verzweifelt, wenn sie nach zahlreichen Korrekturen und schmerzhaften Eingriffen immer noch kein befriedigendes Ergebnis erzielt haben oder die Situation sogar noch schlimmer geworden ist. In einer Welt, die so viel auf Äußerlichkeit gibt, können Narben Lebensglück zerstören. Die Beachtung des richtigen Zeitpunkts ist hier von allergrößtem Nutzen.

Narben haben jedoch nicht nur ästhetische Nachteile: Sie

wirken als Störzonen im Körper und können den Organismus schädigen, besonders wenn sie an den Händen oder Füßen Energiebahnen kreuzen. Viele Heilpraktiker beherrschen die Kunst, solche Blockaden aufzulösen, etwa mit Akupunktur, doch es wäre sicherlich ein großer Vorteil, eine starke Narbenbildung durch die Wahl des richtigen Zeitpunkts von vornherein in Grenzen zu halten.

Sie fragen sich, was Ihr Arzt sagen wird, wenn Sie den Termin einer Operation »nach dem Mond« festlegen wollen? Nur Mut: Die Zahl der Ärzte ist heute schon sehr groß, die sich nicht mehr dagegen wehren, wenn aufgeklärte Patienten den Termin ihrer Operation selbst bestimmen wollen. Im Gegenteil: Es gibt heute im deutschsprachigen Raum sicherlich keinen Arzt mehr, der unsere Bücher nicht kennt und teilweise schon mit ihnen arbeitet.

Stier

Mit dem Eintritt des Mondes in das Tierkreiszeichen Stier wird der Körperbereich Kiefer und Hals stärker beeinflusst. Zu dieser Region gehören Zähne und Kiefer, die Ohren, Kehlkopf und Sprachorgane, Hals und Nacken, nicht zuletzt auch die Schilddrüse.

Ein Besuch in einem Kosmetikstudio würde sich bei Stier als lohnend erweisen. Nur wenn der Stier gerade im zunehmenden Mond steht (zwischen November und Mai), dann sollte die Kosmetikerin nicht im Gesicht herumdrücken und tiefere Eingriffe machen. Alle pflegenden und aufbauenden Maßnahmen für den Halsbereich und das Dekolletee sind an Stier besonders wirksam. Die Grundregel lautet:

Was Sie an den zwei bis drei Stiertagen für den Kiefer- und Halsbereich, für Zähne, Mandeln, Ohren tun, wirkt doppelt wohltuend, vorbeugend und heilend. Mit Ausnahme von chirurgischen Eingriffen in diesem Bereich.

Alles, was die Halsregion an den Stiertagen stärker belastet, wirkt schädlicher als an anderen Tagen – etwa eine starke Belastung der Stimmbänder oder eine Unterkühlung.

Salbei-Kraft an Stiertagen

Eine ausgezeichnete Gewohnheit ist es, an Stiertagen täglich (also an zwei bis drei Tagen im Monat) ein frisches Salbeiblatt zu kauen.* Es hält den Mundbereich und den Magen gesund und stärkt die Abwehrkräfte auf ganz besondere Weise. Wem es gelingt, der sollte ruhig öfter mal ein Blatt kauen, aber Geschmack und Geruch sind gewöhnungsbedürftig.

---

* In der Schwangerschaft sollte man auf Salbei generell verzichten. Ebenso während der Stillzeit, weil Salbei den Milchfluss bremst. Beim Abstillen dagegen kann er gute Dienste leisten (auf Vollmond hin abstillen!).

Zahnpflege und Zahnerhalt

Leblose Nahrungsmittel, mangelnde Pflege, belastete Organe, die über Reflex- und Energiebahnen auch die Zähne schädigen – der Zahnverfall marschiert im Gleichschritt mit allen übrigen Zivilisationskrankheiten. Wie bei der Haut so auch bei den Zähnen: Zur Vorbeugung und Heilung wäre schon sehr viel gewonnen, wenn man auf eine natürliche, vitamin- und mineralstoffreiche Ernährung achtet. Selbst wenn das tägliche Zähneputzen ohne jedes Putzmittel erfolgte – bei vollwertiger Ernährung wären unsere Zähne nicht annähernd so geschädigt, wie es heute oft der Fall ist.

Die gute Nachricht ist, dass die Kenntnis der Mondrhythmen auch bei der Pflege der Zähne von großem Nutzen sein kann. Die weniger gute Nachricht ist, dass ohne Zahnpflegedisziplin auch der Mond nichts ausrichten kann. Der Mond weiß kein Patentrezept, das die tägliche Zahnpflege überflüssig macht. Im besten Fall erleichtern Ihnen die folgenden Zellen den notwendigen Schritt, Ihren Zähnen zu geben, was sie brauchen.

Zahnsteinentfernung: Unbehandelt führt Zahnstein zu Karies, Zahnfleischschwund und -entzündung und letztlich zu Zahnausfall.

Die günstige Zeit zur Zahnsteinentfernung ist der abnehmende Mond, weil dann die Neubildung viel länger dauert. Ideal wären die Steinbocktage im abnehmenden Mond, doch das muss nicht unbedingt sein.

Zahnfleischentzündung: Die Behandlung einer Zahnfleischentzündung durch Zurückschneiden stark entzündeter Regionen ist nur eine vorübergehend wirksame Maßnahme, wenn Sie danach nicht die Ursache in den Griff bekommen. Je nachdem, welche Ursache Sie entdeckt haben: Wenn alles beim Alten bleibt, dann kehrt die Entzündung nach kurzer Zeit wieder zurück, und Sie werden sich mit teurem Zahnersatz anfreunden müssen.

Der günstigste Zeitpunkt für die Parodontosebehandlung ist der abnehmende Mond, unter Meidung der Widder-, Stier-, Fische- und Krebstage. Das verletzte Zahnfleisch heilt rasch ab, die Blutung hält sich in Grenzen.

Nehmen Sie bei nur leicht entzündetem Zahnfleisch eine weiche Zahnbürste, und massieren Sie öfters am Tag mit fester Hand. Benutzen Sie dazu nicht immer Zahnpasta, sondern tauchen Sie die Bürste vorher in Salbeitee. Bei akuter Entzündung mit Kamillentee spülen und nur leicht bürsten.

Amalgamentfernung: Dass der Körper bei zunehmendem Mond alle zugeführten Stoffe leichter aufnimmt, haben Sie nun schon gehört. Eine Zahnfüllung mit Amalgam bei zunehmendem Mond durchgeführt, hinterlässt mehr giftiges Quecksilber im Blut als bei abnehmendem Mond – auch beim Zahnarzt. Einem deutschen Zahnarzt wuchsen auf seiner Glatze wieder neue Haare, nachdem er sich das eigene Amalgam auswechseln ließ.

324

Wenn Sie selbst die weise Entscheidung treffen, Ihre alten Amalgamfüllungen beseitigen zu lassen, achten Sie auf folgende Punkte:

Lassen Sie die Arbeit *bei abnehmendem Mond* vornehmen. Der Körper nimmt alle eingeatmeten und durch die Schleimhäute aufgenommenen Stoffe lange nicht so gut auf wie bei zunehmendem Mond.

Lassen Sie sich von einem Heilpraktiker oder Arzt Ihres Vertrauens ein Mittel verschreiben, das die freigesetzten Gifte an der Ablagerung im Körper hindert. Wenn Sie beispielsweise vor dem Ersetzen der Füllungen viel *Milch* (nicht pasteurisiert, nicht homogenisiert) trinken, kann das enthaltene Kasein verschlucktes Quecksilber binden und ausscheiden helfen.

Entgiftungsmaßnahmen sollten generell erst nach dem Auswechseln der letzten Füllung beginnen, bei abnehmendem Mond! Sie würden sonst die noch vorhandenen Füllungen »anlösen«, aufspalten und den Körper mit unnötig viel Gift belasten.

Als hervorragende, natürliche *Zahnputzmittel* eignen sich Meersalz, Brottrunk oder verschiedene Kräutertees (Salbei, bei Entzündungen Kamille, bei stärkerem Zahnfleischbluten Hirtentäschel), die allesamt sowohl Zahnbeläge entfernen als auch das Zahnfleisch kräftigen. Das Kauen von Brombeerblättern bei Zahnfleischbluten ist ebenfalls ein gut wirksames Mittel. Eines der allerbesten Mittel zur täglichen Zahnpflege ist *Buchenholzasche*. Sie wirkt hervorragend und erfüllt alle

Anforderungen, die die Zahnheilkunde an ein Putzmittel stellt. Auch ein fortgeschrittener Zahnfleischschwund kann mit ihr gestoppt werden, wenn die Massage- und Putzmethode stimmt. Häufen Sie einfach bei jedem Putzen einen Fingerhut voll Asche auf den Waschbeckenrand, und tauchen Sie die feuchte Bürste so lange in die Asche, bis sie aufgebraucht ist. Sie fühlt sich anfangs sandig und trocken im Mund an, lässt sich aber gut ausspülen.

Viele Leser und sogar Apotheken haben bei uns angefragt, woher man Buchenholzasche beziehen kann. Nun, die Asche gibt's überall dort, wo Buchenholz in Ofen, Herd oder Kamin brennt. Leider ist sie – wie wir aus vielen Zuschriften wissen – offenbar noch nirgends zu kaufen. Kennen Sie jemanden, der im Haus einen offenen Kamin oder Holzherd besitzt? Oder haben Sie die Möglichkeit, einige Scheite Buchenholz draußen zu verbrennen?

Zur *Zahnputztechnik:* Putzen Sie die Zähne nach den Hauptmahlzeiten und vor dem Schlafengehen. Nach dem letzten Putzen nichts mehr zu sich nehmen! Schon ein Schluck Limonade macht die gute Wirkung für die Nacht zunichte. Verwenden Sie keine zu große Bürste (besser zu klein als zu groß), und massieren Sie das Zahnfleisch immer in Richtung Gebiss, im Oberkiefer von oben nach unten, im Unterkiefer von unten nach oben.

Zwillinge

Der Zwillingeimpuls beeinflusst Schultern, Arme, Hände und teilweise auch schon die Lungentätigkeit.

Was Sie an den zwei bis drei Zwillingetagen für die Schultern, Arme und Hände tun, wirkt doppelt wohltuend, vorbeugend und heilend. Mit Ausnahme von chirurgischen Eingriffen in diesem Bereich.

Alles, was Schultern, Arme und Hände an den Zwillingetagen stärker belastet, wirkt schädlicher als an anderen Tagen – beispielsweise Zugluft.

Zwillingetage – Massagetage

Noch immer zu wenig bekannt ist, dass sich keine Zeit besser für Massagen eignet als die Zwillingetage. Oftmals über Jahre bestehende Stauungen und Verspannungen im Körper können sich an Zwillinge lösen. Gerade was eingeklemmte Nervenbahnen betrifft, gibt es endlose Leidenswege, die nicht selten beim Chirurgen enden, weil die Schulmedizin das Einfache und Wirksame ignoriert oder scheut. Hier können Massagen, Lymphdrainagen und Chiropraktik bei Zwillinge oft Wunder bewirken.

Ähnlich wie bei den Füßen (siehe Seite 363) finden sich an den Händen Reflexzonen, in denen sich sämtliche Körperregionen und Organe wiederfinden und die durch sanfte Massage angeregt und unterstützt werden können. (Welcher Finger, welches Nagelbett, welcher Knöchel mit welchen Organen in Verbindung steht, das zu beschreiben würde hier unseren selbstgesteckten Rahmen sprengen.) Verwenden Sie beim Massieren der Hände entweder eine hochwertige Handcreme oder ein hochwertiges Massageöl.

Auch der Schulterbereich ist von Zwillinge stark beeinflusst, chronische Verspannungen lösen sich besonders leicht an den Zwillingetagen. Aber auch bei Erdtagen (Stier, Jungfrau, Steinbock) im abnehmenden Mond sind Massagen zur Lösung hartnäckiger Blockaden erfolgreicher als sonst. Gezielte Gymnastik im Lauf des Mondkalenders kann Sie bis ins hohe Alter beweglich erhalten.

Hier die wichtigsten Regeln zur Massage:

- Für Massagen, die der Entspannung, Entkrampfung und Entgiftung dienen, ist die Zeit des abnehmenden Mondes generell gut geeignet.

- Soll eine Massage vorwiegend regenerierend und kräftigend wirken, wird sie dagegen bei zunehmendem Mond bessere Resultate erzielen.

- Der abnehmende Mond an einem der Wassertage Krebs, Skorpion oder Fische eignet sich gut für Lymphdrainagen, weil die Körperflüssigkeiten leichter in Bewegung zu versetzen sind.

Lassen Sie uns an dieser Stelle kurz abschweifen und einige grundsätzliche Worte zum Thema Massage verlieren: Es gibt nur wenige körperliche Krankheiten oder seelische Mangelerscheinungen, die man nicht über liebevolle, sanfte oder weniger sanfte Berührung der Haut (durch Massagen aller Art usw.) lindern oder heilen kann. Jede einzelne Körperzelle muss pausenlos Nährstoffe, Sauerstoff, Hormone, Antikörper und andere Immunstoffe erhalten, mannigfaltige schädliche Stoffe müssen abtransportiert werden. So gesehen ist Massage eine sehr gute Vorbeugung gegen Krankheiten aller Art. Sie wirkt entgiftend und stabilisierend auf Herz und Kreislauf und regt die Tätigkeit aller inneren Organe an. Eine einzige Massage pro Monat würde den Gesundheitszustand der gesamten Bevölkerung heben und Milliardensummen an Krankheitskosten sparen. Würde sie vorbeugend von den Krankenkassen bezahlt, könnte die Krankenkasse vielleicht doch noch eines Tages eine Gesundenkasse werden.

Dazu ist aber ein Umdenken ganz besonderer Art nötig, das bisher nicht oder nur zäh geschieht, aus verschiedensten Gründen. Ein Hauptgrund ist eine bestimmte Überzeugung, die mächtig töricht und mächtig weit verbreitet ist, besonders in den westlichen Industrieländern und ganz speziell in Deutschland, nämlich: Alles, was dem Körper Lust und Freude bereitet, ist nicht lebensnotwendige Medizin, die ihn gesund und lebensfroh macht, sondern eine Art Luxus, und vielleicht sogar ein bisschen unanständig. Und kaum gefördert wird von den Krankenkassen alles, was dem Körper Freude macht.

Nach dem Motto: »Da könnte ja jeder auf die Idee kommen!« O Gott, was für ein Segen für die betrübte Menschheit, wenn endlich jeder auf diese Idee käme! Denn kein Medikament der Welt ist wirksamer als Freude, Lust und Liebe. Jeder weiß das, und nur wenige trauen sich, zu ihrem Wissen zu stehen. Was glauben Sie, würde geschehen, wenn Krankenhäuser statt Krankengymnastik Krankentanz oder Krankenaerobic veranstalten würden – natürlich mit Berücksichtigung von Einschränkungen der Bewegung und des Kreislaufs? Was würde geschehen, wenn Kinderkrankenstationen alle drei Tage ein Marionettentheater aufführen würden?

Nein, chemische Präparate, die dem Körper trügerische Glücksgefühle machen, erleben einen ungeheuren Aufschwung, weil Körper- und Freude-Feindlichkeit schon von Kindesbeinen an gelehrt werden.

Nein, gefährliche und giftige Medikamente und wissenschaftliche Forschung werden unterstützt und subventioniert – mit gewaltigen Folgekosten und immer höherer Verschuldung. Nur weil die Wissenschaft nicht fühlen kann, weil sie Gefühlskälte sogar zur »akzeptierten und angemessenen Methode« erklärt hat. Und obwohl die Wissenschaftler durch ihre Experimente pausenlos den Beweis erhalten, dass sie auf dem Holzweg sind. Die Wissenschaft versucht nicht, die Natur zu erforschen, sondern sie zu betrügen, einzuzwängen und zu vergewaltigen. Solchen Menschen vertrauen dann die Politiker, wenn es darum geht, zukünftige Wege zu planen. Würde man dagegen die Planung eines Krankenhauses einem Team überlassen, bestehend nicht nur aus Fachärzten, sondern aus Heilpraktikern, Clowns,

Masseuren, Märchenerzählern, Tanzlehrern und anderen fröhlichen Menschen, dann würde aus dem Krankenhaus schnell ein Gesundenhaus. Mit Ihrer Einsicht können Sie sich entscheiden, einen anderen Weg zu gehen.

Krebs

Die Krebsenergie wirkt auf Brust, Lunge, Magen, Leber und Galle.

Was Sie an den zwei bis drei Krebstagen für den Brustbereich tun, wirkt doppelt wohltuend, vorbeugend und heilend. Mit Ausnahme von chirurgischen Eingriffen an den Organen in diesem Bereich.

Alles, was Brust, Lunge, Magen, Leber und Galle an den Krebstagen stärker belastet, wirkt schädlicher als an anderen Tagen. Keine Operationen an der Brust, wenn der Mond im Krebs steht oder wenn er zunimmt!

Der einfachste Weg zum schönen Busen

Welche Frau wünscht sich nicht einen »schönen Busen«? Nun, solange man ihn hat, macht man sich keine Gedanken. Wenn man Probleme bekommt, ist es zu spät. So heißt es zumindest. Ersteres stimmt, Letzteres jedoch nur bedingt.

Für zu große Busen haben wir leider kein Patentrezept, aber wenn er in Ihren Augen zu klein oder zu schlaff ist, dann gibt es einen ganz natürlichen und oft erfolgreichen Weg, das zu ändern. Geduld und ein wenig Ausdauer sind die einzigen Voraussetzungen. Kennen Sie Frauen, die schon vier Kinder hatten, jedes von ihnen über mindestens sechs Monate gestillt haben und immer noch einen schönen, festen Busen haben? Nein? Wir kennen mehrere, und eines ihrer Geheimnisse lautet so:

Duschen Sie jeden Tag den Brustbereich in gebeugter Haltung, mit etwas festerem Strahl und angenehm warmem Wasser. Der Sinn des Beugens ist vor allem, dass Sie die Region unmittelbar unterhalb der Brust mit dem Wasserstrahl gut erreichen und dadurch rund um den Busen eine gute Durchblutung in Gang setzen. Aber auch, dass Sie nicht nach dem Duschen gleich die Haare fönen müssen.

Beginnen Sie mit der rechten Seite, und kreisen Sie nun die Brust mit dem Wasserstrahl so ein, dass der Strahl immer *in Richtung Brustwarzen* wandert. Nach einiger Zeit (etwa eine bis zwei Minuten) und nach Gefühl wechseln Sie auf die linke Seite. Das war's.

Der Sinn und große Erfolg dieser einfachen Maßnahme liegt darin, dass eine straffe und schöne Brust ihre Straffheit nicht nur der vererbten Form und Elastizität zu verdanken hat, sondern schlicht der Tatsache, dass die *Milchdrüsen gefüllt* sind. Sie haben davon noch nichts gehört? Ein weiteres Beispiel dafür, wie wenig wir über den menschlichen Körper erfahren. Auch wenn Frauen nicht schwanger sind, befinden sich nämlich die Milchdrüsen normalerweise in einem Zustand der »Bereitschaft«. Sie sind mit einer Art Milch gefüllt, die sich nicht zum Stillen eignet, weil sie anders zusammengesetzt ist. Sie hält gleichsam einen Allzeit-bereit-Zustand der Brust aufrecht.

Mütter, die gerade abgestillt haben, sollten deshalb mit dieser Übung ein bis zwei Monate warten und dann erst damit beginnen, weil sonst die Milch wieder einschießt.

Wir wollen nicht verschweigen, dass auch ein regelmäßiger Reiz der Brustwarzen genügen kann, um Füllung und Bereitschaftszustand der Milchdrüsen und damit die Straffheit der Brust zu erreichen. Und anzumerken ist auch, dass es sehr wirksame Gymnastikübungen für die Pflege eines schönen Busens gibt. Nur: Gymnastik allein reicht nicht aus, weil der Busen nicht nur aus Muskeln besteht, sondern zum Großteil aus Bindegewebe.

Eine wirksame und schnelle Gymnastik für die straffe Brust: Fassen Sie mit der linken Hand fest Ihren rechten Unterarm nahe am Handgelenk und mit der rechten Hand den linken Unterarm nahe am Handgelenk. Versuchen Sie nun, ruckartig beide Arme nach außen zu drücken, ohne dabei jedoch den Griff zu lockern. Diese Übung beansprucht die Muskulatur, die den Busen straff hält. Machen Sie die Gymnastik nackt vor dem Spiegel, und Sie können sehen, wie sie wirkt. Diese Übung lässt sich wunderbar zwischendurch machen (natürlich ohne Ausziehen). Die gestreckten Arme im Stehen in großem Bogen kreisen lassen, abwechselnd beide Arme, zehnmal nach vorne, zehnmal nach hinten – auch das ist eine gute Übung für den straffen Busen. Diese Gymnastik steigert auch noch die Beweglichkeit und ist zu jeder Zeit geeignet.

Sollte dennoch der Wunsch nach einer operativen Veränderung der Brust beziehungsweise anderen Schönheitsoperationen bestehen, ist es vielleicht sinnvoll, sich noch einmal die Grundregeln für Operationen zu vergegenwärtigen (siehe Seite 319).

Lassen Sie bei abnehmendem Mond operieren, und gehen Sie dem Zeichen Krebs aus dem Weg, wenn Sie eine Brustoperation vorhaben oder vornehmen lassen müssen.

Zur Erinnerung und ganz wichtig: Krebs wird oftmals ausgelöst durch Gewebeentnahmen (Biopsien) im Rahmen von Vorsorgeuntersuchungen. Die Ärzte wissen das ganz genau, sind aber aus verständlichen Gründen nicht bereit, es öffentlich zuzugeben. Sie können jedoch etwas tun, um das Risiko gering zu halten: Wenn Sie eine solche »Routine«-Gewebeentnahme vor sich haben, etwa weil ein verdächtiger Knoten tastbar ist, dann legen Sie den Termin unbedingt auf den abnehmenden Mond, und achten Sie darauf, dem Tierkreiszeichen Krebs aus dem Weg zu gehen.

Löwe

Die Löwetage wirken auf Herz und Kreislauf sowie auf Rücken und Zwerchfell – und, wie schon angedeutet, auf die Haare. Nachdem die Löwetage die Kreislauftätigkeit ankurbeln, ein

Wort zu Bewegung und Sport als Maßnahme im Rahmen einer weisen Körperpflege: Ein vielfacher Vater und Großvater aus unserer Bekanntschaft hatte mit fünfundsiebzig zwar schon das Gesicht eines steinalten Indianers, aber den Körper eines Bodybuilders von fünfunddreißig, mit einer ebensolchen ausgeglichenen und straff-zarten Haut, nicht zu fett, nicht zu trocken. Kein Tag in seinem Leben war vergangen, an dem er sich nicht mit Kraftaufwand bewegt hatte.

Was Sie an den zwei bis drei Löwetagen für Herz und Kreislauf tun, wirkt doppelt wohltuend, vorbeugend und heilend. Mit Ausnahme von chirurgischen Eingriffen.

Alles, was Herz und Kreislauf an den Löwetagen stärker belastet, wirkt schädlicher als an anderen Tagen.

Haare wie ein Löwe

Eine kleine Anekdote zum Thema Haarschnitt in den Löwetagen: »Es hat funktioniert. Vielleicht zu gut …«, lachte unser Bekannter und tatsächlich – jeder konnte sehen, was er damit meinte, als er seine Wollmütze abnahm. Wir hatten unseren Freund ein Jahr lang nicht gesehen. Bei unserer letzten Begegnung hatte der Großstadtbewohner zum ersten Mal gehört, dass auch das Haareschneiden günstigen und ungünstigen Mondeinflüssen unterworfen ist. Damals zierte sein Haupt nur noch ein Kränzchen dünner, silberglänzender Fäden, die ihn sicherlich auch bald verlassen würden, wie er ohne Bedauern vermutete. Zwar etwas skeptisch, aber dennoch: Er würde fortan, versprach er, seine Haare nur noch zum richtigen Zeitpunkt schneiden lassen. Und heute, zwölf Monate später, war die Glatze zwar nicht verschwunden (das schafft auch der Mond nicht), aber die restlichen dünnen Fäden waren kräftig und dick geworden – so fest, dass sie jetzt zentimeterkurz geschoren kaktusstachelig in die Höhe ragten. »Man hat mich schon gefragt, warum ich mir den Kopf rasiere!« Und tatsächlich, seine Glatze wirkte nun wie absichtlich aus dem übrigen Pelz herausgeschoren. Wir lachten herzlich alle drei …

Dem Naturgesetz, dass der Mondlauf auch Haarwachstum und Haarbeschaffenheit beeinflusst, haben wir viel zu verdanken. Denn der sichtbare Erfolg bei der Anwendung dieser Regeln war es, der zahllose Leserinnen und Leser überzeugte und ermutigte, auch alle anderen Regeln nach und nach auszuprobieren, die wir in unseren Büchern vorstellen.

Kürzlich haben sogar Forscher auch entdeckt, dass die Haare in einem 28-Tage-Rhythmus nach dem Mondlauf wachsen, etwa einen Zentimeter pro Monat. Die Wachstumsphase eines Haares beträgt drei bis sieben Jahre, mit Ausnahme der Augenbrauen (vier Monate). Eine Übergangsphase von drei bis vier Wochen wird abgelöst von der Ruhe- und Abstoßungsphase. Normalerweise verlieren wir 50 bis 100 Haare pro Tag. Also nicht gleich in Panik geraten, wenn Sie in Kämmen und Bürsten viele Haare finden.

Die Grundregeln für das Haareschneiden lauten:

- Sehr gut bei Löwe und Jungfrau, gleichgültig, ob der Mond zu- oder abnimmt.

- Gut generell bei zunehmendem Mond mit Ausnahme der Krebs- und Fischetage.

- Schlecht bei abnehmendem Mond im Tierkreiszeichen Steinbock.

- Ausnahmslos sehr schlecht in den Krebs- und Fischetagen. Wenn möglich, sollten Sie dann auch auf das Haarewaschen verzichten.

Und noch einige Tipps:

- An Jungfrau geschnitten, bewahren die Haare generell länger Form und Schönheit. Besonders für Dauerwellen eignet sich Jungfrau gut, an Löwetagen wird normales und kräftiges Haar dagegen sehr kraus.

- Wenn Sie gerades, schweres Haar haben und Dauerwellen partout nicht halten wollen, probieren Sie es dennoch einmal bei Löwe.

- Bei zunehmendem Mond zum richtigen Zeitpunkt geschnittenes Haar wächst gesund und schneller, bei abnehmendem Mond zum richtigen Zeitpunkt geschnitten wächst es langsamer, dichter und ebenfalls gesund.

- Bei zunehmendem Mond hält Tönung länger, die Farbe ist

intensiver, kräftiger. Bei abnehmendem Mond wäscht sich Abtönfarbe schneller aus.

• Ein wirksames Rezept gegen Schuppen: Mit einem natürlichen Haaröl die Kopfhaut gut einmassieren. Das Haaröl zieht bei zunehmendem Mond schneller ein, bei abnehmendem Mond langsamer. Das Auswaschen geht bei abnehmendem Mond schneller, bei zunehmendem Mond langsamer. Bei zunehmendem Mond ca. zehn Minuten einwirken lassen und dann mit einem ebenfalls natürlichen Shampoo dreimal auswaschen. Bei abnehmendem Mond etwa fünfzehn Minuten einwirken lassen und zweimal auswaschen.

Der Haarschnitt ausschließlich zum richtigen Zeitpunkt ist kein sicheres Mittel gegen jede Form von Haarausfall, weil uns die Haare oft aufgrund von Medikamentenwirkungen, Hormonumstellungen im Körper und dem begleitenden seelischen Durcheinander verlassen. Besonders nach Schwangerschaften oder in den Wechseljahren kommt Haarausfall verstärkt vor, doch das legt sich später wieder. Oft trifft Haarausfall Menschen, die viele Probleme mit sich herumschleppen.

In Tirol gab es früher nur wenige Männer mit Glatzen. Vielleicht liegt das daran, dass schon beim ersten Haarschnitt eines Babys auf den Löwetag geachtet wurde. Andererseits werfen Sie einmal generell einen Blick auf Fotos und Gemälde, die älter als achtzig Jahre alt sind. Wie viele Menschen entdecken Sie da, die eine Glatze tragen? Nirgends werden Sie Glatzen finden, und nicht nur deshalb, weil man viel Perücken trug in früheren Zeiten. Das Wissen um den richtigen Zeitpunkt war jedermann vertraut. Und wie viele blanke Häupter sind es heute? Nicht, dass es schlimm wäre, eine Glatze zu haben. Nur, wenn man darunter leidet, sollte man eine Chance erhalten. Es ist sicherlich kein Zufall, dass dieses Problem früher viel seltener auftauchte. Auch die Ernährungsgewohnheiten waren anders.

Für Friseure wäre es sinnvoll, an manchen günstigen Tagen länger offenzuhalten, dafür an anderen schlechten Tagen kürzer oder gar zu schließen. Im süddeutschen Raum und in vielen Regionen Österreichs ist es heute oftmals schon schwierig, an Löwe- und Jungfrautagen ohne rechtzeitige Anmeldung noch einen Termin zu bekommen. An Vollmondnächten durchgehend offen zu halten ist, was das Mondwissen betrifft, übertrieben, aber sicherlich ein guter Werbegag – und richtet keinen Schaden an.

Ob Sie dieses Wissen nun nützen möchten oder nicht, ist ganz allein Ihre freie Entscheidung. Es tut nicht weh und kostet nichts. Vielleicht liegt genau da der Hund begraben. Mühevoll haben wir gelernt oder versucht, uns selbst davon zu überzeugen, dass nichts gut sein kann, was nichts kostet. Und schon stehen viele Menschen diesem Wissen skeptisch gegenüber. Noch dazu stimmt diese Überzeugung ja in sehr vielen Fällen: Gute Qualität ist in vielen Lebensbereichen eine kostspielige Sache. Hier liegt der Fall jedoch ganz anders.

Seltsam, Milliarden und Abermilliarden könnten wir uns alle sparen, wenn dieses Wissen wieder überall dort angewandt werden würde, wo es von Nutzen sein kann, in Haushalt und Gesundheitswesen, in Garten, Feld und Wald, in der Lebensmittelindustrie. Denn es kostet ja nichts ...

Jungfrau

Die besondere Kraft der Jungfrautage wirkt auf die Bauchregion und besonders auf die Verdauungsorgane.

Was Sie an den zwei bis drei Jungfrautagen für Bauchregion und Verdauung tun, wirkt doppelt wohltuend, vorbeugend und heilend. Mit Ausnahme von chirurgischen Eingriffen in diesem Bereich.

Alles, was Verdauungsorgane an den Jungfrautagen stärker belastet, wirkt schädlicher als an anderen Tagen.

Jungfrau-Gymnastik

Sollten Sie mit einem zu großen oder zu faltigen Bauch unzufrieden sein, dann lassen Sie die Jungfrautage nicht vorübergehen, ohne etwas dagegen zu tun. Gymnastik für den Bauch sollten wir alle machen, ob Mann oder Frau. Massieren Sie zuerst den Bauch und die Magenregion mit einem guten GewebestraffÖl – im Uhrzeigersinn. Wenn sich ein gutes Wärmegefühl eingestellt hat, steigen Sie um von Massage auf Gymnastik.

Es muss wirklich nicht lange dauern, nur etwas anstrengend darf es schon werden. Da wir ja mehr oder weniger alle den Hang zur Bequemlichkeit in uns tragen, bemühen Sie sich wenigstens an Jungfrau. Dadurch wird auch gleich die Verdauung angeregt.

Eine besondere Verdauungsmassage unter der Dusche ist an Jungfrau besonders wirkungsvoll: Massieren Sie mit dem Duschstrahl die Magen- und Bauchregion im Uhrzeigersinn. Stellen Sie dann wenn möglich den Duschstrahl auf hart, oder gehen Sie näher ran, und spannen Sie den Bauch fest an. Anschließend wieder auf weich umstellen, Bauchmuskeln lockern und nochmals kreisförmig duschen. Massieren Sie danach den Bauch – bei zunehmendem Mond mit einem Gewebestrafföl, bei abnehmendem Mond mit einem Entschlackungsöl. Diese Gymnastik verhilft Ihnen nicht nur zu einem schönen Bauch, auch die Verdauung kommt auf Touren.

Genau genommen ist eine echte und erfolgreiche Körperpflege ohne Bewegung und Gymnastik nicht möglich. Am besten, alle Körperregionen werden sanft und ausgeglichen belastet. Deshalb wirken Menschen, die viel tanzen und schwimmen, so unglaublich gesund. Traurig, dass das Tanzen generell so sehr aus der Mode gekommen ist und dass nur Jugend mit viel Taschengeld sich leisten kann, regelmäßig zum Tanzen zu gehen. Lassen Sie uns hier noch einmal feststellen: Tanzen, ob klassisch oder modern, gehört zu den wirksamsten und erfolgreichsten Heilmitteln dieser Welt. Unser Tipp: Tanzen Sie im *Uhrzeigersinn!* Dann bewirkt die Bewegung, dass Sie sich entgiften und entstrahlen. Eine Linksdrehung zwischendurch ist in Ordnung, sie wirkt jedoch auf Dauer stauend und macht aggressiv und launisch.

Wir sagten es schon: Würden die Ärzte jedem Patienten verschreiben, mindestens einmal wöchentlich zum Tanzen zu gehen, wäre die Hälfte ihres Berufsstandes arbeitslos. Was kein Schaden wäre, denn diese Hälfte könnte sich zu Architekten ausbilden lassen. Viele Krankenhäuser müssten umgebaut werden – zu Jugend- und Freizeitzentren.

Haarpflege an Jungfrau

Das gute Gelingen einer Dauerwelle ist für viele Friseure immer wieder ein kleines Abenteuer, und für den Misserfolg gibt es tausend Entschuldigungen. Manchmal hält sie nicht gut und nur kurze Zeit, oder sie wird zu kraus. Jungfrau bringt den richtigen Zeitpunkt – mit allen Voraussetzungen für den Erfolg. (Am besten die Problemkunden einladen!)

Sie wollen von einer Kurzhaar- auf eine Langhaarfrisur umsteigen, scheuen sich aber vor der Übergangszeit, in der die Haare manchmal nur schwer in gute Form zu bringen sind? Das Rezept lautet: Beginnen Sie etwa im März eines beliebigen Jahres, und schneiden Sie sechs Monate lang die Haare immer nur bei Jungfrau, die dann immer im zunehmenden Mond steht. Spätestens dann hat Ihr Haar eine ansehnliche Länge, die Zeit der manchmal schwierigen Übergangsfrisuren ist vorbei.

Früher gab man dem letzten Spülwasser der Haare einen

kleinen Schuss Essig bei, dadurch wurde das Haar schön glänzend. Diese Wirkung hätte Essig auch heute noch, und er wäre sicher weniger umweltbelastend als all die chemischen Produkte.

Waage

Die Kräfte der Waagetage wirken besonders auf den Hüftbereich sowie auf Blase und Nieren.

Was Sie an den zwei bis drei Waagetagen für die Hüftregion sowie für Nieren und Blase tun, wirkt doppelt wohltuend, vorbeugend und heilend. Mit Ausnahme von chirurgischen Eingriffen in diesem Bereich.

Alles, was Hüfte, Nieren und Blase an den Waagetagen stärker belastet, wirkt schädlicher als an anderen Tagen.

Vorbeugung von Schwangerschaftsstreifen

Bindegewebsrisse, auch als »Schwangerschaftsstreifen« bekannt, entwickeln sich als rote Streifen, die nach einiger Zeit weiß werden und es auch bleiben, selbst wenn die Sonne die übrige Haut gebräunt hat. Für viele Frauen ist es deshalb ärgerlich, wenn die Haut – meist in der Bauch- und Hüftregion – in dieser Weise Schaden nimmt. Die Streifen lassen sich nicht mehr beseitigen, aber wirkungsvoll vorbeugen ist durchaus machbar.

Die Hauptursachen von Bindegewebsschwäche zu kennen ist der erste Schritt: Vitamin-E- und Bewegungsmangel. Vitamin E ist maßgeblich an der *Entgiftung* des Körpers beteiligt. Funktioniert diese nicht gut, lagern sich Giftstoffe im Bindegewebe ein und schwächen es. Pflanzenöl, Getreidekeimlinge und Kresse enthalten besonders viel Vitamin E. Mit anderen Worten: Vollwertige Ernährung ist die beste Vorbeugung gegen Schwangerschaftsstreifen.

An den Waagetagen sollte man zusätzlich alle gefährdeten Stellen gut einmassieren, am besten mit einem natürlichen Gewebestraffiöl. Bürsten Sie an Waagetagen immer mit einem rauen Handschuh im Uhrzeigersinn die Problemzonen, und massieren Sie hinterher mit Gewebestraffiöl. Sehr sinnvoll wäre es, mit dieser Prozedur gleich die gesamten 14 Tage des abnehmenden Mondes zu nutzen.

Zu den besten Kräutern gegen Bindegewebsschwäche zählt Zinnkraut. Am besten an Waagetagen pflücken, zu einem Brei zerstampfen und frisch auf die Problemzonen auflegen.

Die zweite Hauptursache der Bindegewebsschwäche, nämlich Bewegungsmangel, lässt sich allerdings durch bloßes Einmassieren von Ölen und Auflegen von Kräutern nicht ausgleichen. Vielleicht haben wir Sie aber durch unsere bisherigen Ausführungen zum Thema »Bewegung als Mittel weiser Körperpflege« inspirieren können?

Skorpion

Kein Tierkreiszeichen wirkt so stark auf Geschlechtsorgane und Harnwege wie der Skorpion.

Was Sie an den zwei bis drei Skorpiontagen für den Intimbereich tun, wirkt doppelt wohltuend, vorbeugend und heilend. Mit Ausnahme von chirurgischen Eingriffen in diesem Bereich.

Alles, was Intimbereich, Geschlechtsorgane und Harnleiter an den Skorpiontagen stärker belastet, wirkt schädlicher als an anderen Tagen.

Natürliche Intimpflege

Wir leben in einer aufgeklärten Zeit, heißt es. Wirklich? Nach unserer Erfahrung gibt es zwei Wege, Tabus zu pflegen und ihren Fortbestand zu sichern. Der eine ist der bekannte, nämlich nicht darüber sprechen.

Der andere besteht darin, so unglaublich viel Blödsinn über dieses oder ein nahe verwandtes Thema zu sprechen, dass niemandem mehr auffällt, wie wenig Sinnvolles und Wahres dabei ist. In letzterem Fall ist das Tabu viel wirksamer, weil sich kaum noch jemand traut zuzugeben, dass er immer noch nicht weiß, was ihn wirklich befriedigt und ihm nützt. Das Tabu bleibt bestehen und richtet noch mehr Schaden an, weil man jetzt umso weniger weiß, an wen man sich vertrauensvoll wenden kann.

Sexualität ist ein Beispiel. Das Bild, das einem jungen Menschen heutzutage vermittelt wird, der seine Sexualität entdecken will, ist verzerrt. Es weist den Weg in ein Geschlechtsleben der Verkrampfung, der Angst und des Leistungszwangs. Und ist im Grunde nicht um einen Deut besser als vor fünfzig oder fünfhundert Jahren. Falsche Vorbilder, falsche Moral und falsche Freiheit verleugnen alles Natürliche, Schöne und im wahren Sinne des Wortes Befreiende und vergiften diese Quelle der Gesundheit und Freude.

Deshalb schreiben wir nicht über die Wirkung des Mondes auf die Sexualität, obwohl es Zusammenhänge gibt: jeder Mann und jede Frau hat das Recht, Sexualität ohne jedes Gesetz, ohne Normen und Regeln zu erleben – solange das, was geschieht, Ausdruck von *Miteinander* und Einverständnis ist. Der Mond hat da nichts verloren, außer als sanfter Verstärker romantischer Gefühle, wenn man dafür empfänglich ist. Wir wünschen jedem Menschen von Herzen, dass er den Mut aufbringt, Sexualität zu entdecken und zu erleben, ohne dass ein Funke Erwartung, Druck oder Gesetz die echte Gemeinsamkeit stört. Alles Messen, Abwägen und Vergleichen ist kalt und unmenschlich, es hat mit Liebe nichts zu tun. Und wenn Druck und Erwartung vom Partner ausgehen, stellen Sie sich selbst im Stillen die Frage: »Wo ist dann die Liebe?« Ohne Liebe kein Leben – so viel steht fest.

Ein weiteres Beispiel für die ungebrochene Wirkung von Tabus ist die Intimpflege. Wir haben selbst erlebt, dass junge,

»moderne« Eltern ihren Söhnen nicht beibringen, dass man zur Intimpflege auch die Vorhaut zurückziehen muss. Wir haben erlebt, dass junge Mütter nicht wussten und nicht einmal im Krankenhaus erfuhren, dass man ein kleines Mädchen beim Wickeln immer von der Scheide in Richtung After säubert. Fragen Sie Hautärzte. Sie können bestätigen, wie es um diese Dinge bestellt ist in unserer aufgeklärten Zeit.

Wir sprechen natürlich hier nicht über die Pseudo-Information über Slipeinlagen und Tampons im Werbefernsehen. Sondern über echte Notwendigkeiten und Zusammenhänge. Würde man der Werbung Glauben schenken, müsste jede Frau allezeit von früh bis spät Slipeinlagen tragen. Und damit die Menstruation »dort aufgefangen wird, wo sie passiert«, müssten alle Frauen nicht Binden, sondern Tampons tragen. Diese Ratschläge freuen viele Frauenärzte, weil sie ihnen Arbeit bringen.

Nichts gegen Tampons, sie sind manchmal recht praktisch, aber denken Sie einmal in Ruhe darüber nach: Was geschieht, wenn der Zahnarzt Ihnen die weißen Rollen in den Mund schiebt, bevor er die Zahnfüllung einbringt? Was geschähe mit Ihrer Mundschleimhaut, wenn Sie diese weißen Walzen ständig im Mund tragen und immer dann austauschen, wenn sie sich vollgesogen haben? Glauben Sie wirklich, dass Schleimhäute dafür gedacht sind, ständig ausgetrocknet zu werden? Glücklicherweise gibt es viele Frauen und Mädchen, die zu ihrem Gefühl stehen, wenn sie sie nicht vertragen, statt zu vermuten, dass mit ihnen »irgendetwas nicht stimmt«, wenn sie nicht verkraften, was doch alle so toll und superpraktisch finden.

Pausenlos Slipeinlagen zu tragen ist ebenso schädlich, auch deshalb, weil sich diese empfindsame Körperregion dann ständig mit den chemischen Stoffen auseinandersetzen muss, mit denen das Papier behandelt worden ist. Ein Teufelskreis beginnt, weil die Abwehrkräfte der Schleimhäute allmählich sinken.

Unser Rat: Tragen Sie Slipeinlagen nur, wenn Sie bald Ihre Periode bekommen oder am letzten Tag Ihrer Periode, wenn die Blutung noch nicht ganz vorüber ist.

Tragen Sie nur Unterwäsche, die Sie auskochen können. Glauben Sie nicht, dass Sie dann auf langweilige weiße Baumwollhöschen angewiesen sind, die sich nach mehrmaligem Kochen in schlappe Fetzen verwandeln. Es gibt hochwertige Alternativen, die natürlich auch etwas kosten. Aber so viel sollten Sie schon für sich selbst übrig haben. Unterschiedlich farbige und schwarze Slips vertragen zwar das Kochen nicht, aber Sie können sie heiß bügeln und erzielen fast denselben Effekt.

Regelmäßige Intimpflege sollte eine solche Selbstverständlichkeit sein, dass Sie sich schämen müssten, auch nur daran zu denken, »Intimsprays« zu benutzen. Sie sind eine törichte Erfindung der Symptombekämpfungs-Nichtkultur. Für die empfindliche Schleimhaut sind sie in allen Fällen eine große Belastung. Es ist tausendmal besser, Sie bemühen sich um mehr Selbstvertrauen als Mensch, der zu sich selbst steht, mit allem, was dazugehört. Statt sich von einer törichten Kosmetikindustrie das Selbstvertrauen stehlen zu lassen, die nur überflüssige und schädliche Produkte loswerden will.

Intimpflege beginnt beim Wickelkind. Wie gesagt, vielleicht lernt man gerade noch, dass ein Mädchen immer in Richtung After zu säubern ist. Aber was, wenn der Kot »in allen Ritzen« sitzt, wie es häufig vorkommt? Niemals dann auf die Scheide drücken, sondern am besten mit einem kochfesten, lauwarmen Waschlappen oder einem Feucht- oder Öltuch in seitlicher Richtung wegstreichen. Das Baby in ein Bad setzen geht zwar auch, aber nach dem Reinigen sollten Sie sofort das Wasser wechseln, weil sonst Bakterien in die Scheide eindringen können. Da bei Babys die Schamlippen noch sehr tief sitzen, kann noch Kot hängen bleiben und Entzündungen verursachen. Wieder lässt sich die Scheide mit einem kochfesten Waschlappen besser säubern als mit chemischen Tüchern.

Bei kleinen Jungen muss jedes Mal beim Baden die Vorhaut vorsichtig zurückgezogen werden, sonst entstehen Verschmutzung und Entzündungen. Mit etwa drei, vier Jahren sollten die Jungen das als Selbstverständlichkeit betrachten und beim Baden und Duschen von sich aus tun. Nehmen Sie zur Intimpflege nur ausgesprochen natürliche, hautverträgliche Mittel ohne jede Konservierungsstoffe.

Stark parfümierte Chemiebomben zur Intimpflege, Dauereinsatz von Slipeinlagen, Intimdeos – diese Dinge haben nur dann eine Chance, wenn es der Industrie gelingt, den Kundinnen und Kunden weiter einzureden, der natürliche Eigengeruch eines Menschen sei *von vornherein* etwas Unanständiges, Bekämpfenswertes.

Gelingt das, wäre es sehr schade. Denn ob Sie einen Menschen »riechen« können oder nicht – im Sinne von: ob Sie seine Anwesenheit suchen wollen oder nicht –, diese Information kann Ihnen die Nase dann nicht mehr geben. Im natürlichen Eigengeruch eines Menschen, den auch jeder wirklich gut und natürlich gepflegte Mensch ausströmt, steckt *lebendige Information*. Wenn Ihr Gespür erwacht ist, könnte Ihnen diese Information sehr viel sagen.

Vom Segen des Sitzbades

Viele Frauen, aber auch Männer haben die vorbeugende und heilende Wirkung von Sitzbädern erfahren. Gerade an Skorpion möchten wir Ihnen diese sanfte Vorbeugungs- und Heilmethode nahebringen. Eine wunderbare Sache, die Sie sich gönnen sollten, sooft es Ihrem Gefühl entspricht, aber mindestens einmal im Monat.

Als Kräuterzusatz eignen sich in unseren Breiten für Sitzbäder am besten: *Schafgarbe* – wirkt stärkend und fördert generell das Wohlbefinden, *Frauenmantel* – ist grundsätzlich bei allen Frauenleiden die beste Pflanze, *Kamille* – wirkt in erster Linie entzündungshemmend, *Hirtentäschel* – besonders gut bei Frauenleiden und bei zu starken Regelblutungen. Im besten Fall haben Sie diese Kräuter frisch geerntet und einen kleinen Vorrat davon für den Winter angelegt. Aber auch im Reformhaus oder in der Apotheke erworbene Pflanzen tun Ihre gute Wirkung.

Die Rezeptur: Überbrühen Sie eine Doppelhandvoll Kräuter mit etwa zwei bis drei Litern Wasser. Haben Sie Vertrauen bei der »richtigen« Menge der Kräuter. Exakte Mengenangaben betäuben nur Ihr Gefühl für das, was Sie persönlich brauchen, sowohl in der Küche als auch hier. Lassen Sie die Kräuter länger ziehen als bei Tees, nämlich ca. fünfzehn Minuten lang. In der Zwischenzeit Badewasser einlaufen lassen (vorher heiß ausspülen). Dann das Sitzbad einlassen, Wasserspiegel nur bis zur Hüfte, nicht bis zum Bauch hinauf, und den abgeseihten Sud hineingeben. Sollten Sie sich im Wasser sehr wohl fühlen und das Wasser kühlt für Ihren Geschmack zu sehr ab, dann lassen Sie heißes Wasser nachlaufen. Ob Sie nach diesem Genuss duschen oder nicht, bleibt wieder Ihrem Gefühl überlassen. Viel Vergnügen wünschen wir!

Hämorrhoiden

Wer nach einer schwierigen Geburt oder durch falsche Ernährung und Bewegungsmangel an Hämorrhoiden leidet, für den ist es eine gute Sache, das Duschen mit einem kalten Guss am After zu beenden. Zusätzlich und als Vorbeugung immer auf gute Verdauung achten und auf Bewegung, das räumt mit Hämorrhoiden auf.

Schütze

Die Schützetage wirken auf die verlängerte Wirbelsäule und die Oberschenkel.

Was Sie an den zwei bis drei Schützetagen für die Oberschenkel tun, wirkt doppelt wohltuend, vorbeugend und heilend. Mit Ausnahme von chirurgischen Eingriffen in diesem Bereich.

Alles, was die Oberschenkel an den Schützetagen besonders belastet, wirkt schädlicher als an anderen Tagen – beispielsweise eine anstrengende Bergtour für Ungeübte.

Ein Mittel gegen Orangenhaut

Wer Probleme mit Orangenhaut an Hüfte und Oberschenkeln hat, braucht Unterstützung fürs Bindegewebe und den Muskelstoffwechsel. Symptombekämpfung ist zwar immer sinnlos, aber hier wohl am allermeisten. Das Übel muss an der Wurzel gepackt werden, und die liegt sicherlich nicht in irgendeinem Erbfaktor. Lassen Sie sich das niemals einreden. Nichts auf der Welt ist ausschließlich durch die Gene vererbt. Natürlich kann sich darin ein Teil der Ursache verbergen, aber selbst das wäre kein Grund zur Resignation. Gehen Sie alle anderen möglichen Ursachen an, und der Erfolg kann so durchschlagend sein, dass Sie keinen Grund mehr finden werden, auf

Ihre Vorfahren böse zu sein. Das Grundübel bei Orangenhaut ist ein kleiner Teufelskreis, der durchbrochen werden muss: Wenn sich zu viele Giftstoffe im Gewebe ablagern, setzt man leichter Fett an.

Fettablagerung wiederum ist ein Hauptverursacher von schwachem Bindegewebe. Übrigens, nur Frauen bekommen Orangenhaut. Wenn Männer den gleichen Teufelskreis mitbringen, dann zeigt er sich in einer hohen Stirn oder »Geheimratsecken«, wie man so schön sagt.

Setzen Sie an den Anfang aller Maßnahmen die für Ihren Typ (Alpha oder Omega?) passende, vollwertige Ernährung. Und versuchen Sie gleichzeitig, über einen längeren Zeitraum besonders viel Vitamin E aufzunehmen (aber wie schon gesagt, niemals in Form von Vitaminpräparaten! Siehe auch die Vitamintabelle auf Seite 138ff.). Die beste Zeit dafür sind die vierzehn Tage des zunehmenden Mondes, weil der Körper alles Zugeführte besonders gut aufnimmt.

Beginnend mit Vollmond, massieren Sie anschließend vierzehn Tage bei abnehmendem Mond lange die Problemzonen mit gutem Entschlackungsöl. Die Zufuhr von genügend Vitaminen und Mineralstoffen, besonders Vitamin E, sollte auch später nie aufhören, aber die intensive Behandlung der Oberschenkel kann später in größeren Abständen erfolgen. An Schützetagen sollten Sie sie jedoch nie versäumen. Der Erfolg dieser einfachen und natürlichen Maßnahmen in Harmonie mit den Mondrhythmen wird für sich selbst sprechen.

Ein Kraut gegen Besenreiser

Besenreiser nennt man jene dünnen, meist dunkelrot oder blau gefärbten, geplatzten Äderchen, die unter der Haut sichtbar werden. Wer damit zu tun hat, dem können wir ein besonderes, hochwirksames Mittel verraten: Besorgen Sie sich *frischen Wasserdost* (Eupatorium cannabinum), zerstampfen Sie ihn, und legen Sie den Brei bei abnehmendem Mond auf. Wenn sich die geplatzten Äderchen am Oberschenkel befinden, wären die Schützetage dafür ideal. Bei zunehmendem Mond sollte man die Besenreiser unbedingt völlig ignorieren und keinerlei Maßnahmen durchführen, weil generell alles, was weggehen soll, bei zunehmendem Mond Ruhe braucht.

Steinbock

Die Kraft der Steinbocktage beeinflusst ganz besonders die Haut, aber auch die Knie und das Knochengerüst als Ganzes.

Was Sie an den zwei bis drei Steinbocktagen für die Haut, für Knie und Knochengerüst tun, wirkt doppelt wohltuend, vorbeugend und heilend. Mit Ausnahme von chirurgischen Eingriffen an Haut und Knochen.

Alles, was Haut, Knochengerüst und speziell die Knie an den Steinbocktagen stärker belastet, wirkt schädlicher als an anderen Tagen – beispielsweise ein Sonnenbrand oder viel Treppensteigen.

Hauttiefenreinigung

An Steinbocktagen herrscht ein ganz besonderer Einfluss, was die Wirkung auf die Haut als Ganzes betrifft. Zwar sollte man die Hautpflege niemals vernachlässigen, aber ganz besonders nicht an Steinbocktagen. Gerade die Hauttiefenreinigung ist begünstigt: An Steinbock sollte man sie nicht versäumen. Wenn kleine Eingriffe gegen Unebenheiten, Pickel und dergleichen nötig sind, sollte allerdings gleichzeitig abnehmender Mond herrschen. Bleibende Narben entstehen bei abnehmendem Mond sehr selten.

Der Unterschied in der Wirkung von Tiefenbehandlungen ist jedem bekannt, nur der Hauptgrund dafür nicht. Zwar ist nicht der Mond allein dafür verantwortlich, aber eine wesentliche Rolle spielt er schon. Wenn Sie allerdings hochwertige, natürliche Pflegemittel verwenden, beispielsweise Reinigungsmilch vom richtigen Zeitpunkt, die schonend mit Ihrer Haut umgehen, dann genügt eine tägliche Reinigung. Eine eigene Tiefenreinigung ist dann eigentlich nicht nötig.

Der Stoff, aus dem Allergien sind

Zur weisen Körperpflege gehört auch, dass man den Körper nicht pausenlos giftigen Stoffen aussetzt, die heutzutage in sehr vielen Kleidungsstücken vorkommen. Farbstoffe, Pflanzenschutzmittel, Schwermetalle, etwa 3000 verschiedene Ausrüstchemikalien (darunter »Raschelverstärker« für Seide) und nicht zuletzt Waschmittelreste wirken vielfach als Allergieauslöser. Achten Sie auf Bio-Siegel bei Kleidungsstücken, fragen Sie nach, und vor allem: Machen Sie es sich zur festen Regel, jedes neu gekaufte Kleidungsstück vor dem ersten Tragen gründlich zu waschen, am besten bei abnehmendem Mond (natürlich nicht Anzüge, Kostüme, Mäntel usw.). Wäsche wird in dieser Zeit generell sauberer, Waschmittel lassen sich fast gänzlich ausspülen, Schmutz aller Art löst sich viel leichter (besonders an Wassertagen, am besten bei Fische, aber auch bei Skorpion und an den Krebstagen). Der zunehmende Mond führt zu stärkerer Schaumbildung, größere Waschmittelmengen bleiben im Wäschestück zurück. Natürlich ist es nicht möglich, alle Wäsche, die im Haushalt anfällt, nur bei abnehmendem Mond zu waschen. Versuchen Sie einfach, den Hauptteil auf diese Phase zu schieben, Ihre Haut würde sich freuen.

Freundschaft mit der Sonne

Längere Sonnenbäder in regungslosem Zustand zwecks Bräunung sind für jeden Hauttyp von Übel. Aber das ist Ihnen sicher längst nichts Neues mehr.

Der Teufelskreis ist sehr einfach zu beschreiben: Die Haut besitzt eine natürliche Schutzfunktion gegen intensive Sonnenstrahlen, wenn man sie durch die Dauer der Bestrahlung nicht überlastet. Sonnenschutzmittel wie gesagt unterstützen diesen Eigenschutz nicht, sie *ersetzen* ihn! Das wiederum hat zur Folge, dass alle Hautbereiche, die normalerweise ohnehin der Sonnenbestrahlung ausgesetzt sind (Hals, Arme, Gesicht, Beine, Dekolletee), noch empfindlicher werden und schneller altern. Haben Sie schon einmal die Haut am *Rücken* eines achtzigjährigen Menschen gesehen und berührt? Sie fühlt sich an wie die Haut eines Kindes.

Noch etwas spricht gegen die bedenkenlose Verwendung von Sonnenschutzmitteln: Überall dort nimmt die Hautkrebsrate zu, wo die Ozonschicht geschädigt ist. Merkwürdig ist, dass bei Mitgliedern aller Berufsgruppen, die vorwiegend unter freiem Himmel arbeiten – Bauarbeiter, Landwirte, Förster etc. –, die Hautkrebsrate vergleichsweise langsamer ansteigt. Tatsache ist, dass die meisten von ihnen aus unterschiedlichen Gründen auf die üblichen Lichtschutzkosmetika *verzichten*. Zum einen ist eine erwünschte Eigenschaft dieser Cremes für sie belanglos: die schnelle und tiefe Bräunung. Zum anderen bedienen sie sich meist weit besserer Sonnenschutzmaßnahmen, nämlich Kleidung und breitkrempiger Hüte. Drittens wissen sie meist, wann es Zeit ist, sich zu bedecken. Sonnenschutzmittel haben bei ihnen keine Gelegenheit, das natürliche Gespür der Haut für ihre Grenzen zu betäuben. Wir sind sicher, Sie können aus diesen Zusammenhängen Ihre eigenen Schlüsse ziehen.

Übrigens, endlich hat sich erwiesen, was Menschen mit gesundem Menschenverstand schon längst wussten: Die heute weit verbreiteten »Sonnenallergien« sind in erster Linie auf *Sonnenschutzmittel* zurückzuführen, ausgelöst durch die Veränderung der enthaltenen chemischen Fettstoffe unter Hitzeeinwirkung.

Wenn Sie den Mond befragen, seltsamerweise weiß auch er ein paar Dinge zum Thema Sonnenbaden:

- Bei abnehmendem Mond erzielt man generell eine eher dauerhafte Bräune, bei zunehmendem Mond dagegen kommt es leichter zum Sonnenbrand.

- Auch der zunehmende Mond in den Feuerzeichen Widder, Löwe und Schütze ist fürs Sonnenbaden sehr ungünstig. Die Haut trocknet stark aus, der Alterungsprozess wird beschleunigt.

- Sonnenbaden im Tierkreiszeichen Krebs ist immer ungünstig.

- Von großem Schaden ist das Einschlafen in praller Sonne. Eine Viertelstunde Schlaf ist schlimmer als eine Stunde im Wachen braten.

- Sonnenbäder von länger als fünfzehn Minuten Dauer sind immer ungünstig, gleichgültig welcher Mondstand herrscht. Eher neutral ist der abnehmende Mond, wenn gerade nicht Steinbock, Löwe oder Krebs herrscht.

Freundschaft mit der Sonne schließen, sie lieben und aufsuchen im Bewusstsein, dass sie nichts dafür kann, dass wir uns den Ozonschutz nehmen, uns ihren heilenden und lebensspendenden Strahlen so lange aussetzen, bis die Haut »genug« sagt, der Haut nicht mit Chemie diese Stimme nehmen, lernen, tiefe Bräune nicht automatisch als »gesund« zu bezeichnen: all das beherzigen, und die Sonne wird unser Freund.

Nagelpflege

Eine weitere Ausnahme in der Herrschaft eines Tierkreiszeichens über bestimmte Körperregionen betrifft die Zehen- und Fingernägel. Das Zeichen Steinbock regiert diese vier Stellen unseres Körpers. Vielleicht deshalb, weil Steinbock für die Haut zuständig ist und Nägel nichts anderes als Umbildungen der Hornschicht der Haut zu Hornplatten sind. Eine weitere Merkwürdigkeit birgt die Grundregel zur Nagelpflege:

Für die Zehen- und Fingernagelpflege, für Schneiden und Feilen, bringt jeder Freitag nach Sonnenuntergang den richtigen Zeitpunkt. Wenn Sie ihn versäumen, holen Sie die Pflege nicht ausgerechnet am Samstag nach, dieser Tag ist für diesen Zweck der ungünstigste. Ebenso ungeeignet sind Fische- und Zwillingetage. Steinbock ist generell gut geeignet.

Ausschließlich an Freitagabenden und an Steinbock geschnitten oder gefeilt, werden Finger- und Zehennägel hart, widerstandsfähig und brechen nicht mehr so leicht. Alle chemischen Nagelpflegemittel werden überflüssig, weil sie ohnehin nur das Symptom und nicht die Ursache bekämpfen. Die Regel vom Freitagabend steht zwar außerhalb der Mondrhythmen, sie funktioniert aber perfekt. Probieren Sie es aus, der Erfolg wird Sie erstaunen.

Enthaaren

Sollten Sie sich aus irgendwelchen Gründen von Körperhaaren verabschieden wollen, dann wählen Sie für das Entfernen die Zeit des abnehmenden Mondes, idealerweise im Tierkreiszeichen Steinbock. Nur dann werden sie längere Zeit nicht so rasch nachwachsen. So lauten die Grundregeln zur Enthaarung:

- *Sehr gut* bei abnehmendem Mond im Steinbock.

- *Noch gut* bei abnehmendem Mond, nicht jedoch in Löwe und Jungfrau.

- *Neutral* bei abnehmendem Mond in Widder und Stier.

- *Schlecht* bei zunehmendem Mond und bei abnehmendem Mond in Löwe und Jungfrau.

- *Sehr schlecht* bei zunehmendem Mond in Löwe und Jungfrau.

Bitte erwarten Sie nicht, dass die unerwünschten Haare für alle Zeiten verschwinden, wenn Sie den richtigen Zeitpunkt gewählt haben. Es ist wirklich ein Glück, dass die Natur nicht unseren Vorstellungen von Perfektion entspricht. Sie ist tatsächlich absolut vollkommen, nur eben nicht so, wie wir uns das manchmal zusammenbasteln. Wahre Schönheit bedeutet, die Vollkommenheit der Natur auszuarbeiten, zu unterstreichen, an sie zu erinnern und sie zu fördern.

Wassermann

Die Energie der Wassermanntage wirkt auf die Unterschenkel und das Sprunggelenk.

Was Sie an den zwei bis drei Wassermanntagen für die Unterschenkel tun, wirkt doppelt wohltuend, vorbeugend und heilend. Mit Ausnahme von chirurgischen Eingriffen in diesem Bereich.

Alles, was die Unterschenkel an den Wassermanntagen stärker belastet, wirkt schädlicher als an anderen Tagen.

Gutes für die Waden

Unter Körperpflege sollte man nicht nur das Draufschmieren einer Gesichtscreme verstehen, und das war's dann. In die Körperpflege mit einbezogen gehören auch Regionen, die in der Regel höchst stiefmütterlich behandelt werden, beispielsweise die Unterschenkel. Wer nicht gerade den Muskelkater vom ersten Jogging im Frühling oder Probleme mit Krampfadern oder zu starker Behaarung hat, der vergisst meist diese so wichtige Körperzone und besonders ihre Fortsetzung nach oben, die Kniekehlen. Bedenken Sie: Immerhin gehen sämtliche Blutbahnen, Nervenbahnen und viele, viele Sehnen durch die schmalen Unterschenkel.

An den Wassermanntagen sollten Sie deshalb nicht versäumen, den Unterschenkeln einmal etwas Gutes zu tun. Schon eine kurze, liebevolle Massage mit einem guten Entschlackungsöl dankt diese Region mit einem ungeahnten Wohlgefühl im *ganzen* Körper. Wer sich ein wenig mit Kneipp-Regeln und Kaltwasser-Anwendungen auskennt, der weiß um die wunderbare Wirkung solcher Wassergüsse. Und versäumen Sie nicht, an Steinbock und Wassermann die Kniekehlen sanft zu massieren, mit nach oben gerichteten Streichbewegungen. Das bringt sämtliche Energiebahnen im Körper auf Touren.

Krampfadern

Krampfadern sind ein Zeichen mangelnder Kreislauftätigkeit, meist begleitet von Verstopfung. Langes Stehen, einseitige körperliche Anstrengung und schwaches Bindegewebe kommen oftmals als Mitauslöser in Frage. Wie man Bindegewebe stärkt, das wissen Sie nun nach der bisherigen Lektüre.

Wenn es zur Krampfaderoperation kommt: Der Termin sollte stets im abnehmenden Mond liegen! Meiden Sie Steinbock, Wassermann und Fische, auf jeden Fall jedoch Wassermann! Wer sich bei Wassermann im zunehmenden Mond Krampfadern operieren lässt, bleibt am besten gleich im Bett und schaut zu, wie sie nachwachsen. Bei günstiger Terminwahl kommen sie nicht mehr nach, auch die Narbenbildung ist sehr gering oder unterbleibt ganz. Unterstützende Salben immer Richtung Knie verstreichen und vorsichtig einmassieren. Einreibungen bei zunehmendem Mond sind wirksamer, weil die

Wirkstoffe besser aufgenommen werden. Sie haben es sicherlich schon tausendmal gehört und gelesen: *Bewegung* zählt zu den wirksamsten Vorbeugemaßnahmen gegen Krampfadern.

Fische

Die Fische beschließen wieder den Kreislauf des Mondes durch den Tierkreis, ein neuer Kreis wartet. Der Widder begann mit der Kraftwirkung auf den Kopf, die Fische enden mit den Füßen.

Was Sie an den zwei bis drei Fischetagen für die Füße tun, wirkt doppelt wohltuend, vorbeugend und heilend, besonders eine Fußreflexzonenmassage. Die Ausnahme sind chirurgische Eingriffe an den Füßen.

Alles, was die Füße an den Fischetagen stärker belastet, wirkt schädlicher als an anderen Tagen.

Die Pflege der Füße und Zehen

Fußgerechtes Schuhwerk, das Sie oft wechseln sollten (auch wenn alles perfekt passt!) – das ist die Basis für die gute Fußpflege. Was weniger bekannt ist: Wählen Sie Strümpfe niemals zu eng im Zehenbereich, sonst nützt nämlich auch ein weiter Schuh nichts. Fuß-Wechselbäder stärken die Abwehrkräfte und fördern die Durchblutung. Wenn Sie zu Schweißfüßen neigen, ist ein Bad in Salbeitee eine wunderbar wirksame Alternative zu chemischen Zusätzen, die oftmals zu radikal in die Schweißregulation eingreifen. Hühneraugen sollten Sie nicht radikal entfernen, weil sie sonst wiederkommen. Hühneraugen stehen immer in Verbindung mit einem inneren Organ, wie wir weiter unten noch ausführen werden. Wenn gleichzeitig auch noch der Schuh zu eng ist, sind Hühneraugen zwangsläufige Folge. Also für Druckminderung im Schuh sorgen, das Entfernen auf den abnehmenden Mond legen und dem Tierkreiszeichen Fische aus dem Weg gehen – das hilft längerfristig.

Eingewachsene Fußnägel

Eingewachsene Nägel sollten immer bei zunehmendem Mond korrigiert oder geschnitten werden, bei abnehmendem Mond behandelt wachsen sie immer wieder falsch nach. Die Ausnahme bildet die gänzliche Entfernung: Der kleine Eingriff verläuft bei abnehmendem Mond erfolgreicher (möglichst die Fischetage meiden). Ebenso wirksam ist übrigens auch die Behandlung von hartnäckigem Fußpilz bei abnehmendem Mond. Im Kosmetikstudio werden eingewachsene Nägel manchmal »geschient«: Nach Entfernen der Nagelecke lässt man zuerst die Entzündung abklingen und polstert dann die Seitentasche aus. Auch so kann man dem Nagel helfen, normal nachzuwachsen.

Hornhautentfernung

Starke Hornhaut ist ein immer wiederkehrendes kleines Übel. An den Fußsohlen kann sie mehrere Ursachen haben. Häufig ist das Schuhwerk der Auslöser – entweder zu langes Tragen der gleichen Schuhe oder zu langes Stehen auch in guten Schuhen. Oft kommt es aber auch zu starker Hornhautbildung an ganz unterschiedlichen Stellen der Fußsohle. Ein guter Fußreflexzonenmasseur erkennt dann sofort, wo Sie geschwächte oder gar kranke Organe haben. Trotz der Behandlung durch den Masseur ist es gut, die Hornhaut zu entfernen. Die Grundregeln der Hornhautentfernung lauten:

- Günstig bei abnehmendem Mond, außer Fische und Steinbock.

- Ungünstig bei zunehmendem Mond und bei abnehmendem Mond in Fische und Steinbock.

- Sehr ungünstig bei zunehmendem Mond in Fische und Steinbock und zwei Tage vor Vollmond, gleichgültig in welchem Zeichen.

Zum richtigen Zeitpunkt ausgeführt, bleibt die Haut lange geschmeidig und weich. Bei Steinbock wird die Haut hinterher noch härter, bei Fische ist sie hernach zu empfindlich.

Warzenbehandlung an den Füßen

Bei abnehmendem Mond lassen sich die besonders schmerzhaften Dornwarzen an den Fußsohlen mit Knoblauch gut entfernen. Schneiden Sie dazu abends in ein Pflaster ein Loch, und heften Sie es auf die Warze, so dass sie frei bleibt. Halbieren Sie eine frische Knoblauchzehe, fixieren Sie sie mit einem weiteren Pflaster auf der Warze, und tragen Sie es die ganze Nacht. Morgens, wenn möglich erst nach dem Duschen, entfernen, abends mit einer frischen Knoblauchzehe wiederholen und *bei Neumond* aufhören. Nach und nach färbt sich die Warze dunkel und kann schließlich ganz einfach herausgehoben werden.

Generell sollten Sie Warzen, gleichgültig wo sie sich befinden, nur bei abnehmendem Mond entfernen oder behandeln, unabhängig vom Mittel, das Sie dabei anwenden. Wenn die Behandlung bei Neumond noch nicht erfolgreich abgeschlossen ist, hören Sie trotzdem unbedingt damit auf, und beginnen Sie erst wieder beim nächsten Vollmond! Bei zunehmendem Mond behandelte Warzen kommen wieder oder vermehren sich.

Der Saft des Schöllkrauts ist ein hochwirksames und bewährtes Warzenmittel. Beginnen Sie mit der Behandlung am Vollmondtag, und streichen Sie die Warzen jeden Tag mit frischem Schöllkrautsaft ein. Es genügt, ein Blatt abzubrechen, der Saft ist orangefarben und tritt aus dem abgebrochenen Stiel aus. Führen Sie die Behandlung bis Neumond fort, auch wenn die Warze schon vorher verschwunden ist. Achten Sie auf Ihre Kleidung, Flecken durch Schöllkrautsaft sind nur sehr schwer zu entfernen.

Hautpilz, Fußpilz, Nagelpilz

Salzbäder und -waschungen sind ein gut wirksames Mittel bei
hartnäckigem Haut- und Fußpilz, allerdings nur bei abnehmendem Mond. An den Fischetagen wirken sie noch intensiver.
Einreibungen mit Alkohol dagegen (etwa Schwedenkräuter)
tun auch bei zunehmendem Mond gute Dienste. Bei Nagelpilz
ist das Schneiden oder Feilen *freitags nach Sonnenuntergang*
besonders wichtig. Zur Abhellung tränken Sie ein Wattestäb-
chen mit Schwedenbitter oder Obstler, und befeuchten Sie das
Nagelbett und den Streifen zwischen Nagelkante und Zehen-
haut. Schwedenbitter färbt allerdings die befeuchteten Stellen
braun. Eine gute Idee ist es, anschließend eine gute Fettcreme
aufzutragen.

Haareschneiden zum falschen Zeitpunkt?

Sind Sie experimentierfreudig? Manchmal gelingt es, in lange, dünne Haare dauerhaft Wellen und Locken zu zaubern,
wenn man sie bei Fische schneidet. Wer Schuppenbildung in
Kauf nimmt, kann's ausprobieren. Öfters hintereinander ausschließlich an Fische die Haare schneiden und sehen, was passiert. Wenn es nicht hilft, schnell wieder zurück zu Löwe und
Jungfrau!

Ohren- und Nasenhaare sollte man bei Fische schneiden,
gerade weil sie dann dünner werden und nicht pieksen. Die
feinen Härchen sind sehr nützlich und dürfen niemals ganz

beseitigt werden. Unter den lästigen langen Haaren haben ohnehin nur die Männer zu leiden. Also nicht ausreißen und schon gar keine chemischen Produkte verwenden. In Nase und Ohr hat Chemie nichts verloren!

Zum besten Schluss – die Fußreflexzonenmassage

Die Fußreflexzonenmassage ist unserer Meinung nach eine der wunderbarsten und wirksamsten Körperpflegemaßnahmen, die es gibt. Und nicht nur das: Sie ist eine der kraftvollsten Vorbeugungs- und Heilbehandlungen bei Krankheiten aller Art. Wer sie öfters erhält, wer sie öfters spendet, weiß, wovon wir reden, und wird nicht mehr von ihr lassen. Bei einer Schwangerschaft wäre sie hundertmal wichtiger als jede Vorsorgeuntersuchung. Davon sind wir nicht etwa bloß überzeugt, das ist unser Wissen! Jede werdende Mama könnte sich viele Beschwerden ersparen.

Fußreflexzonenmassage kann auch von größtem Nutzen für eine erfolgreiche Entgiftung des Körpers sein. Ihr großer Wert beruht auf der Tatsache, dass jedes Körperorgan und jede Körperregion in einer ganz bestimmten, eng begrenzten Fläche in unseren Füßen endet. Ähnlich wie bei der Akupressur (Druck auf bestimmte Punkte am ganzen Körper) kann man diese Zonen durch sanften Druck und Reibung gezielt reizen und damit die jeweiligen Organe und Körperbereiche mit Energie durchfluten und zu normaler Funktion anregen. Besorgen Sie sich ein Buch über die Körperreflexzonen, und ab sofort werden Sie

Ihre Füße mit anderen Augen sehen als kleine Landkarte des Körpers, als Zugangstor zu verborgenen Regionen.*

Die Fußreflexzonenmassage eignet sich sogar als diagnostisches Instrument: Meist sind jene Punkte an den Füßen etwas schmerzempfindlicher oder gar durch eine Hornhautverdickung gekennzeichnet, deren entsprechende Organzone geschwächt ist. Mit schlechtem Schuhwerk tun wir also nicht nur unseren Füßen etwas zuleide, sondern dem ganzen Körper. Der richtige Zeitpunkt spielt bei der Fußreflexzonenmassage zwar keine allzu wichtige Rolle, doch die Kraft der Fischetage unterstützt die gute Wirkung dieser Massageform sehr. An diesen Tagen sollte man mit besonderer Vorsicht massieren, weil man empfindlicher ist. Fußreflexzonenmassagen zur Anregung entgiftender und ausleitender Organe sind generell bei abnehmendem Mond wirksamer als bei zunehmendem Mond. Wenn Sie die Massage auch noch nach dem Tagesrhythmus der Organe richten, dann wird Sie der Erfolg verblüffen (siehe unser Buch *Aus eigener Kraft*, Seite 231).

Mit dem Tierkreiszeichen Fische, das, wie beschrieben, auch das Thema Pilzerkrankungen betrifft, schließt sich unser Kreis und führt uns zurück zu den Anfängen des Ernährungskapitels. Schleichend wachsender Mineralstoffmangel, so haben Sie dort erfahren, gehört nämlich zu den Hauptursachen der

---

* *So spricht die Seele durch die Füße* von Ingeborg Steiner (Windpferd Verlag) ist ein gutes Buch zum Thema.

heute stark verbreiteten Immunschwächen und Pilzerkrankungen, innerlich wie auf der Haut. Da wir zu einem großen
Teil aus Wasser bestehen, ist die Regulierung des Wasserhaus-
halts im Körper von großer Bedeutung. Diese Aufgabe kommt
unter anderem den Mineralstoffen zu. In unseren Feldfrüchten
nimmt der Anteil an Mineralstoffen aber ständig ab, weil die
Böden ausgelaugt sind. Für teures Geld künstlich gedüngte
Böden und gespritzte Pflanzen machen die Feldfrüchte für den
Menschen wertlos. Das ist der Grund für viele in ihrer Ursache
unerkannte Mineralstoff-Mangelkrankheiten und ihre Folge-
krankheiten aufgrund der allgemeinen Schwächung – besonders schwer erkennbar, weil sie auch bei Menschen auftreten,
die sich nach allen Regeln der Kunst »gesund« ernähren.

Deshalb sollten Sie auch weite Wege gehen (oder sich diese
Aufgabe in Gemeinschaft teilen) und natürlich und ungespritzt
aufgezogene Gemüse, Getreide und Früchte beziehen – sonst
fressen uns die Pilze bald auf.

Nehmen Sie den Gang durch den Mondkalender, durch die
Tierkreiszeichen, gleiten Sie im Rhythmus des Mondes durch
den Körper, und vergessen Sie dabei niemals: Auch Ihre Einstellung und Ihre Gedanken machen den Körper gesund. Nehmen Sie sich die Natur zum Vorbild. Warum sind Wildtiere
niemals übergewichtig?

Weil sie ihrem *Gespür* folgen.

Wir sind nicht auf der Welt, um zu leiden und zu ertragen. Wir
sind hier, um uns an Freude und Liebe zu erinnern. Auf dem
Weg dorthin gibt es natürlich Prüfungen. Wozu wäre sonst

der freie Wille in unserem Gepäck? Prüfungen – so viel ist sicher – besteht nur der, der aus ihnen mit mehr Lebensfreude und mehr Liebe zu sich selbst und zu den Menschen hervorgeht. Jeder andere hat nicht bestanden. *Noch nicht!* Denn der große Trost ist: Die nächste Prüfung kommt bestimmt. Und die nächste Chance, sich an die Lebensfreude und die Liebe zu erinnern.

Lebensfreude und Liebe lernen? Nein, zu lernen gibt es da nichts. Wir wissen schon alles, haben es nur vergessen. Erinnern Sie sich, was Jesus sagte?

> *Wahrlich, ich sage euch,*
> *wenn ihr nicht umkehrt*
> *und werdet wie die Kinder ...*

Also dann: Erinnern Sie sich! Nützen Sie jedes Tierkreiszeichen, mal zum Kräftigen, mal zum Entgiften, mal zum Genießen, dann wird Ihre Reise durch den Körper niemals langweilig, und Sie können alle paar Tage neue Abenteuer im Zusammenspiel von Körper, Geist und Seele genießen.

Gesunde Ernährung, weise Körperpflege, wahre Schönheit

In *Aus eigener Kraft* und auch in diesem Buch finden Sie oftmals den Ratschlag, heimische Produkte zu essen, heimische Produkte zu verwenden. Die Gründe liegen auf der Hand, und wir haben sie ausführlich geschildert. Dennoch möchten wir jetzt die Gelegenheit ergreifen, Ihre Erinnerung an etwas wachzurufen. Und Sie mit einem vielleicht fremdartigen Gedanken vertrauter machen. Das Lebensglück mancher Menschen hängt davon ab, mit welchem Mut sie diesen Gedanken zulassen und ohne Scheu betrachten.

Warum fahren wir manchmal zwanzig Jahre lang zum selben Urlaubsort?

Weil wir uns dort besonders wohlfühlen.

Weil die Landschaft dort zu uns »passt« – Berge, sanfte Hügel, Meer, Wüste …

Oder wegen der »Mentalität« dort, die nicht nur von den Menschen geprägt ist, sondern von Steinen, Wasser, Luft, Pflanzen, Tieren, Farben, Gerüchen …

Oder weil wir nicht nur das Gleichartige, sondern auch die Ergänzung zu dem brauchen, was wir sind.

Oder weil wir unsere eigentliche Heimat noch nicht gefunden haben.

Jeder Mensch ist irgendwo auf der Erde wahrhaft heimisch. Und diese wahre Heimat ist oftmals nicht dort, wo er geboren wurde und aufgewachsen ist.

Zu den besonderen und wunderbaren Prüfungen unseres Daseins gehört es, diese Heimat zu entdecken und die Einsicht zu gewinnen: Hier bin ich eigentlich daheim.

Und es ist absolut möglich, dass das ein Ort auf der anderen Seite der Welt ist, umgeben von Menschen, die nicht einmal so aussehen wie man selbst – andere Haare, andere Sprache, andere Augen, andere Hautfarbe.

Manchmal wird ein Mensch in eine sehr »schwere« Gegend hineingeboren, mit vielen unterirdischen Elementen, mit viel Kartoffel- und Fleischgenuss und Unbeweglichkeit. Das ist für einen leichten, luftigen Denker nicht auszuhalten, und entweder geht er langsam zugrunde, oder er macht sich auf, seine Heimat zu finden.

Oder ein ernsthafter, bedächtiger Mensch wächst auf in der Gesellschaft von Luftikussen, die von der Hand in den Mund leben und von Zukunftsplanung nichts halten. Entweder seine Fähigkeit wird erkannt und geschätzt, oder er lebt am falschen Ort, in der falschen Heimat.

So viel ist jedoch sicher: Von allem Anfang an leben Sie nicht in Ihrer wahren Heimat, wenn Sie dort, wo Sie leben, niemanden haben, der Sie liebt.

Das »Passende« muss gefunden werden jenseits aller Fesseln von Zeitgeist, Normalität, Nationalismus. Es gibt da keine Wertungen, nichts, was »gut« ist, nichts, was »schlecht« ist. Ort, Alter, geistige Ausrichtung, Geschlecht, Typ, Zeitpunkt, all das entscheidet mit, was passt und was nicht.

Alle über einen Kamm zu scheren ist tödliche Gleichmacherei und sonst nichts, auch auf dem Gebiet der gesunden Ernährung. Es hilft niemandem. Wir würden uns niemals dafür hergeben, *allgemeingültige* Regeln zur Lebensweise aufzustellen. Unsere Arbeit ist es, Zusammenhänge zu beleuchten und dafür zu werben, sich von menschenunwürdigen und naturfremden Regeln und Gesetzen zu befreien – auf welchem Gebiet auch immer.

Alles muss sich entwickeln und entfalten – die Natur lebt es uns pausenlos vor. Jede Veränderung ist immer etwas Gutes. Es ist schön und wunderbar und notwendig, wenn sich der Sommer in den Herbst verwandelt. Nur der Mensch sperrt sich gegen Entwicklung.

Warum? Entwicklung bedeutet etwas »ent-wickeln«, etwas auswickeln, ausrollen, bis zutage tritt, was da eingewickelt, verwickelt, aufgerollt und eingesperrt war. Bis man zu sich selber findet.

Kein Arzt, kein Experte, kein Buchautor kann dieses Entwickeln, Auswickeln für Sie leisten. Sie können es bremsen, blockieren, beschleunigen, sanft abrollen, wie auch immer. Die Entscheidung liegt bei Ihnen. Geben Sie diesen Schlüssel niemals aus der Hand.

Entwickeln ist das Gegenteil von Ansammeln. Geburt ist

wie eine Spule, die sich ausrollt. Jede Arbeit, die man leistet, ist ein Wegarbeiten, nicht ein notwendiges Übel. Sie ist immer eine Befreiung. Sonst wäre ja das Abräumen des Frühstückstisches schon eine Belastung.

Haben Sie Mut zur Entwicklung. Die Natur hat ihn auch. Ohne Rücksicht auf Verluste, meinen Sie? Ja natürlich, weil es keine Verluste gibt! Jede andere Einstellung ist anstrengend, fade, man wird krank. Warum? Weil man nicht zulässt, dass der Wind der Entwicklung, die Kraft zur Regeneration und Erneuerung zupackt. Krankheit und Schmerz sind immer und allezeit Symptome von Stehenbleiben, Rückschritt, Blockade im Körper, im Geist und in Gedanken.

Sie sagen vielleicht: »Man kann aber nicht aus seiner Haut«? Sie wissen nun, dass das nicht stimmt. Wäre das die Wahrheit, dann würden Sie einen dicken Dinosaurierpanzer mit sich herumschleppen, der ständig noch dicker und starrer wird. Ihre Haut lebt Ihnen die ständige Erneuerung vor. Ihre Haut kann aus ihrer Haut. Sie auch.

Lebensglück, Schönheit und Gesundheit haben eines gemeinsam: Sie sind Früchte einer Lebenseinstellung. Lebensglück stellt sich ganz von selbst ein, wenn man den eigenen Lebenssinn, die eigene Aufgabe im Leben entdeckt hat und sich auf den Weg macht, sie von Herzen zu erfüllen. Dabei ist nicht wichtig, ob es einem auch ganz und gar gelingt. Der Erfolg und das Glück liegen im Beschreiten des Weges. Und jedes Ankommen ist gleichzeitig ein Neubeginn.

Wahre Schönheit und Gesundheit stellen sich ganz von selbst ein, wenn man mit dem Körper umgeht, wie es für ihn gedacht ist – liebevoll, maßvoll, weise, ohne ein einziges seiner Teile und Funktionen fortwährend zu ignorieren, zu unterdrücken oder zu missbrauchen. Wem das gelingt, dessen Gesicht wird noch am hundertsten Geburtstag von all jenen Menschen als wahrhaft schön empfunden, deren natürliches Gespür noch nicht betäubt ist.

Solche Gesundheit und Schönheit sind jedem Menschen möglich. Auf dem Weg dazu können wir Ihnen ein wenig zur Seite stehen, mit den Mitteln, die uns zur Verfügung stehen: persönliche Erfahrung im Umgang mit einigen wenigen Naturgesetzen, die nur manchmal in Vergessenheit geraten oder ignoriert werden. Sie werden (noch) an keiner Schule gelehrt.

Eines greift ins andere, das eine ist ohne das andere nicht denkbar: Gesunde Ernährung und gesunde Körperpflege ergänzen und vervollständigen einander – und führen zu wahrer Schönheit.

Anhang

Neues aus der Paungger/Poppe-Werkstatt!

Es ist so weit! Aus unserer Werkstatt kommt viel Neues, wenn Sie dieses Buch in Händen halten. Gleichsam als ideale Begleitung ist es uns endlich gelungen, die richtigen Partner für Herstellung und Vertrieb einer außergewöhnlichen Reihe von Produkten zu finden, die in Harmonie mit Mond- und Naturrhythmen hergestellt sind – *eine besondere Körperpflege- und Kosmetikserie und ein umfangreiches Sortiment von Heil- und Gewürzkräutern!*

Unsere Leser wissen, was das bedeutet: Produkte, die zum richtigen Zeitpunkt hergestellt werden, können auf chemische Konservierungsstoffe gänzlich verzichten, stehen Frischprodukten kaum nach, können in erster Linie aus unverfälschten Naturstoffen bestehen und besitzen eine besondere innere Kraft.

Zum richtigen Zeitpunkt geschlagenes Holz für Dachstühle, Fußböden usw. gibt es ja schon etwas länger, hier ist die erfolgreiche Wiederentdeckung schon fest verankert. Unseren Lesern haben wir es zu verdanken, dass wir es uns erlauben konnten, lange Jahre der Suche und Pionierarbeit abzuwarten, bis wir das Abenteuer »Produkte zum richtigen Zeitpunkt« wagen konnten. Wir können Ihnen nun das Vertrauen zurückgeben, das Sie uns all die Jahre entgegengebracht haben. In Form von Produkten, die weltweit einzigartig sind.

Kosmetik in Harmonie mit Mond- und Naturrhythmen

Körperpflege hat nichts mit Zuspachteln, Verdecken und Verbergen zu tun, das wissen Sie nun. Wir sollten jetzt beginnen, der Haut mit natürlichen Produkten zu helfen, weil wir uns sonst der Allergien bald nicht mehr erwehren können. Chemisch-künstliche Produkte sind nicht der Teufel, den wir an die Wand malen, wir bekämpfen sie nicht, aber für den, der unter ihnen leidet, für den muss es etwas anderes geben. Warum die vielen Allergien? Sie kommen nicht von Tomaten oder Schafwolle, von Pollen oder Hausstaubmilben. Sie entstehen durch Alkohol in Körperpflegeprodukten, durch Haltbarmacher und Hilfs- und Aromastoffe.

Eine Kosmetik herzustellen, die alle Funktionen der Haut unterstützt und sie nicht lahmlegt, nicht ihre Aufgaben für kurze Zeit übernimmt und sie dann im Stich lässt – das war unser Traum. Man braucht ja nicht viel, die Haut soll schließlich nicht arbeitslos werden. Alles, was nicht gebraucht wird, verkümmert. Bei Mensch, Tier und Pflanze, bei Seele, Geist und Körper. Heute, nach vielen Jahren, nach genauesten Beobachtungen und mit dem Wissen von gesunder Konservierung, Farbenergie und der jahrtausendealten Pyramidenenergie können wir uns dieser Kosmetik erfreuen.

Die Bedingung einer gesunden Kosmetik zu erfüllen war zwar nicht einfach, aber nicht annähernd so schwer wie eine Vertriebsmöglichkeit zu finden, die nicht auf Kosten der Qualität geht. Nahrungsmittel und Kosmetika sind von modernen

Systemen am stärksten beeinträchtigt, was Herstellung, Vertrieb, Verpackung und Werbung betrifft. Die Maschinerie der Gegenwart verbietet beinahe, ein Körperpflegeprodukt herzustellen, das für die Haut unschädlich ist, wenn es in ein großes Vertriebssystem einfließt.

Fast jedes kosmetische Produkt ist heute nur noch ein Gemisch aus künstlich-chemischen Bestandteilen. Ein Hauptgrund ist, dass die Rohstoffkosten im Ladenpreis für das Produkt höchstens fünf Prozent ausmachen dürfen, der »Rest« geht drauf für Handel, Verpackung, Gewinn und in erster Linie Werbung. An diesen Zwängen scheitert Qualität. Wir dagegen können es uns leisten, klein anzufangen und Qualität zu liefern. Von unseren Lesern und Kunden hängt es ab, ob wir damit erfolgreich sein werden.

Natürlich ist jeder Tag anders. Was man wann und wie in der Kosmetik herrichten darf, ändert sich mit jedem Tag. Aber mit zuverlässigen Herstellern als Partnern ist es uns gelungen, diese Produkte zu erzeugen. Anfangs hatte ich ein wenig Bedenken, weil Leser und Kunden nicht gewöhnt sind, auf eine Creme eventuell zehn Tage oder länger zu warten. Wir bereiten nach Bestellung zu, und gemischt wird von Hand zu den unterschiedlichsten Zeiten.

Inzwischen sind unsere Bedenken verflogen, denn auf diese Kosmetik wartet jeder gerne. Etwas problematisch sind ohnehin nur die spezielle Neumond-Serie für fettige Haut und die Vollmond-Produkte für trockene Haut. Bei den 19 übrigen Produkten haben wir 21 Tage im Monat für die Herstellung zur Verfügung. Die Freude mitzuerleben, wie Kosmetik ohne chemische Konservierung so lange haltbar gemacht werden kann, war für unsere Mitarbeiter enorm. Anfangs waren sie skeptisch, befolgten aber genauestens die vorgegebenen Zeitpläne.

Unser Herstellungsprozess

- Genaue Einhaltung des richtigen Zeitpunkts im Mondrhythmus.

- Farbenergie für Wirkkraft und Lebendigkeit der Produkte.

- Pyramidenenergie, die jahrtausendealte Form des Haltbarmachens.

- Lebendiges Wasser und weitgehend natürliche Grundstoffe.

- Selbstverständlicher Verzicht auf künstliche Konservierungsstoffe, Farbstoffe, Duftzusätze und Tierversuche.

- Uralte Verarbeitungsgeheimnisse und vor allem die Freude an der Herstellung.

All das zusammen ergibt unsere weltweit einzigartige Kosmetikserie. Sie belebt die Haut und kräftigt sie in all ihren wichtigen Funktionen, statt ihr die Arbeit abzunehmen und sie schlafen zu legen. Eine Kosmetik mit innerer Kraft ohnegleichen.

Ein Tipp für den Umgang mit den Cremes: Mit demselben Finger nicht zweimal eintauchen. Sie bleiben dann lange haltbar. Es ist nicht nötig, die Kosmetika kühl zu lagern, aber sie der Wärme und direkten Sonnenbestrahlung auszusetzen ist wie bei jedem wertvollen Körperpflegemittel nicht anzuraten. Alle echten Lebensmittel und Kosmetika sind Kunstwerke in Bewegung. Sie sind wandelbar in Farbe, Geschmack, Haltbarkeit, Duft.

Unsere Kräuter vom richtigen Zeitpunkt

Mindestens sieben Jahre lang darf die Erde keinen künstlichen Dünger und keine Pestizide mehr erduldet haben, bevor die Kräuter angebaut werden, die Aufnahme in unser Sortiment finden. Biologischer Anbau und auch Wildsammlung, behutsame Verarbeitung, Trocknung und Lagerung, in Harmonie mit Natur- und Mondrhythmen – dieses Zusammenspiel führt zur Ernte von Kräutern, deren Lebenskraft jenen, die Sie frisch in unberührter Natur pflücken, gleichkommen oder sogar übertreffen.

Anbieten werden wir anfangs vier besondere Kräuterteemischungen, die zu jedem Zeitpunkt genossen wunderbare Wirkung zeigen und die idealen Begleiter für eine natürliche Ernährungsweise bilden: *Abnehmender-Mond-Tee* ✻ *Zunehmender-Mond-Tee* ✻ *Vollmond-Tee* ✻ *Neumond-Tee.*

Unser Service: Ernährungstyp und Biorhythmus

Zahlreiche Leser haben uns im Laufe der Jahre bestätigt, wie wunderbar die Ernährung »zum richtigen Zeitpunkt« wirkt, und wie oft sie auch in verzweifelten Fällen geholfen hat. Besonders auffällig war, wie dankbar die Anregungen zum Alpha- und Omega-Typ aufgenommen wurden und für viele zur Offenbarung gerieten. Sie wissen ja jetzt: Von entscheidender Bedeutung für die Umstellung auf eine gesunde Ernährung ohne Diätstress ist die Kenntnis des eigenen Ernährungstyps. Gesundheit aus eigener Kraft ist erst dann ein mühelos erreichbares Ziel. Unsere Arbeit auf diesem Gebiet trägt inzwischen Früchte, und wir freuen uns täglich über die positiven Zuschriften.

Natürlich ist es manchmal schwierig, nach Jahrzehnten der Gewöhnung an bestimmte Nahrungsmittel den eigenen Ernährungstyp auf Anhieb zu erkennen. Deshalb hier unser Angebot: Wir ermitteln für Sie den persönlichen Ernährungstyp anhand eines von uns ausgearbeiteten *Fragebogens*.

Alpha oder Omega?
Wir helfen, Ihren Ernährungstyp zu finden!

Fordern Sie den Alpha-Omega-Fragebogen bei uns an (steht auch zum Download auf unserer Webseite) und senden Sie ihn bitte ausgefüllt an uns zurück. Sie erhalten dann Ihre Auswertung und eine genaue Beschreibung des ermittelten Ernährungstyps.

Preis: 21,90 Euro incl. Versand weltweit

Mein persönlicher Biorhythmus

Wie wertvoll die Kenntnis der persönlichen Biorhythmen ist, haben wir ausführlich in unserem Buch *Aus eigener Kraft* dargestellt, ebenso wie sie ihn selbst ausrechnen können. Wir möchten Ihnen jedoch weiterhin anbieten, für Sie ein Jahr Ihren persönlichen Biorhythmus (mit integriertem Mondkalender!) auszurechnen. Sie erhalten ein handgemachtes DIN-A4-Heft, das sich übrigens auch als wertvolles und wirklich individuelles Geschenk für liebe Mitmenschen eignet!

Ihr persönlicher Biorhythmus

Postkarte oder E-Mail mit der Angabe Ihres Geburtsdatums und der gewünschten Anzahl an Jahren genügt! Wir schicken Ihnen Ihren persönlichen Biorhythmus (mit integriertem Mondkalender!) beginnend mit dem Bestellmonat.

Preis: 1 Jahr ab Bestelldatum 28,95 Euro incl. Versand

Kombiangebot
1 Jahr Biorhythmus + Alpha-Omega-Auswertung

Bitte kreuzen Sie die entsprechende Bestellmöglichkeit auf dem Alpha-Omega-Fragebogen an.

Preis: 39,95 Euro incl. Versand

Ein rundes Kalenderprogramm

In kleinen, soliden Schritten erfolgt die Wiederbelebung des Wissens um den richtigen Zeitpunkt, und von Jahr zu Jahr finden unsere Bücher und Mondkalender mehr Freunde – inzwischen in 22 Sprachen. Ein Zeichen dafür, wie viele Menschen nach und nach entdecken, welchen Gewinn die Kenntnis der Mond- und Naturrhythmen für ihr Leben und den Alltag bringt. Umweltschutz, Heilkunde, naturgemäßer Hausbau, giftfreier Betrieb von Gartenbau und Landwirtschaft und viele weitere Tätigkeitsfelder waren früher ohne das Wissen um die Mond- und Naturrhythmen gar nicht denkbar. Sich an dieses Wissen zu erinnern gehört zu den wichtigsten Aufgaben von morgen.

Damit auch weiterhin Information aus erster Hand bereitsteht, bieten wir neben unseren Büchern ein vielfältiges Mondkalenderprogramm an:

- NEU: *Das Mondjahr – Zeit für mich!* Ab dem Kalenderjahr 2017
  Im Einklang mit dem Mond leben heißt, im Einklang mit sich selbst leben – ausgeglichen, vital und von natürlicher Schönheit. In diesem Kalender teilt Johanna Paungger ihren immensen Wissensschatz rund um Schönheitspflege, Ernährung, Gesundheit und Fitness zum richtigen Zeitpunkt. Ein wertvoller Begleiter für jede Frau, im praktischen Handtaschenformat von 11,5 x 16 cm.
- Der *Gartenkalender*! Der richtige Zeitpunkt kann Ihren Garten in ein Paradies verwandeln, wenn Sie ihn kennen-

lernen und beherzigen. Fürs Kennenlernen sind wir da, das Beherzigen ist Ihr persönliches Abenteuer. Jedes Symbol im Kalender ist eine kleine Ermunterung, sich dem Lauf der Natur anzuvertrauen und im Laufe der Zeit fühlen zu lernen, wie die Natur schwingt und willig unser Diener wird, wenn wir sie ungestört ihren Dienst tun lassen. Es gelingt so vieles ganz von selbst, wenn wir dem richtigen Zeitpunkt vertrauen lernen. Ein Abenteuer wartet auf Sie, das Sie nicht bereuen werden. Ab 2017 auch im Großformat (14,8 x 21 cm) für die Wand mit wunderbaren Garten- und Naturfotos zum Meditieren.

- Der *Spiral-Wandkalender*. Auf Anregung vieler Leserinnen haben wir dieses Kalenderformat ins Programm aufgenommen. Ein ganzer Monat auf einen Blick, mit farbigen Tätigkeitssymbolen und viel Platz für Notizen und obendrein noch ein schönes Mondfoto im Querformat – das unentbehrliche Werkzeug im Jumbo-Format, mit den Maßen 33 x 48,5 cm.

- Das bewährte *Mondjahr* als *Taschenkalender* in Schwarz Weiß und in Farbe. 160 Seiten im Format 14 5 x 10 5 cm Das ideale Büchlein auch für Neueinsteiger. Mit Symbole und Texten für eine Vielzahl von Tätigkeiten und **einer Serie von Mini-Kalendern!**

- Der *Foto-Wandkalender*. Zwölf wunderschöne Landschaftsfotos mit Mond verwandeln diesen Monatskalender in eine Zierde für Heim und Büro. Enthält sämtliche Symbole und Texte die auch im Taschenkalender zu finden sind. Viel Mondwissen auf einen Blick im Format 28 x 32 cm.

- Die *Jahresübersichten 2015–2025*. 10 Jahre Mondkalender im DIN-A5-Format, eine Loseblattsammlung, wie sie auch unseren ersten beiden Büchern beilag. Das unentbehrliche Werkzeug in seiner einfachsten Form. Speziell für alle Leserinnen gedacht, deren Buch-Kalender abgelaufen sind.

- *Der Original Paungger & Poppe Abreißkalender. Das Mondjahr* für jeden Tag. Mit vielen Mini-Geschichten, die das Wirken der Mondrhythmen leicht verständlich nahebringen, mit zeitlosen Weisheiten und natürlich mit den Grundregeln des Mondwissens. Enthält die vollständige Symbolsammlung. Format 13 x 11,5 cm. **Mit einer erweiterten Serie von Mini-Kalendern für verschiedene Tätigkeiten!**

- Der *Wochenplaner* für den Schreibtisch mit allen Symbolen und Texten, die auch Das Mondjahr enthält. Zum Aufstellen für den Schreibtisch im Format 32 x 11 cm.

- Das *Mondjahr* als *Familienkalender*. Das bewährte Mondjahr im beliebten Familienkalender-Format. Ein unentbehrlicher Begleiter durch den Termindschungel Ihrer Familie! Mit allen Symbolen und schönen Mondfotos!

- Und schließlich: *Das Mond-Jahrbuch 2015*. Die Idee unseres russischen Verlages: der Abreißkalender als handliches Taschenbuch! Die bunte Vielfalt von Tipps, Merksprüchen usw. zum immer wieder Nachschlagen und Sammeln!

Unsere anderen Bücher

Umweltschutz, Heilkunde, naturgemäßer Hausbau, giftfreier Betrieb von Gartenbau und Landwirtschaft sowie viele weitere Tätigkeitsfelder waren früher ohne das Wissen um die Mond- und Naturrhythmen gar nicht denkbar. Sich an dieses Wissen zu erinnern, gehört zu den wichtigsten Aufgaben in Gegenwart und Zukunft. Neben unseren Produkten und Kalendern sollen auch unsere Bücher diesem Zweck dienen.

- *Moon Power* (Mosaik Verlag). Das Buch enthält alles Wichtige zum Thema Einfluss von Mond- und Naturrhythmen, aufbauend auf den zusätzlichen Erfahrungen der letzten 20 Jahre im Gespräch mit vielen Lesern in aller Welt. Einfach, klar, präzise, zum schnellen Auffinden des Gesuchten, mit vielen Tipps, die das Anwenden erleichtern.
- *Fragen an den Mond – 250 Antworten zu Gesundheit, Haushalt und Garten im Einklang mit dem Mond* (Mosaik Verlag). Seit 1991 erhalten wir im Durchschnitt 5 bis 30 Leseranfragen täglich, die wir bis heute persönlich und direkt beantworten. Die wichtigsten und häufigsten Fragen und Antworten bringen wir hier unseren Lesern nahe.
- *Das Tiroler Zahlenrad* (Goldmann Verlag). Von der bedachten Kindererziehung über eine Berufswahl auf Basis vielleicht noch versteckter Talente über die individuell angepasste Ernährungsweise bis zur weisen Gesundheitsvorsorge – bei alledem kann das hier verborgene Wissen eine große Hilfe sein.
- *Der lebendige Garten – Gärtnern zum richtigen Zeitpunkt in Harmonie mit Mond- und Naturrhythmen* (Goldmann Verlag). Wir zeigen, worauf es beim Gärtnern wirklich an-

kommt, nämlich auf die Kunst des richtigen Zeitpunkts und die Harmonie zwischen Mensch und Natur.

- *Alles erlaubt! Ernährung, Körperpflege, Schönheit – zum richtigen Zeitpunkt* (Goldmann Verlag). Das Buch gibt diesen wichtigen Bereichen unseres Alltags ein neues Fundament – jenseits des Diktats der Diätregeln und Kalorientabellen. *Mit Alpha/Omega-Ernährungsberatung!*

- *Aus eigener Kraft* (Goldmann Verlag). Das Werk befasst sich ausführlich mit dem Zusammenhang zwischen Mondphasen und Mondstand im Tierkreis und Wirkung vorbeugender und heilender Maßnahmen für Körper, Geist und Seele.

- *Der Mond im Haus – Renovieren, Hausbau, Holzverarbeitung zum richtigen Zeitpunkt* (Goldmann Verlag). Das Buch kommt dem Leser mit jahrtausendealtem Wissen zu Hilfe, um Chemiegifte und Konservierungsmittel entbehrlich zu machen und Krankheiten den Boden zu entziehen.

- *Das Mondlexikon vom richtigen Zeitpunkt* (Goldmann Verlag). Das Handbuch für das Leben mit dem »richtigen Zeitpunkt«. Von A wie Abbeizen über D wie Düngen bis Z wie Zahnarztbesuch.

- *Vom richtigen Zeitpunkt* (Irisiana)
Unser Klassiker, mit dem alles anfing...

- *Die Mondgymnastik* (Goldmann Verlag). »Ich bin jetzt schon 81, aber seit ich die Mondgymnastik mache, musste ich nicht mehr zum Arzt.« Ein Zitat aus einem der vielen Briefe, die uns erreicht haben. Das Buch weist einen einfachen und direkten Weg zur körperlichen Aufwärtsspirale.

Der Mond im Internet

Den Erfolg der Übersetzung in viele Sprachen haben wir zum Anlass genommen, Paungger/Poppe auch eine Adresse im weltumspannenden *Internet* zu geben.

www.paungger-poppe.com

Hier finden Sie uns im Netz der Netze und erhalten Infos, Leseproben und noch so manches mehr (auch in Englisch!). Außerdem unser Blog:

www.wisdom-keeper.com

Pionierarbeit folgt keiner ausgefeilten Landkarte, und ihre einzelnen Schritte lassen sich nicht vorprogrammieren – weder zeitlich noch in ihrem Ausmaß. Zeit ist Geld? Nicht bei uns. Damit sich jeder die Kosmetik und die Kräuter leisten kann, sind wir bei Herstellung und Vertrieb neue Wege gegangen – ohne kostspielige Werbung. Jetzt gilt es, diese Qualität zu schützen und für die Zukunft zu bewahren. Das können wir nur schaffen, wenn wir im Gegensatz zur Großindustrie nicht gezwungen sind, alle Kraft in die Werbung zu stecken. Deshalb gehen wir auch nicht den üblichen Weg der Werbung, sondern geben die Information direkt an Interessierte und an unsere Leser. Dieser Weg erlaubt uns, auch langfristig unserem eigenen Anspruch gerecht zu werden. Wir sind für unsere Kunden da, nicht für den Umsatz. Lassen Sie sich kostenlos unseren kleinen Versandkatalog schicken vom:

MONDVERSAND Paungger & Poppe

Mammendorfer Str. 12 · D-82287 Jesenwang

E-Mail: info@mondversand.de

www.paungger-poppe.com

Sie wollen Kontakt mit uns aufnehmen, haben Fragen oder wünschen sich ein signiertes Exemplar eines unserer Bücher? Auch dafür steht Ihnen die obige Adresse zur Verfügung. Direkte Anfragen an uns richten Sie bitte an folgende E-Mail-Adresse:

vrz@aon.at

Bitte haben Sie Verständnis, wenn wir nicht alle Anfragen beantworten können.

Register

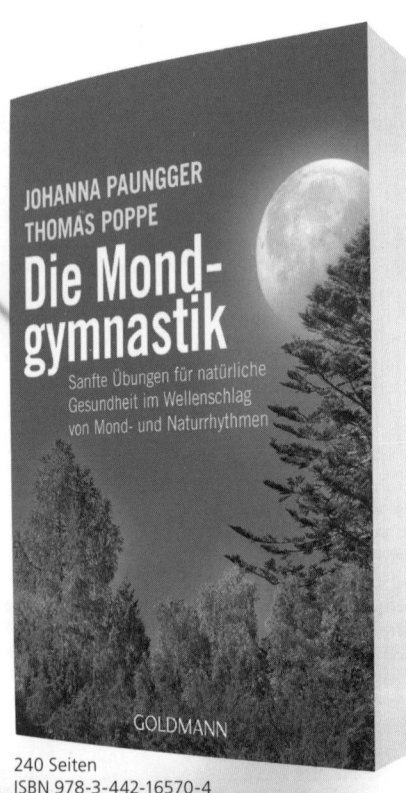
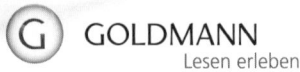